古代名医医学全书

总主编◎吴少祯

成无己医学全书（校注版）

金·成无己◎著

田思胜　刘　毅　张书钰◎校注

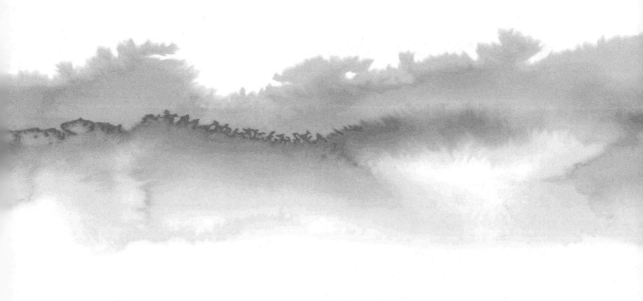

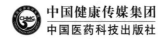中国健康传媒集团

中国医药科技出版社

内容提要

本书精选成无己代表性经典著作，精勘细校，并对文中疑难字句进行释义，以倡导中医学子及临床工作者研读中医经典医籍之风气，为其提高理论和临床水平打牢根基。《成无己医学全书（校注版）》汇编成无己《注解伤寒论》（10卷）、《伤寒明理论》（《明理论》3卷、《药方论1卷》），选择精善版本，加以校注出版。全书辨证论方，学术性强、实用价值高，全面展现成无己的伤寒学术思想。本书适合中医药医疗、教学、科研、临床人员参考，也可供广大中医爱好者学习使用。

图书在版编目（CIP）数据

成无己医学全书：校注版 /（金）成无己著；田思胜，刘毅，张书钰校注 . —北京：中国医药科技出版社，2024.5

（古代名医医学全书）

ISBN 978-7-5214-4575-6

Ⅰ.①成… Ⅱ.①成…②田…③刘…④张… Ⅲ.①中国医药学—古籍—中国—金代 Ⅳ.① R2-52

中国国家版本馆 CIP 数据核字（2024）第 078913 号

美术编辑 陈君杞

版式设计 南博文化

出版　**中国健康传媒集团**｜中国医药科技出版社
地址　北京市海淀区文慧园北路甲 22 号
邮编　100082
电话　发行：010-62227427　邮购：010-62236938
网址　www.cmstp.com
规格　787×1092mm ¹/₁₆
印张　12 ³/₄
字数　239 千字
版次　2024 年 5 月第 1 版
印次　2024 年 5 月第 1 次印刷
印刷　天津市银博印刷集团有限公司
经销　全国各地新华书店
书号　ISBN 978-7-5214-4575-6
定价　**65.00 元**

获取新书信息、投稿、为图书纠错，请扫码联系我们。

古代名医医学全书
编委会

校注说明

成无己，金代聊摄（今山东聊城西北）人。《金书》无传，其生平事迹已不可详考。据严器之序所载，成氏约生于宋代嘉祐、治平年间（1057~1067），严器之于1144年曾及见之，谓其著有《注解伤寒论》10卷、《伤寒明理论》3卷、《伤寒药方论》1卷。

《注解伤寒论》约撰于金代皇统三年（1143），全书共10卷，22篇，为我国现存最早的《伤寒论》全文注解本。宋本《伤寒论》流传较少，明以来，诸家所据亦为成无己注本。《注解伤寒论》是宋以后《伤寒论》流行的主要传本，内容、篇次基本上同于宋本，现存20余种版本，最早的版本是元初刻本，藏于北京大学图书馆；常见本为涵芬楼影印明嘉靖汪济川校正成无己注本（以下简称"汪本"）、明代赵开美校正本（以下简称"赵本"）、明代吴勉学《医统正脉》本（以下简称"正统本"）。1955年，商务印书馆出版的《注解伤寒论》以汪本为底本，参照赵本和正统本校勘。1963年，人民卫生出版社在商务印书馆1955年版本基础上重加标点，并对原有校勘做了整理后出版。

《伤寒明理论》4卷（《明理论》3卷、《药方论》1卷），约成书于1142年。前3卷为例证，凡50论，论述证名、辨证、病机、证治等内容；第4卷为药方论，列举桂枝汤、麻黄汤等常用方，从配伍、功效主治、随症加减等方面进行阐释。本次整理以明代吴勉学校刻本为底本，其余版本为参校本。

本次校注综《注解伤寒论》《伤寒明理论》，作如下整理。

一、原文为竖排繁体无标点，现改为横排简化字，并加注现代标点，以便阅读。

二、尊重原书原文，但书中明确错字、别字则加以改正，未出注。

三、底本中的繁体字、异体字、通假字，一律改为现代标准简化字。

四、底本目录与正文内容有异者，互据增补，出注说明。

五、书中较难字词加注校注，以便阅读。

六、由于版式变更，原方位词，如表示行文前后的"左""右"分别径改为"下""上"，不出注。

七、凡属书名、篇名，一律加书名号，不出注。

在整理本书的过程中，发现书中有些内容不尽符合今人看法，本着古为今用、保持原貌的原则，未予改动，祈望读者自裁。另外，限于整理水平，书中难免有误，敬请读者批评指正。

整理者

2024 年 3 月

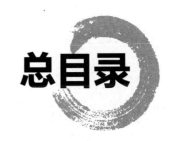

总目录

注解伤寒论

金·成无己　著

田思胜　刘　毅　张书钰　校注

注解伤寒论序 | ⬤

　　夫前圣有作，后必有继而述之者，则其教乃得著于世矣。医之道源自炎黄，以至神之妙，始兴经方；继而伊尹以元圣之才，撰成《汤液》，俾黎庶之疾疢，咸遂蠲除，使万代之生灵，普蒙拯济；后汉张仲景，又广《汤液》为《伤寒卒病论》十数卷，然后医方大备，兹先圣后圣，若合符节。至晋太医令王叔和，以仲景之书，撰次成叙，得为完秩。昔人以仲景方一部为众方之祖，盖能继述先圣之所作，迄今千有余年，不坠于地者，又得王氏阐明之力也。《伤寒论》十卷，其言精而奥，其法简而详，非寡闻浅见所能赜究。后虽有学者，又各自名家，未见发明。仆忝医业，自幼徂老，耽味仲景之书五十余年矣，虽粗得其门而近升乎堂，然未入于室，常为之慊然。昨者，邂逅聊摄成公，议论赅博，术业精通，而有家学，注成伤寒十卷，出以示仆，其三百九十七法之内，分析异同，彰明隐奥，调陈脉理，区别阴阳，使表里以昭然，俾汗下而灼见；百一十二方之后，通明名号之由，彰显药性之主，十剂轻重之攸分，七精制用之斯见，别气味之所宜，明补泻之所适，又皆引《内经》，旁牵众说，方法之辨，莫不允当，实前贤所未言，后学所未识，是得仲景之深意者也。昔所谓慊然者，今悉达其奥矣！亲觌①其书，诚难默默，不揆荒芜，聊序其略。

时甲子中秋日洛阳严器之序

---

　　① 觌（dí 迪）：见。

🌀 | 伤寒论序

　　夫《伤寒论》，盖祖述大圣人之意，诸家莫其伦拟，故晋皇甫谧序《甲乙针经》云：伊尹以元圣之才，撰用神农本草，以为汤液；汉张仲景论广汤液，为十数卷，用之多验；近世太医令王叔和，撰次仲景遗论甚精，皆可施用。是仲景本伊尹之法，伊尹本神农之经，得不谓祖述大圣人之意乎。张仲景，《汉书》无传，见《名医录》云：南阳人，名机，仲景乃其字也。举孝廉，官至长沙太守。始受术于同郡张伯祖，时人言，识用精微过其师，所著论，其言精而奥，其法简而详，非浅闻寡见者所能及。自仲景于今八百余年，惟王叔和能学之，其间如葛洪、陶景①、胡洽、徐之才、孙思邈辈，非不才也，但各自名家，而不能修明②之。开宝③中，节度使高继冲，曾编录进上，其文理舛错，未尝考正；历代虽藏之书府，亦阙于雠校。是使治病之流，举天下无或知者。国家诏儒臣校正医书，臣奇续被其选。以为百病之急，无急于伤寒，今先校定张仲景《伤寒论》十卷，总二十二篇，证外合三百九十七法，除重复，定有一百一十二方。今请颁行。

太子右赞善大夫臣高保衡、尚书屯田员外郎臣孙奇、
尚书司封郎中秘阁校理臣林亿等谨上

---

　　① 陶景：即陶弘景，南朝人，字通明，著《本草经集注》《肘后百一方》等。《梁书》《南史》有传。
　　② 修明：指发扬光大。
　　③ 开宝：宋赵匡胤（太祖）年号，968—976年。

伤寒卒病论集 | ⬢

　　论曰：余每览越人入虢之诊，望齐侯之色①，未尝不慨然叹其才秀也。怪当今居世之士，曾不留神医药，精究方术，上以疗君亲之疾，下以救贫贱之厄，中以保身长全，以养其生。但竞逐荣势，企踵权豪，孜孜汲汲，惟名利是务，崇饰其末，忽弃其本，华其外，而悴其内，皮之不存，毛将安附焉②。卒然遭邪风之气，婴③非常之疾，患及祸至，而方震栗，降志屈节，钦望巫祝，告穷归天，束手受败。赍④百年之寿命，持至贵之重器，委付凡医，恣其所措，咄嗟呜呼！厥⑤身已毙，神明消灭，变为异物，幽潜重泉，徒为啼泣。痛夫！举世昏迷，莫能觉悟，不惜其命，若是轻生，彼何荣势之云哉！而进不能爱人知人，退不能爱身知己，遇灾值祸，身居厄地，蒙蒙昧昧，蠢若游魂。哀乎！趋世之士，驰竞浮华，不固根本，忘躯徇物，危若冰谷，至于是也。

　　余宗族素多，向余二百，建安⑥纪年以来，犹未十稔⑦，其死亡者，三分有二，伤寒十居其七。感往昔之沦丧，伤横夭之莫救，乃勤求古训，博采众方，撰用《素问》《九卷》《八十一难》《阴阳大论》《胎胪药录》，并平脉辨证，为《伤寒杂病论》合十六卷，虽未能尽愈诸病，庶可以见病知源，若能寻余所集，思过半矣。

　　夫天布五行，以运万类，人禀五常，以有五藏，经络府俞，阴阳会通，玄冥幽微，变化难极，自非才高识妙，岂能探其理致哉！上古有神农、黄帝、岐伯、伯高、雷公、少俞、少师、仲文，中世有长桑、扁鹊，汉有公乘阳庆及仓公，下此以往，未之闻也。观今之医，不念思求经旨，以演其所知，各承家技，终始顺旧。省

---

　　① 越人入虢之诊，望齐侯之色：指秦越人治虢太子尸厥和望齐桓侯之色诊断疾病事，见《史记·扁鹊仓公列传》。

　　② 皮之不存，毛将安附焉：语出《左传·僖公十四年》："皮之不存，毛将安傅？"比喻事物失去了借以生存的基础将无所依附，或不能存在。

　　③ 婴：遭受。

　　④ 赍（jī基）：持。

　　⑤ 厥：其。

　　⑥ 建安：东汉刘协（献帝）年号，196—216年。

　　⑦ 稔（rěn忍）：年。《左传·襄公二十七年》："不及五稔。"杜预注："稔，而甚反，熟也，穀一熟，故为一年。"

疾问病，务在口给，相对斯须，便处汤药，按寸不及尺，握手不及足，人迎趺阳，三部不参，动数发息，不满五十，短期未知决诊，九候曾无仿佛，明堂阙庭，尽不见察，所谓窥管而已。夫欲视死别生，实为难矣。孔子云：生而知之者上，学则亚之。多闻博识，知之次也。余宿尚方术，请事斯语。

注解伤寒论目录 | ⊛

以上十卷内计方一百一十三道。

此经方剂，并按古法，锱铢分两，与今不同。谓如㕮咀者，即今之剉如麻豆大是也；云一升者，即今之大白盏也；云铢者，六铢为一分，即二钱半也，二十四铢为一两也；云三两者，即今之一两；二两即今之六钱半也。料例大者，只合三分之一足矣。

辨脉法第一

问曰：脉有阴阳者_{赵本无"者"字}，何谓也。答曰：凡脉大、浮、数、动、滑，此名阳也；脉沉、涩、弱、弦、微，此名阴也。凡阴病见阳脉者生，阳病见阴脉者死。

《内经》曰：微妙在脉，不可不察。察之有纪，从阴阳始。始之有经，从五行生。兹首论曰：脉之阴阳者，以脉从阴阳始故也。阳脉有五，阴脉有五，以脉从五行生故也。阳道常饶，大、浮、数、动、滑五者，比之平脉也。有余，故谓之阳。阴道常乏，沉、涩、弱、弦、微五者，比之平脉也。不及，故谓之阴。伤寒之为病，邪在表，则见阳脉；邪在里，则见阴脉。阴病见阳脉而主生者，则邪气自里之表，欲汗而解也，如厥阴中风，脉微浮，为欲愈；不浮，为未愈者是也。阳病见阴脉而主死者，则邪气自表入里，正虚邪胜，如谵言、妄语、脉沉细者死是也。《金匮要略》曰：诸病在外者可治，入里者即

死，此之谓也。

问曰：脉有阳结①阴结②者，何以别之。答曰：其脉浮而数③，能食，不大便者，此为实，名曰阳结也。期十七日当剧。其脉沉而迟④，不能食，身体重，大便反硬，名曰阴结也。期十四日当剧。

结者，气偏结固，阴阳之气不得而杂之。阴中有阳，阳中有阴，阴阳相杂以为和，不相杂以为结。浮数，阳脉也；能食而不大便，里实也。为阳气结固，阴不得而杂之，是名阳结。沉迟，阴脉也；不能食，身体重，阴病也；阴病见阴脉，则当下利，今大便硬者，为阴气结固，阳不得而杂之，是名阴结。论其数者，伤寒之病，一日太阳，二日阳明，三日少阳，四日太阴，五日少阴，六日厥阴。至六日为传经尽，七日当愈。七日不愈者，谓之再传经。言再传经者，再自太阳而传，至十二日再至厥阴为传经尽，十三日当愈。十三日不愈者，谓之过经，言再传过太阳之经，

---

① 阳结：胃肠实热燥火所致的大便秘结。
② 阴结：阴寒凝结或精血亏耗所致的大便秘结。
③ 浮而数：轻取即得为浮脉；脉来急速，一息五至以上为数脉。
④ 沉而迟：重按始得为沉脉，一息脉搏跳动不足4次为迟脉。

亦以次而传之也。阳结为火，至十七日传少阴水，水能制火，火邪解散，则愈；阴结属水，至十四日传阳明土，土能制水，水邪解散，则愈。彼邪气结甚，水又不能制火，土又不能制水，故当剧。《内经》曰：一候后则病，二候后则病甚，三候后则病危也。

问曰：病有洒淅恶寒①而复②发热者，何？答曰：阴脉不足，阳往从③之；阳脉不足，阴往乘④之。曰：何谓阳不足。答曰：假令寸口脉微，名曰阳不足，阴气上入阳中，则洒淅恶寒也。曰：何谓阴不足。答曰：假令赵本无"假令"二字**尺脉弱，名曰阴不足，阳气下陷入阴中，则发热也。**

一阴一阳谓之道，偏阴偏阳谓之疾。阴偏不足，则阳得而从之；阳偏不足，则阴得而乘之。阳不足，则阴气上入阳中，为恶寒者，阴胜则寒矣；阴不足，阳气下陷入阴中，为发热者，阳胜则热矣。

阳脉浮赵本注："一作微"，**阴脉弱者，则血虚。血虚则筋急也。**

阳为气，阴为血。阳脉浮者，卫气强也；阴脉弱者，荣血弱也。《难经》曰：气主呴之，血主濡之。血虚，则不能濡润筋络，故筋急也。

其脉沉者，荣气⑤微也。

《内经》云：脉者，血之府也。脉实则血实，脉虚则血虚，此其常也。脉沉者，知荣血内微也。

其脉浮，而汗出如流珠者，卫气⑥衰也。

《针经》云：卫气者，所以温分肉、充皮毛、肥腠理、司开合者也。脉浮，汗出如流珠者，腠理不密，开合不司，为卫气外衰也。浮主候卫，沉主候荣，以浮沉别荣卫之衰微，理固然矣。然而衰甚于微，所以于荣言微，而卫言衰者，以其汗出如流珠，为阳气外脱，所以卫病甚于荣也。

荣气微者，加烧针⑦，则血流赵本作"留"**不行，更⑧发热而躁烦也。**

卫，阳也；荣，阴也。烧针益阳而损阴。荣气微者，谓阴虚也。《内经》曰：阴虚而内热，方其内热，又加烧针以补阳，不惟两热相合而荣血不行，必更外发热而内躁烦也。

脉蔼蔼⑨，如车盖者，名曰阳结也赵本注："一云秋脉"。

蔼蔼如车盖者，大而厌厌聂聂也。为阳气郁结于外，不与阴气和杂也。

---

① 洒淅恶寒：形容怕冷程度较重，如冷水喷洒到身上或被雨水所淋的感觉。

② 复：反也。

③ 从：随。阳在上，阴在下，阴不足，阳气下陷入阴中，以上就下，故曰从。

④ 乘：凌也。阳在上，阴在下，阳不足，阴气上入阳中，以下凌上，故曰乘。

⑤ 荣气：即营气，与血共行于脉中的精气。

⑥ 卫气：具有护卫肌表、抗御外邪的功能。

⑦ 烧针：又叫温针、火针、燔针，即针刺入穴，用艾绒缠绕针柄后点燃，使热气透入的治疗方法。

⑧ 更：再，又。

⑨ 蔼蔼：盛大之貌。

脉累累[1]，如循长竿者，名曰阴结也

赵本注："一云夏脉"。

累累如循长竿者，连连而强直也。为阴气郁结于内，不与阳气和杂也。

脉瞥瞥[2]，如羹上肥[3]者，阳气微也。

轻浮而阳微也。

脉萦萦[4]，如蜘蛛丝者，阳气衰也赵本注："一云阴气"。

萦萦，滞也。若萦萦惹惹之不利也。如蜘蛛丝者，至细也。微为阳微，细为阳衰。《脉要》曰：微为气痞，是未至于衰。《内经》曰：细则气少，以至细为阳衰宜矣。

脉绵绵[5]，如泻漆之绝[6]者，亡其血也。

绵绵者，连绵而软也。如泻漆之绝者，前大而后细也。《正理论》曰：天枢开发，精移气变，阴阳交会，胃和脉生，脉复生也。阳气前至，阴气后至，则脉前为阳气，后为阴气。脉来，前大后细，为阳气有余，而阴气不足，是知亡血。

脉来缓[7]，时一止复来者，名曰结。脉来数，时一止复来者，名曰促。脉，阳盛则促，阴盛则结，此皆病脉。

脉一息四至曰平，一息三至曰迟，小驶于迟曰缓，一息六至曰数，时有一止者，阴阳之气不得相续也。阳行也速，阴行也缓。缓以候阴，若阴气胜，而阳不能相续，则脉来缓而时一止；数以候阳，若阳气胜，而阴不能相续，则脉来数而时一止。伤寒有结代之脉，动而中止，不能自还为死脉。此结促之脉，止是阴阳偏胜，而时有一止，即非脱绝而止。云此皆病脉。

阴阳相搏，名曰动。阳动则汗出，阴动则发热。形冷、恶寒者，此三焦伤也。

动，为阴阳相搏，方其阴阳相搏而虚者，则动。阳动为阳虚，故汗出；阴动为阴虚，故发热也。如不汗出、发热，而反形冷、恶寒者，三焦伤也。三焦者，原气之别使，主行气于阳。三焦既伤，则阳气不通而微，致身冷而恶寒也。《金匮要略》曰：阳气不通即身冷。经曰：阳微则恶寒。

若数脉见于关上，上下无头尾，如豆大，厥厥[8]动摇者，名曰动也。

《脉经》云：阳出阴入，以关为界。关为阴阳之中也，若数脉见于关上，上下无头尾，如豆大，厥厥动摇者，是阴阳之气相搏也，故名曰动。

阳脉浮大而濡，阴脉浮大而濡，阴脉与阳脉同等者，名曰缓也。

---

① 累累：强直而连绵不断之貌

② 瞥瞥：虚浮貌。

③ 羹上肥：形容如肉汤上漂浮的油脂。

④ 萦萦：纤细貌。

⑤ 绵绵：连绵柔软貌。

⑥ 泻漆之绝：形容脉象如倾泻漆时漆汁下落前大而后细、连绵柔软的样子。绝，落也。泻漆，谓漆汁下泻。

⑦ 来缓：脉搏的至数缓慢。

⑧ 厥厥：动摇不定貌。

阳脉寸口也，阴脉尺中也。上下同等，无有偏胜者，是阴阳之气和缓也，非若迟缓之有邪也。阴阳偏胜者为结、为促，阴阳相搏者为动，阴阳气和者为缓，学者不可不知也。

脉浮而紧者，名曰弦也。弦者状如弓弦，按之不移也。脉紧者，如转索无常①也。

《脉经》云：弦与紧相类，以弦为虚，故虽紧而弦，而按之不移，不移则不足也。经曰：弦则为减，以紧为实，是切之如转索无常而不散。《金匮要略》曰：脉紧如转索无常者，有宿食也。

脉弦而大②，弦则为减③，大则为芤④。减则为寒，芤则为虚。寒虚相搏，此名为革⑤。妇人则半产、漏下，男子则亡血、失精。

弦则为减，减则为寒。寒者谓阳气少也。大则为芤，芤则为虚，虚者谓血少不足也熊校记：芤则为虚者，汪本虚下增虚字。按注义总释弦减寒气少，大芤虚为血少，非单言寒少气、虚少血也。元版上句误重寒字，谓血少不足也。旧钞与汪本同。按少即不足，于义为复，少字疑误衍。所谓革者，言其既寒且虚，则气血改革，不循常度。男子得之，为真阳减，而不能内固，故主亡血、失精；妇人得之，为阴血虚，而不能滋养，故主半产、漏下。

问曰：病有战而汗出，因得解者，何也？答曰：脉浮而紧，按之反芤，此为本虚，故当战而汗出也。其人本虚，是以发战。以脉浮，故当汗出而解也。

浮为阳，紧为阴，芤为虚。阴阳争则战，邪气将出，邪与正争，其人本虚，是以发战。正气胜则战，战已复发热而大汗解也。

若脉浮而数，按之不芤，此人本不虚；若欲自解，但汗出耳，不发战也。

浮、数，阳也。本实阳胜，邪不能与正争，故不发战也。

问曰：病有不战而汗出解者，何也？答曰：脉大而浮数，故知不战汗出而解也。

阳胜则热，阴胜则寒，阴阳争则战。脉大而浮数皆阳也，阳气全胜，阴无所争，何战之有。

问曰：病有不战，不汗出而解者，何也？答曰：其脉自微，此以曾发汗，若⑥吐、若下、若亡血，以内无⑦津液，此阴阳自和，必自愈，故不战、不汗出而解也。

脉微者，邪气微也。邪气已微，正气又弱，脉所以微。既经发汗、吐下、亡阳、亡血，内无津液，则不能作汗，

---

① 转索无常：谓脉来如正在绞动的绳索，紧而有力。《小尔雅·广器》："大者谓之索，小者谓之绳。"常，恒也。无常，谓转动不定。

② 大：脉形粗大。

③ 减：减少。弦为阴，阴盛则阳虚。

④ 芤（kōu 抠）：脉浮沉有力，中取无力，状如葱管，叫作芤脉。

⑤ 革：革脉，弦而芤曰革。脉浮且大，举之劲急有力，按之不足，如按鼓皮，外坚而中空，状如鼓掌。《濒湖脉学》："革脉形如按鼓皮，芤弦相合脉寒虚。"

⑥ 若：或。

⑦ 无：通"亡"。

得阴阳气和而自愈也。

问曰：伤寒三日，脉浮数而微，病人身凉和者，何也？答曰：此为欲解也。解以夜半①。脉浮而解者，濈②然汗出也；脉数而解者，必能食也；脉微而解者，必大汗出也。

伤寒三日，阳去入阴之时，病人身热，脉浮数而大，邪气传也；若身凉和，脉浮数而微者，则邪气不传而欲解也。解以夜半者，阳生于子也。脉浮，主濈然汗出而解者，邪从外散也；脉数，主能食而解者，胃气和也；脉微，主大汗出而解者，邪气微也。

问曰：脉病③，欲知愈未愈者，何以别之？答曰：寸口、关上、尺中三处，大小、浮沉、迟数同等，虽有寒热不解者，此脉阴阳为和平，虽剧当愈。

三部脉均等，即正气已和，虽有余邪，何害之有。立夏，得洪大脉赵本作"立夏脉洪大"，是其本位④。其人病，身体苦疼重者，须发其汗；若明日身不疼不重者，不须发汗；若汗濈濈⑤自出者，明日便解矣。何以言之？立夏得洪大脉，是其时脉，故使然也。四时仿此。

脉来应时，为正气内固，虽外感邪气，但微自汗出而亦解尔。《内经》曰：脉得四时之顺者病无他。

问曰：凡病欲知何时得？何时愈？

答曰：假令夜半得病，明日日中愈；日中得病，夜半愈。何以言之？日中得病，夜半愈者，以阳得阴则解也。夜半得病，明日日中愈者，以阴得阳则解也。

日中得病者，阳受之，夜半得病者，阴受之。阳不和，得阴则和，是解以夜半；阴不和，得阳则和，是解以日中。经曰：用阳和阴，用阴和阳。

寸口脉浮为在表，沉为在里，数为在府，迟为在藏。假令脉迟，此为在藏也。

经曰：诸阳浮数为乘府，诸阴迟涩为乘藏。

跌阳脉⑥浮而涩，少阴脉如经⑦也，其病在脾，法当下利。何以知之？若脉浮大者，气实血虚也。今跌阳脉浮而涩，故知脾气不足，胃气虚也。以少阴脉弦而浮赵本注："一作沉"，才见此为调脉，故称如经也。若反滑而数者，故知当屎脓也赵本注："玉函作溺"。

跌阳者，胃之脉。诊得浮而涩者，脾胃不足也。浮者，以为气实，涩者，以为血虚者，此非也。经曰：脉浮而大，浮为气实，大为血虚。若脉浮大，当为气实血虚。今跌阳脉浮而涩，浮则胃虚，涩则脾寒，脾胃虚寒，则谷不消，而水不别，法当下利。少阴肾脉

① 解以夜半：病解于夜半子时，因夜半子时是阳气开始升发的时候。
② 濈（jí吉）然：方有执《伤寒论条辨》卷七："和而汗出貌。"
③ 脉病：即诊察疾病。脉，诊也。
④ 本位：弦洪毛时之脉分别在春夏秋冬出现，即本位脉象。因其为四时所见的应时之脉，故下亦称"时脉"。
⑤ 濈濈：汗出和缓畅快貌。
⑥ 跌阳脉：足背部的动脉，在第2、3跖骨间，相当于冲阳穴部位。
⑦ 如经：如常，没有变化。

也，肾为肺之子，为肝之母，浮为肺脉，弦为肝脉，少阴脉弦而浮，为子母相生，故云调脉。若滑而数者，则客热在下焦，使血流腐而为脓，故屎脓也。

寸口脉浮而紧，浮则为风，紧则为寒。风则伤卫，寒则伤荣。荣卫俱病，骨节烦疼[1]，当发其汗也。

《脉经》云：风伤阳，寒伤阴。卫为阳，荣为阴，风为阳，寒为阴，各从其类而伤也。《易》曰：水流湿，火就燥者，是矣！卫得风则热，荣得寒则痛。荣卫俱病，故致骨节烦疼，当与麻黄汤，发汗则愈。

趺阳脉迟而缓，胃气如经也。趺阳脉浮而数，浮则伤胃，数则动脾，此非本病，医特下之所为也。荣卫内陷，其数先微，脉反但浮，其人必大便硬，气噫而除[2]。何以言之？本以数脉动脾，其数先微，故知脾气不治，大便硬，气噫而除。今脉反浮，其数改微，邪气独留，心中则饥，邪热不杀谷[3]，潮热发渴，数脉当迟缓，脉因前后度数如法，病者则饥。数脉不时[4]，则生恶疮也。

经，常也。趺阳之脉，以候脾胃，故迟缓之脉为常。若脉浮数，则为医妄下，伤胃动脾，邪气乘虚内陷也。邪在表则见阳脉，邪在里则见阴脉。邪在表之时，脉浮而数也，因下里虚，荣卫内陷，邪客于脾，以数则动脾。今数先微，则是脾邪先陷于里也，胃虚脾热，津液干少，大便必硬。《针经》曰：脾

病善噫，得后出余气，则快然而衰，今脾客邪热，故气噫而除。脾能消磨水谷，今邪气独留于脾，脾气不治，心中虽饥而不能杀谷也。脾主为胃行其津液，脾为热烁，故潮热而发渴也。趺阳之脉，本迟而缓，因下之后，变为浮数，荣卫内陷，数复改微，是脉因前后度数如法，邪热内陷于脾，而心中善饥也。数脉不时者，为数当改微，而复不微，如此则是邪气不传于里，但郁于荣卫之中，必出自肌皮，为恶疮也。

师曰：病人脉微而涩者，此为医所病也。大发其汗，又数大下之，其人亡血，病当恶寒，后乃发热，无休止时。夏月盛热，欲著复衣，冬月盛寒，欲裸其身，所以然者，阳微则恶寒，阴弱则发热。此医发其汗，令阳气微，又大下之，使阴气弱，五月之时，阳气在表，胃中虚冷，以阳气内微，不能胜冷，故欲著复衣；十一月之时，阳气在里，胃中烦热，以阴气内弱，不能胜热，故欲裸其身。又阴脉迟涩，故知亡血也。

微为亡阳，涩则无血，不当汗而强与汗之者，令阳气微，阴气上入阳中，则恶寒，故曰阳微则恶寒。不当下而强与下之者，令阴气弱，阳气下陷入阴中，则发热，故曰阴弱则发热。气为阳，血为阴，阳脉以候气，阴脉以候血，阴脉迟涩，为荣血不足，故知亡血。经曰：尺脉迟者，不可发汗，以荣气不足，血少故也。

---

① 烦疼：剧疼，甚疼。
② 气噫而除：气机因噫气而畅通。
③ 杀谷：消谷，消化饮食。《尔雅·释诂上》：“杀，克也。”引申作消化。
④ 数脉不时：数脉始终不退。

脉浮而大，心下反硬，有热属藏^①者，攻之^②，不令发汗。

浮大之脉，当责邪在表，若心下反硬者，则热已甚，而内结也。有热属藏者，为别无虚寒，而但见里热也。藏属阴，为悉在里，故可下之。攻之谓下之也，不可谓脉浮大，更与发汗。《病源》曰：热毒气乘心，心下痞满，此为有实，宜速下之。

属府^③者，不令溲数。溲数则大便硬，汗多则热愈，汗少则便难，脉迟尚未可攻。

虽心下硬，若余无里证，但见表证者，为病在阳，谓之属府，当先解表，然后攻痞。溲，小便也，勿为饮结，而利小便，使其溲数，大便必硬也。经曰：小便数者，大便必硬，谓走其津液也。汗多，则邪气除而热愈，汗少，则邪热不尽，又走其津液，必便难也。硬家当下，设脉迟，则未可攻，以迟为不足，即里气未实故也。

脉浮而洪，身汗如油，喘而不休，水浆不下，体形不仁，乍静乍乱^④，此为命绝也。

病有不可治者，为邪气胜于正气也。《内经》曰：大则邪至。又曰：大则病进。脉浮而洪者，邪气胜也；身汗如油，喘而不休者，正气脱也；四时以胃气为本，水浆不下者，胃气尽也；一身以荣卫为充，形体不仁者，荣卫绝也；不仁为痛痒俱不知也。《针经》曰：荣卫不行，故为不仁。争而乱，安而静，乍静乍乱者，正与邪争，正负邪胜也。正气已脱，胃气又尽，荣卫俱绝，邪气独胜，故曰命绝也。

又未知何藏先受其灾，若汗出发润，喘不休者，此为肺先绝也。

肺，为气之主，为津液之帅。汗出，发润者，津脱也；喘不下休者，气脱也。

阳反独留，形体如烟熏，直视摇头者，此为心绝也。

肺主气，心主血，气为阳，血为阴。阳反独留者，则为身体大热，是血先绝而气独在也。形体如烟熏者，为身无精华，是血绝不荣于身也。心脉侠咽系目，直视者，心经绝也。头为诸阳之会，摇头者，阴绝而阳无根也。

唇吻反青，四肢絷习^⑤者，此为肝绝也。

唇吻者，脾之候。肝色青，肝绝，则真色见于所胜之部也。四肢者，脾所主。肝主筋，肝绝则筋脉引急，发于所胜之分也。絷习者，为振动，若搐搦，手足时时引缩也。

环口黧黑，柔汗^⑥发黄者，此为脾绝也。

脾主口唇，绝则精华去，故环口黧

---

① 属藏：病邪深入在里的意思，并不是五脏真有病变。
② 攻之：指治疗，不可一概认为攻下。太阳病篇有"攻表宜桂枝汤"。
③ 属府：病邪在表，与属脏相对。
④ 乍静乍乱：指时而安静，时而烦扰的症状。乍，忽然之意。
⑤ 四肢絷习：四肢震颤摇动不休。
⑥ 柔汗：冷汗。

黑。柔为阴，柔汗，冷汗也。脾胃为津液之本，阳气之宗，柔汗发黄者，脾绝而阳脱，真色见也。

溲便遗失、狂言、目反直视者，此为肾绝也。

肾司开合，禁固便溺。溲便遗失者，肾绝不能约制也。肾藏志，狂言者，志不守也。《内经》曰：狂言者，是失志矣。失志者死。《针经》曰：五藏之精气皆上注于目，骨之精为瞳子，目反直视者，肾绝，则骨之精不荣于瞳子，而瞳子不转也。

又未知何藏阴阳前绝，若阳气前绝，阴气后竭者，其人死，身色必青；阴气前绝，阳气后竭者，其人死，身色必赤，腋下温，心下热也。

阳主热而色赤，阴主寒而色青。其人死也，身色青，则阴未离乎体，故曰阴气后竭。身色赤，腋下温，心下热，则阳未离乎体，故曰阳气后竭。《针经》云人有两死而无两生，此之谓也。

寸口脉浮大，而医反下之，此为大逆[1]。浮则无血，大则为寒，寒气相搏，则为肠鸣，医乃不知，而反饮冷水，令汗大出，水得寒气，冷必相搏，其人即饐[2]。

经云：脉浮大，应发汗，若反下之，为大逆。浮大之脉，邪在表也，当发其汗，若反下之，是攻其正气，邪气得以深入，故为大逆。浮则无血者，下后亡血也；大则为寒者，邪气独在也。寒邪因里虚而入，寒气相搏，乃为肠鸣，医见脉大，以为有热，饮以冷水，欲令水寒胜热而作大汗，里先虚寒，又得冷水，水寒相搏，使中焦之气涩滞，故令饐也。

趺阳脉浮，浮则为虚，浮虚相搏，故令气饐，言胃气虚竭也。脉滑，则为哕[3]。此为医咎，责虚取实[4]，守空[5]迫血。脉浮、鼻中燥者，必衄也。

趺阳脉浮为饐，脉滑为哕，皆医之咎，责虚取实之过也。《内经》曰：阴在内，阳之守也，阳在外，阴之使也。发汗攻阳，亡津液，而阳气不足者，谓之守空。经曰：表气微虚，里气不守，故使邪中于阴也。阴医统本作"阳"不为阴守，邪气因得而入之，内搏阴血，阴失所守，血乃妄行，未知从何道而出。若脉浮，鼻燥者，知血必从鼻中出也。

诸脉浮数，当发热，而洒淅恶寒，若有痛处，饮食如常者，蓄积有脓也。

浮数之脉，主邪在经，当发热，而洒淅恶寒，病人一身尽痛，不欲饮食者，伤寒也。若虽发热，恶寒而痛，偏着一处，饮食如常者，即非伤寒，是邪气郁结于经络之间，血气壅遏不通，欲畜聚而成痈脓也。

脉浮而迟，面热赤而战惕[6]者，六七

---

① 大逆：大错。逆，错也，谓误治。

② 饐（yē 噎）：咽喉部有气逆噎塞之感。

③ 哕（yuě）：有声无物曰哕，指呃逆。

④ 责虚取实：把虚证当作实证治疗。此泛言误治。

⑤ 守空：荣在内为守，"守空"即内守的荣血空虚。

⑥ 战惕：震颤发抖。

日当汗出而解；反发热者，差迟①。迟为无阳②，不能作汗，其身必痒也。

脉浮，面热赤者，邪气外浮于表也；脉迟，战惕者，本气不足也。六七日为邪传经尽，当汗出而解之时。若当汗不汗，反发热者，为里虚津液不多，不能作汗，既不汗，邪无从出，是以差迟。发热为邪气浮于皮肤，必作身痒也，经曰：以其不能得小汗出，故其身必痒也。

寸口脉阴阳俱紧者，法当清邪③中于上焦，浊邪④中于下焦。清邪中上，名曰洁也；浊邪中下，名曰浑也。阴中于邪，必内栗⑤也，表气微虚，里气不守，故使邪中于阴也。阳中于邪，必发热、头痛、项强、颈挛、腰痛、胫酸，所为阳中雾露之气，故曰清邪中上。浊邪中下，阴气为栗，足膝逆冷，便溺妄出，表气微虚，里气微急，三焦相混⑥，内外不通，上焦怫郁，藏气相熏，口烂食龈⑦也。中焦不治，胃气上冲，脾气不转，胃中为浊，荣卫不通，血凝不流。若卫气前通者，小便赤黄，与热相搏，因热作使，游于经络，出于入藏府，热气所过，则为痈脓。若阴气前通者，阳

气厥⑧微，阴无所使，客气内入，嚏而出之，声嗢⑨咽塞，寒厥相逐，为热所拥，血凝自下，状如豚肝，阴阳俱厥⑩，脾气孤弱，五液注下，下焦不阖，清便下重⑪，令便数难，脐筑湫痛⑫，命将难全。

浮为阳，沉为阴。阳脉紧，则雾露之气中于上焦；阴脉紧，则寒邪中于下焦。上焦者，太阳也。下焦者，少阴也。发热、头痛、项强、颈挛、腰疼、胫酸者，雾露之气中于太阳之经也；浊邪中下，阴气为栗，足胫逆冷，便溺妄出者，寒邪中于少阴也。因表气微虚，邪入而客之，又里气不守，邪乘里弱，遂中于阴，阴虚遇邪，内为惧栗，致气微急矣。《内经》曰：阳病者，上行极而下；阴病者，下行极而上。此上焦之邪，甚则下干中焦，下焦之邪，甚则上干中焦，由是三焦混乱也。三焦主持诸气，三焦既相混乱，则内外之气，俱不得通，膻中为阳气之海，气因不得通于内外，怫郁于上焦而为热，与藏相熏，口烂食断。《内经》曰：隔热不便，上为口糜。中焦为上下二焦之邪混乱，则不得平治，中焦在胃之中，中焦失治，胃气因上冲也。脾，坤也，坤助

① 差迟：病愈的时间延迟。
② 无阳：言正气虚。
③ 清邪：指雾露之邪。
④ 浊邪：指水湿之邪。
⑤ 内栗：内心感到寒栗。
⑥ 混：混乱不清。
⑦ 食龈：牙龈糜烂。
⑧ 厥：乃。
⑨ 声嗢：发声不利。
⑩ 厥：尽，竭。
⑪ 清便下重：大便有厚重感。
⑫ 齐筑湫痛：指脐腹部痛如杵捣。齐，同脐。筑，捣也。

胃气，消磨水谷，脾气不转，则胃中水谷不得磨消，故胃中浊也。《金匮要略》曰：谷气不消，胃中苦浊。荣者，水谷之精气也；卫者，水谷之悍气也。气不能布散，致荣卫不通，血凝不流。卫气者，阳气也；荣血者，阴气也。阳主为热，阴主为寒。卫气前通者，阳气先通而热气得行也。《内经》曰：膀胱者，津液藏焉，化则能出。以小便赤黄，知卫气前通也。热气与胃气相搏而行，出入藏府，游于经络，经络客热，则血凝肉腐，而为痈脓，此见其热气得行。若阴气前通者，则不然，阳在外为阴之使，因阳气厥微，阴无所使，遂阴气前通也。《内经》曰：阳气者，卫外而为固也，阳气厥微，则不能卫外，寒气因而客之。鼻者，肺之候，肺主声，寒气内入者，客于肺经，则嚏而出之，声嗢咽塞。寒者，外邪也；厥者，内邪也。外内之邪合并，相逐为热，则血凝不流。今为热所拥，使血凝自下，如豚肝也。上焦阳气厥，下焦阴气厥，二气俱厥，不相顺接，则脾气独弱，不能行化气血，滋养五藏，致五藏俱虚，而五液注下。《针经》曰：五藏不和，使液溢而下流于阴。阖，合也。清，圊也。下焦气脱而不合，故数便而下重。脐为生气之原，脐筑湫痛，则生气欲绝，故曰命将难全。

脉阴阳俱紧者，口中气出，唇口干燥，蜷卧[①]**足冷，鼻中涕出，舌上胎滑**[②]**，勿妄治也。到七日以来，其人微发热，手足温者，此为欲解；或到八日已上，反大发热者，此为难治。设使恶寒者，必欲呕也；腹内痛者，必欲利也。**

脉阴阳俱紧，为表里客寒。寒为阴，得阳则解。口中气出，唇口干燥者，阳气渐复，正气方温也。虽尔然而阴未尽散，蜷卧足冷，鼻中涕出，舌上滑胎，知阴犹在也。方阴阳未分之时，不可妄治，以偏阴阳之气。到七日已来，其人微发热，手足温者，为阴气已绝，阳气得复，是为欲解。若过七日不解，到八日以上，反发大热者，为阴极变热，邪气胜正，故云难治。阳脉紧者，寒邪发于上焦，上焦主外也；阴脉紧者，寒邪发于下焦，下焦主内也。设使恶寒者，上焦寒气胜，是必欲呕也；复内痛者，下焦寒气胜，是必欲利也。

脉阴阳俱紧者，至于吐利，其脉独不解，紧去人安。此为欲解。若脉迟至六七日，不欲食，此为晚发[③]**，水停故也，为未解；食自可者，为欲解。**

脉阴阳俱紧，为寒气甚于上下，至于吐利之后，紧脉不罢者，为其脉独不解，紧去则人安，为欲解。若脉迟至六七日，不欲食者，为吐利后，脾胃大虚。《内经》曰：饮入于胃，游溢精气，上输于脾，脾气散精，上归于肺，通调水道，下输膀胱，水精四布，五经并行。脾胃气强，则能输散水饮之气；若脾胃气虚，则水饮内停也。所谓晚发者，后

---

① 蜷卧：眠卧时身体蜷屈不伸。
② 胎滑：即苔滑，舌上有腻滑的白苔。
③ 晚发：继发之病。

来之疾也。若至六七日而欲食者，则脾胃已和，寒邪已散，故云欲解。

病六七日，手足三部脉皆至，大烦而口噤①**不能言，其人躁扰者，必欲解也。**

烦，热也。传经之时，病人身大烦，口噤不能言，内作躁扰，则阴阳争胜。若手足三部脉皆至，为正气胜，邪气微，阳气复，寒气散，必欲解也。

若脉和，其人大烦，目重，睑内际黄者，此为欲解也。

《脉经》曰：病人两目眦有黄色起者，其病方愈。病以脉为主，若目黄大烦，脉不和者，邪胜也，其病为进；目黄大烦，而脉和者，为正气已和，故云欲解。

脉浮而数，浮为风，数为虚，风为热，虚为寒，风虚相搏，则洒淅恶寒也。

《内经》曰：有者为实，无者为虚。气并则无血，血并则无气。风则伤卫，数则无血。浮数之脉，风邪并于卫，卫胜则荣虚也。卫为阳，风搏于卫，所以为热。荣为阴，荣气虚，所以为寒。风并于卫者，发热，恶寒之证具矣。

脉浮而滑，浮为阳，滑为实，阳实相搏，其脉数疾，卫气失度②**，浮滑之脉数疾，发热汗出者，此为不治。**

浮为邪气并于卫，而卫气胜；滑为邪气并于荣，而荣气实。邪气胜实，拥于荣卫，则荣卫行速，故脉数疾。一息六至曰数。平人脉一息四至，卫气行六寸，今一息六至，则卫气行九寸，计过平人之半，是脉数疾，知卫气失其常度也。浮滑数疾之脉，发热汗出而当解，若不解者，精气脱也，必不可治。经曰：脉阴阳俱盛，大汗出不解者死。

伤寒咳逆上气，其脉散③**者死。谓其形损故也。**

《千金方》云：以喘嗽为咳逆，上气者肺病，散者心脉，是心火刑于肺金也。《内经》曰：心之肺谓之死阴，死阴之属，不过三日而死，以形见其损伤故也。

平脉法第二

问曰：脉有三部，阴阳相乘④。荣卫血气，在人体躬。呼吸出入，上下于中，因息游布⑤，津液流通。随时动作，效象形容⑥，春弦秋浮，冬沉夏洪。察色观脉，大小不同，一时之间，变化经常，尺寸参差，或短或长。上下乖错，

---

① 口噤：嘴不能张开。
② 卫气失度：卫气失去循行之常度。
③ 脉散：举之浮散，按之即无，来去不明而散漫无根。
④ 阴阳相乘：即阴阳相依，阴阳互根之意。乘，因也。
⑤ 因息游布：借助气息的活动，荣卫、津液等得到游行和输布。
⑥ 效象形容：仿效物象描述脉的形态，使人易于掌握。

或存或亡。病辄改易，进退低昂①。心迷意惑，动失纪纲。愿为具陈，令得分明。师曰：子之所问，道之根源。脉有三部，尺寸及关。

寸为上部，关为中部，尺为下部。

荣卫流行，不失衡铨②。

衡铨者，称也，可以称量轻重。《内经》曰：春应中规，夏应中矩，秋应中衡，冬应中权。荣行脉中，卫行脉外，荣卫与脉相随，上下应四时，不失其常度。

肾沉、心洪、肺浮、肝弦，此自经常，不失铢分。

肾，北方水，王于冬，而脉沉。心，南方火，王于夏，而脉洪。肺，西方金，王于秋，而脉浮。肝，东方木，王于春，而脉弦，此为经常，铢分之不差也。

出入升降，漏刻③周旋，水下二赵本作"百"**刻，一周循环。**

人身之脉，计长一十六丈二尺，一呼脉行三寸，一吸脉行三寸，一呼一吸为一息，脉行六寸。一日一夜，漏水下百刻，人一万三千五百息，脉行八百一十丈，五十度周于身。则一刻之中，人一百三十五息，脉行八丈一尺，水下二刻。人二百七十息，脉行一十六丈二尺，一周于身也。脉经之行，终而复始，若循环之无端也。

当复寸口，虚实见焉。

脉经之始，从中焦注于手太阴寸口，二百七十息，脉行一周身，复还至于寸口。寸口为脉之经始，故以诊视虚实焉。经曰：虚实死生之要，皆见于寸口之中。

变化相乘，阴阳相干。风则浮虚，寒则牢坚；沉潜水畜④，支饮急弦；动则为痛，数则热烦。

风伤阳，故脉浮虚；寒伤阴，故脉牢坚；畜积于内者，谓之水畜，故脉沉潜；支散于外者，谓之支饮，故脉急弦。动则阴阳相搏，相搏则痛生焉。数为阳邪气胜，阳胜则热烦焉。

设有不应，知变所缘，三部不同，病各异端。

脉与病不相应者，必缘传变之所致。三部以候五藏之气。随部察其虚实焉。

太过可怪，不及亦然，邪不空见，中必有奸⑤，审察表里，三焦别焉，知其所舍，消息⑥诊看，料度府藏，独见若神。为子条记，传与贤人。

太过、不及之脉，皆有邪气干于正气，审看在表在里，入府入藏，随其所舍而治之。

师曰：呼吸者，脉之头⑦也。

---

① 进退低昂：指脉的往来有快慢高低的差别。

② 不失衡铨（quán 全）：指荣卫运行的度数如衡铨度轻重一样准确无误。衡铨，即量轻重的器具，这里喻作正常法度。

③ 漏刻：古代计时的水器，百刻为一昼夜，约合现代的24小时。

④ 沉潜水畜：沉脉按至筋骨而潜于下，主水液停聚的病证。畜，此通"滀"，水聚。

⑤ 中必有奸：指邪气不是虚无缥缈，究其根源，一定有异常的表现。

⑥ 消息：指进退、斟酌。消，消减。息，增长。

⑦ 头：源头。

《难经》曰：一呼脉行三寸，一吸脉行三寸，以脉随呼吸而行，故言脉之头也。

初持脉，来疾去迟，此出疾入迟[1]，名曰内虚外实也。初持脉，来迟去疾，此出迟入疾，名曰内实外虚也。

外为阳，内为阴。《内经》曰：来者为阳，去者为阴。是出以候外，入以候内。疾为有余，有余则实；迟为不足，不足则虚。来疾去迟者，阳有余而阴不足，故曰内虚外实；来迟去疾者，阳不足而阴有余，故曰内实外虚。

问曰：上工望而知之，中工问而知之，下工脉而知之[2]，愿闻其说。师曰：病家人请云，病人若发热，身体疼，病人自卧。师到，诊其脉，沉而迟者，知其差也。何以知之？表有病者，脉当浮大，今脉反沉迟，故知愈也。

望以观其形证，问以知其所苦，脉以别其表里。病苦发热、身疼，邪在表也，当卧不安，而脉浮数。今病人自卧，而脉沉迟者，表邪缓也，是有里脉而无表证，则知表邪当愈也。

假令病人云，腹内卒痛[3]，病人自坐。师到，脉之，浮而大者，知其差也。何以知之？若里有病者，脉当沉而细，今脉浮大，故知愈也。

腹痛者，里寒也。痛甚则不能起，而脉沉细。今病人自坐，而脉浮大者，里寒散也，是有表脉而无里证也。则知里邪当愈。是望证、问病、切脉三者相参而得之，可为十全之医。《针经》曰：知一为上，知二为神，知三神且明矣。

师曰：病家人来请云，病人发热，烦极。明日师到，病人向壁卧，此热已去也。设令脉不和，处言[4]已愈。

发热、烦极，则不能静卧。令向壁静卧，知热已去。

设令向壁卧，闻师到，不惊起而盻[5]视，若三言三止，脉之，咽唾者，此诈病也。设令脉自和，处言汝病大重，当须服吐下药，针灸数十百处，乃愈。

诈病者，非善人，以言恐之，使其畏惧，则愈。医者意也，此其是欤？

师持脉，病人欠[6]者，无病也。

《针经》曰：阳引而上，阴引而下，阴阳相引，故欠。阴阳不相引，则病；阴阳相引，则和。是欠者，无病也。

脉之，呻[7]者，病也。

呻，为呻吟之声，身有所苦，则然也。

言迟[8]者，风也。

风客于中，则经络急，舌强难运用也。

摇头言者，里痛也。

里有病，欲言，则头为之战摇。

---

[1] 来疾去迟，此出疾入迟：气之呼出者为来为出，气之吸入者为去为入。

[2] 上工望而知之……脉而知之：上工、中工、下工指医生水平有上、中、下之分。

[3] 卒痛：骤然出现疼痛。

[4] 处言：即断言。处，音楚，决断之意。

[5] 盻（xì细）视：怒视。

[6] 欠：呵欠。

[7] 呻：呻吟，病人因痛苦发出的哼声。

[8] 言迟：说话迟慢。

行迟者，表强也。

表强者，由筋络引急，而行步不利也。

坐^①而伏者，短气也。

短气者，里不和也，故坐而喜伏。

坐而下一脚^②者，腰痛也。

《内经》曰：腰者，身之大关节也。腰痛，为大关节不利，故坐不能正，下一脚，以缓腰中之痛也。

里实护腹，如怀卵物^③者，心痛也。

心痛，则不能伸仰，护腹以按其痛。

师曰：伏气^④之病，以意候之，今月之内，欲有伏气。假令旧有伏气，当须脉之。若脉微弱者，当喉中痛似伤，非喉痹^⑤也。病人云：实咽中痛，虽尔今复欲下利。

冬时感寒，伏藏于经中，不即发者，谓之伏气。至春分之时，伏寒欲发，故云今月之内，欲有伏气。假令伏气已发，当须脉之，审在何经。得脉微弱者，知邪在少阴，少阴之脉，循喉咙，寒气客之，必发咽痛；肾司开阖，少阴治在下焦，寒邪内甚，则开阖不治，下焦不约，必成下利。故云：虽尔咽痛，复欲下利。

问曰：人病恐怖^⑥者，其脉何状？

师曰：脉形如循丝，累累^⑦然，其面白脱色也。

《内经》曰：血气者，人之神。恐怖者，血气不足，而神气弱也。脉形似循丝，累累然，面白脱色者。《针经》曰：血夺者，色夭然不泽。其脉空虚，是知恐怖，为血气不足。

问曰：人不饮，其脉何类？师曰：其脉自涩，唇口干燥也。

涩为阴，虽主亡津液，而唇口干燥，以阴为主内，故不饮也。

问曰：人愧者，其脉何类？师曰：脉浮，而面色乍白乍赤^⑧。

愧者，羞也。愧则神气怯弱，故脉浮，而面色变改不常也。

问曰：经说，脉有三菽、六菽^⑨重者，何谓也？师曰：脉者人以指按之，如三菽之重者，肺气也；如六菽之重者，心气也；如九菽之重者，脾气也；如十二菽之重者，肝气也；按之至骨者，肾气也。

菽，豆也。《难经》曰：如三菽之重，与皮毛相得者，肺部也；如六菽之重，与血脉相得者，心部也；如九菽之重，与肌肉相得者，脾部也；如十二菽之重，与筋平者，肝部也；按之至骨，举指来疾者，肾部也。各随所主之分，以候藏气。

---

① 坐：古人坐状，两膝着地，臀着于足跟。

② 脚：小腿。

③ 如怀卵物：双手护腹俱人触碰之状。

④ 伏气：病邪伏藏于体内，当时不发病，过时发病。

⑤ 喉痹：咽喉肿痛。

⑥ 恐怖：恐惧惊怕。

⑦ 累累：羸惫之貌，用于形容脉的细小无力。

⑧ 乍白乍赤：即忽白忽红。乍，忽然之间。

⑨ 三菽（shū 叔）、六菽：表示手指用力的轻重。菽，豆的总称。

假令下利，寸口、关上、尺中，悉不见脉，然尺中时一小见，脉再举头①者，肾气也。若见损脉②来至，为难治。

《脉经》曰：冷气在胃中，故令脉不通。下利不见脉，则冷气客于脾胃。今尺中时一小见，为脾虚肾气所乘。脉再举头者，脾为肾所乘也。若尺中之脉更或减损，为肾气亦衰，脾复胜之，鬼贼相刑，故云难治。是脾胜不应时也。

问曰：脉有相乘③，有纵④，有横⑤，有逆⑥，有顺⑦，何谓也？师曰：水行乘火，金行乘木，名曰纵；火行乘水，木行乘金，名曰横；水行乘金，火行乘木，名曰逆；金行乘水，木行乘火，名曰顺也。

金胜木，水胜火。纵者，言纵任其气，乘其所胜；横者，言其气横逆，反乘所不胜也。纵横，与恣纵、恣横之义通。水为金子，火为木子，子行乘母，其气逆也；母行乘子，其气顺也。

问曰：脉有残贼⑧，何谓也？师曰：脉有弦、紧、浮、滑、沉、涩，此六者名曰残贼，能为诸脉作病也。

为人病者，名曰八邪，风寒暑湿伤于外也，饥饱劳逸伤于内也。经脉者，荣卫也。荣卫者，阴阳也。其为诸经脉作病者，必由风寒暑湿，伤于荣卫，客于阴阳之中，风则脉浮，寒则脉紧，中暑则脉滑，中湿则脉涩，伤于阴则脉沉，伤于阳则脉浮。所以谓之残贼者，伤良曰残，害良曰贼，以能伤害正气也。

问曰：脉有灾怪，何谓也？师曰：假令人病，脉得太阳，与形证相应，因为作汤。比还送汤如食顷，病人乃大吐，若下利，腹中痛。师曰：我前来不见此证，今乃变异，是名灾怪⑨。又问曰：何缘作此吐利？答曰：或有旧时服药，今乃发作，故为灾怪耳。

医以脉证与药相对而反变异，为其灾可怪，故名灾怪。

问曰：东方肝脉，其形何似？师曰：肝者木也，名厥阴，其脉微弦濡弱而长，是肝脉也。肝病自得濡弱者，愈也。

《难经》曰：春脉弦者，肝，东方木也，万物始生，未有枝叶，故脉来濡弱而长，故曰弦。是肝之平脉，肝病得此脉者，为肝气已和也。

假令得纯弦脉者，死。何以知之？以其脉如弦直，是肝藏伤，故知死也。

纯弦者，为如弦直而不软，是中无胃气，为真藏之脉。《内经》曰：死肝脉来，急益劲，如新张弓弦。

① 脉再举头：脉随呼吸而再至。
② 损脉：脉随呼吸仅一至，名为损脉。
③ 乘：凌也，谓欺凌、克伐。
④ 纵：放纵其势，无所忌惮，而乘其所胜。
⑤ 横：其气横逆，反乘其不胜。
⑥ 逆：子行乘母，以下犯上。
⑦ 顺：母行乘子，以尊临卑。
⑧ 残贼：伤残贼害，指邪气伤害人体所致的病脉。残，伤也。贼，害也。
⑨ 灾怪：出乎意料的变化。脉证与药相符，服药后反而病情加剧的情况。

南方心脉，其形何似？师曰：心者火也，名少阴，其脉洪大而长，是心脉也。心病自得洪大者，愈也。

心王于夏，夏则阳外胜，气血淖溢，故其脉来洪大而长也。

假令脉来微去大，故名反，病在里也。脉来头小本大①者，故名覆，病在表也。上微头小②者，则汗出；下微本大③者，则为关格不通，不得尿。头无汗者可治，有汗者死。

心脉来盛去衰为平，来微去大，是反本脉。《内经》曰：大则邪至，小则平。微为正气，大为邪气。来以候表，来微则知表和；去以候里，去大则知里病。《内经》曰：心脉来不盛去反盛，此为不及，病在中。头小本大者，即前小后大也。小为正气，大为邪气，则邪气先在里，今复还于表，故名曰复。不云去而止云来者，是知在表。《脉经》曰：在上为表，在下为里。汗者心之液。上微为浮之而微，头小为前小，则表中气虚，故主汗出。下微沉之而微，本大为后大，沉则在里，大则病进。《内经》曰：心为牡藏，小肠为之使。今邪甚下行，格闭小肠，使正气不通，故不得尿，名曰关格。《脉经》曰：阳气上出，汗见于头，今关格正气不通，加之头有汗者，则阳气不得下通而上脱也。其无汗者，虽作关格，然阳未衰，而犹可治。

西方肺脉，其形何似？师曰：肺者金也，名太阴，其脉毛浮也，肺病自得此脉。若得缓迟者，皆愈；若得数者，则剧。何以知之？数者南方火，火克西方金，法当痈肿，为难治也。

轻虚浮曰毛，肺之平脉也。缓迟者，脾之脉，脾为肺之母，以子母相生，故云皆愈；数者，心之脉，火克金，为鬼贼相刑，故剧。肺主皮毛，数则为热，热客皮肤，留而不去，则为痈疡。经曰：数脉不时，则生恶疮。

问曰：二月得毛浮脉，何以处言至秋当死。师曰：二月之时，脉当濡弱，反得毛浮者，故知至秋死。二月肝用事④，肝脉属木，脉应濡弱，反得毛浮者，是肺脉也。肺属金，金来克木，故知至秋死。他皆仿此。

当春时反见秋脉，为金气乘木，肺来克肝，夺王脉而见，至秋肺王，肝气则绝，故知至秋死也。

师曰：脉，肥人责⑤浮，瘦人责沉。肥人当沉，今反浮；瘦人当浮，今反沉，故责之。

肥人肌肤厚，其脉当沉；瘦人肌肤薄，其脉当浮。今肥人脉反浮，瘦人脉反沉，必有邪气相干，使脉反常，故当责之。

师曰：寸脉下不至关，为阳绝；尺

---

① 头小本大：寸为头，尺为本。头小本大即寸脉小，尺脉大。

② 上微头小：上微指脉浮而微，头小指前来之脉则小。上微头小即寸脉微小。

③ 下微本大：下微指脉沉而微，本大指已去之脉为大。下微本大即尺脉微大。

④ 二月肝用事：五脏分属于四季，早春二月，肝木得令，其气应旺，故应于事。用事，即当权执政。

⑤ 责：求也。此谓求其病因。

脉上不至关，为阴绝。此皆不治，决死也。若计其余命死生之期，期以月节克之①也。

《脉经》曰：阳生于寸，动于尺；阴生于尺，动于寸。寸脉下不至关者，为阳绝，不能下应于尺也；尺脉上不至关者，为阴绝，不能上应于寸也。《内经》曰：阴阳离决，精气乃绝。此阴阳偏绝，故皆决死。期以月节克之者，谓如阳绝死于春夏，阴绝死于秋冬。

师曰：脉病人不病，名曰行尸②，以无王气③，卒眩仆不识人者，短命则死。人病脉不病，名曰内虚，以无谷神④，虽困无苦。

脉者，人之根本也。脉病人不病，为根本内绝，形虽且强，卒然气脱，则眩运僵仆而死，不曰行尸而何。人病脉不病，则根本内固，形虽且羸，止内虚尔。谷神者，谷气也。谷气既足，自然安矣。《内经》曰：形气有余，脉气不足死；脉气有余，形气不足生。

问曰：翕奄沉⑤，名曰滑，何谓也赵本有"师曰"二字沉为纯阴，翕为正阳，阴阳和合，故令脉滑。关尺自平，阳明脉微沉，食饮自可。少阴脉微滑，滑者紧之浮⑥名也，此为阴实，其人必股内汗出，阴下湿也。

脉来大而盛，紧而沉，谓之翕奄沉，正如转珠之状。沉为藏气，故曰纯阴；翕为府气，故曰正阳。滑者，阴阳气不为偏胜也。关尺自平，阳明脉微沉者，当阳部见阴脉，则阴偏胜而阳不足也。阳明胃脉，胃中阴多，故食饮自可。少阴脉微滑者，当阴部见阳脉，则阳偏胜而阴不足也，以阳凑阴分，故曰阴实。股与阴，少阴之部也，今阳热凑阴，必熏发津液，泄达于外，股内汗出而阴下湿也。

问曰：曾为人所难，紧脉从何而来？师曰：假令亡汗、若吐，以肺里寒，故令脉紧也。假令咳者，坐⑦饮冷水，故令脉紧也。假令下利，以胃中虚冷，故令脉紧也。

《金匮要略》曰：寒令脉急。经曰：诸紧为寒。

寸口卫气盛，名曰高⑧。

高者，暴狂而肥。《内经》曰：阴不胜其阳，则脉流薄疾，并乃狂。卫为阳气，卫盛而暴狂者，阴不胜阳也。《针经》曰：卫气者，所以温分肉、充皮毛、肥腠理、司开阖者也。卫气盛，为肥者气盛于外也。

---

① 以月节克之：指与病证相克的月令节气。
② 行尸：指其生气已绝，虽像常人一样行动，但虽生犹死。
③ 王气：指脏腑生长之旺气。王，通旺。
④ 谷神：水谷精微之气。
⑤ 翕（xī 西）奄沉：脉来盛大，忽聚而沉，如转珠之状，柔软而流利。翕，合也。奄，忽也。
⑥ 紧之浮：浮而有力。紧，谓脉有力。
⑦ 坐：因也。
⑧ 高：指脉气浮盛。

荣气盛，名曰章①。

章者，暴泽而光，荣者，血也，荣华于身者也。荣盛故身暴光泽也。

高章相搏，名曰纲②。

纲者，身筋急脉直，荣卫俱盛，则筋络满急。

卫气弱，名曰惵③。

惵者，心中气动迫怯。卫出上焦，弱则上虚，而心中气动迫怯也。

荣气弱，名曰卑④。

卑者，心中常自羞愧。《针经》曰：血者，神气也。血弱则神弱，故常自羞愧。

惵卑相搏，名曰损⑤。

损者，五藏六府之虚惵也。卫以护阳，荣以养阴，荣卫俱虚，则五藏六府失于滋养，致俱乏力气虚惵也。

卫气和，名曰缓⑥。

缓者，四肢不能自收。卫气独和，不与荣气相谐，则荣病。《内经》曰：目医统本作"肝"受血而能视，足受血而能步，掌受血而能握，指受血而能摄，四肢不收，由荣血病，不能灌养故也。

荣气和，名曰迟⑦。

迟者，身体重，但欲眠也。荣气独和，不与卫气相谐，则卫病，身体重而眠。欲眠者，卫病而气不敷布也。

迟缓相搏，名曰沉⑧。

沉者，腰中直，腹内急痛，但欲卧，不欲行，荣气独和于内，卫气独和于外，荣卫不相和谐，相搏而为病。腰中直者，卫不利于外者；腹内痛者，荣不和于内也；但欲卧不欲行者，荣卫不营也。

寸口脉缓而迟，缓则阳气长⑨，其色鲜，其颜光，其声商⑩，毛发长；迟则阴气盛，骨髓生，血满，肌肉紧薄鲜硬。阴阳相抱，荣卫俱行，刚柔相搏赵本作"得"**，名曰强也。**

缓为胃脉，胃合卫气，卫温分肉、充皮毛、肥腠理、司开阖，卫和气舒，则颜色光润、声清、毛泽矣。迟为脾脉，脾合荣气，荣养骨髓，实肌肉、濡筋络、利关节，荣和血满，则骨正髓生，肌肉紧硬矣。阴阳调和，二气相抱，而不相戾，荣卫流通，刚柔相得，是为强壮。

趺阳脉滑而紧，滑者胃气实，紧者脾气强。持实击强，痛⑪还自伤，以手把刃，坐作疮⑫也。

---

① 章：同彰，即彰著、有余之义。此处指脉形充实。
② 纲：同刚，强也。此处指经脉满急强盛。
③ 惵（dié 碟）：恐惧怯弱。
④ 卑：低下的意思。
⑤ 损：减少，此处指气血减损。
⑥ 缓：舒也，此处指脉形徐缓柔和。
⑦ 迟：徐也，此处指脉形从容舒迟。
⑧ 沉：沉实而不虚浮，此处指元气密固。
⑨ 长（zhǎng 掌）：生长。
⑩ 商：五音之一，其声清越。
⑪ 痛：病也。
⑫ 坐作疮：乃产生创伤。作，产生。疮，同创。

趺阳之脉，以候脾胃。滑则谷气实，是为胃实；紧则阴气胜，是为脾强。以脾胃一实一强，而相搏击，故令痛也。若一强一弱相搏，则不能作痛。此脾胃两各强实相击，藏府自伤而痛，譬若以手把刃而成疮，岂非自贻其害乎。

寸口脉浮而大，浮为虚，大为实。在尺为关，在寸为格。关则不得小便，格则吐逆。

经曰：浮为虚。《内经》曰：大则病进。浮则为正气虚，大则为邪气实。在尺，则邪气关闭下焦，里气不得下通，故不得小便；在寸，则邪气格拒上焦，使食不得入，故吐逆。

趺阳脉伏而涩，伏则吐逆，水谷不化，涩则食不得入，名曰关格。

伏则胃气伏而不宣，中焦关格，正气壅塞，故吐逆而水谷不化；涩则脾气涩而不布，邪气拒于上焦，故食不得入。

脉浮而大，浮为风虚①，大为气强②，风气相搏，必成隐疹，身体为痒。痒者名泄风③，久久为痂癞④。

痂癞者，眉少、发稀，身有干疮而腥臭赵本注：身有干疮而腥臭也。《内经》曰：脉风成厉医统本作"成为疠"。

寸口脉弱而迟，弱者卫气微，迟者荣中寒。荣为血，血寒则发热；卫为气，气微者，心内饥，饥而虚满不能

食也。

卫为阳，荣为阴。弱者，卫气微，阳气不足也；迟者，荣中寒，经中客邪也，荣客寒邪，搏而发热也。阳气内微，心内虽饥，饥而虚满不能食也。

趺阳脉大而紧者，当即下利，为难治。

大为虚，紧为寒。胃中虚寒，当即下利，下利脉当微小，反紧者邪胜也，故云难治。经曰：下利脉大者，为未止。

寸口脉弱而缓，弱者阳气不足，缓者胃气有余。噫而吞酸，食卒不下，气填于膈上也。

弱者，阳气不足。阳能消谷，阳气不足，则不能消化谷食。缓者，胃气有余，则胃中有未消谷物也，故使噫而吞酸，食卒不下，气填于膈上也。《金匮要略》曰：中焦未和，不能消谷，故令噫。

趺阳脉紧而浮，浮为气，紧为寒。浮为腹满，紧为绞痛。浮紧相搏，肠鸣而转，转即气动，膈气乃下。少阴脉不出，其阴肿大而虚也。

浮为胃气虚，紧为脾中寒，胃虚则满，脾寒则痛，虚寒相搏，肠鸣而转，转则膈中之气，因而下泄也。若少阴脉不出，则虚寒之气，至于下焦，结于少阴，而聚于阴器，不得发泄，使医统本作"故"阴肿大而虚也。

寸口脉微而涩，微者卫气不行，涩

---

① 风虚：即虚风，指八方不正之气。
② 气强：谓邪气强。
③ 泄风：指风邪外泄。
④ 痂癞（jiālài 家赖）：皮肤溃烂结痂。

者荣气不逮。荣卫不能相将[1]，三焦无所仰[2]，身体痹不仁[3]。荣气不足，则烦疼，口难言；卫气虚者，则恶寒数欠。三焦不归其部，上焦不归者，噫而酢吞[4]；中焦不归者，不能消谷引食；下焦不归者，则遗溲。

人养三焦者血也，护三焦者气也。荣卫俱损，不能相将而行，三焦无所依仰，身体为之顽痹而不仁。《内经》曰：荣气虚则不仁。《针经》曰：卫气不行，则为不仁。荣为血，血不足则烦疼；荣属心，荣弱心虚则口难言。卫为阳，阳微则恶寒；卫为气，气虚则数欠。三焦因荣卫不足，无所依仰，其气不能归其部。《金匮要略》曰：上焦竭，善噫；上焦受中焦气，中焦未和，不能消谷，故令噫耳；下焦竭，即遗溺失便。以上焦在膈上，物未化之分也，不归者不至也；上焦之气不至其部，则物未能传化，故噫而酢吞。中焦在胃之中，主腐熟水谷，水谷化则思食，中焦之食不归其部，则水谷不化，故云不能消谷引食。下焦在膀胱上口，主分别清浊，溲，小便也，下焦不归其部，不能约制溲便，故遗溲。

跌阳脉沉而数，沉为实，数消谷。紧者，病难治。

沉为实者，沉主里也。数消谷者，数为热也。紧为肝脉，见于脾部，木来克土，为鬼贼相刑，故云难治。

寸口脉微而涩，微者卫气衰，涩者荣气不足。卫气衰，面色黄；荣气不足，面色青。荣为根，卫为叶。荣卫俱微，则根叶枯槁，而寒栗咳逆，唾腥吐涎沫也。

卫为气，面色黄者，卫气衰也；荣为血，面色青者，荣血衰也。荣行脉中为根，卫行脉外为叶。荣为阴，卫为阳；荣为根，卫为叶。根叶俱微，则阴阳之气内衰，致生寒栗而咳逆，唾腥吐涎沫也。

跌阳脉浮而芤，浮者卫气虚，芤者荣气伤，其身体瘦，肌肉甲错[5]，浮芤相搏，宗气[6]衰微，四属[7]断绝。

经曰：卫气盛，名曰高。高者，暴狂而肥。荣气盛，名曰章。章者，暴泽而光。其身体瘦而不肥者，卫气衰也；肌肉甲错而不泽者，荣气伤也。宗气者，三焦归气也。四属者，皮肉脂髓也。荣卫衰伤则宗气亦微，四属失所滋养，致断绝矣。

寸口脉微而缓，微者卫气疏，疏则其肤空；缓者胃气实，实则谷消而水化也。谷入于胃，脉道乃行，水入于经，其血乃成。荣盛，则其肤必疏，三焦绝经，名曰血崩。

---

① 相将：相协调。
② 仰：依赖，仰给。指三焦失去依靠。
③ 不仁：失去感觉，不知痛痒。
④ 酢吞：吞酸。酢，通醋。
⑤ 肌肉甲错：皮肤干燥皲裂如蛇皮或鳞甲之状。
⑥ 宗气：水谷精微，外达四肢，上聚于胸，以贯心脉之气，名为宗气。
⑦ 四属：四肢，也有认为是皮、肉、脂、髓。

卫为阳，微为亡阳。脉微者，卫气疏，卫温分肉、肥腠理，卫气既疏，皮肤不得温肥，则空虚也。经曰：缓者胃气有余，有余为实，故云缓者胃气实。《内经》曰：食入于胃，淫精于脉。是谷入于胃，脉道乃行也。《针经》曰：饮而液渗于络，合和于血，是水入于经，其血乃成也。胃中谷消水化而为血气。今卫疏荣盛，是荣气强而卫气弱也。卫气弱者，外则不能固密皮肤而气为之疏，内则不能卫护其血，而血为之崩。经，常也。三焦者，气之道路。卫气疏，则气不循常度，三焦绝其常度也。

跌阳脉微而紧，紧则为寒，微则为虚，微紧相搏，则为短气。

中虚且寒，气自短矣。

少阴脉弱而涩，弱者微烦，涩者厥逆[1]。

烦者热也。少阴脉弱者，阴虚也。阴虚则发热，以阴部见阳脉非大虚也，故生微烦。厥逆者，四肢冷也。经曰：阴阳不相顺接便为厥，厥者手足厥冷是也。少阴脉涩者，阴气涩不能与阳相顺相结，故厥逆也。

跌阳脉不出，脾不上下[2]，身冷肤硬。

脾胃为荣卫之根，脾能上下，则水谷消磨，荣卫之气得以行。脾气虚衰不能上下，则荣卫之气不得通营于外，故跌阳脉不出。身冷者，卫气不温也。肤硬者，荣血不濡也。

少阴脉不至，肾气微，少精血，奔气促迫，上入胸膈，宗气反聚，血结心下，阳气退下，热归阴股，与阴相动，令身不仁，此为尸厥[3]。当刺期门、巨阙。

尸厥者，为其从厥而生，形无所知，其状若尸，故名尸厥。少阴脉不出，则厥气客于肾，而肾气微，少精血，厥气上奔，填塞胸膈，壅遏阳医统本作“正”气，使宗气反聚，而血结心下。《针经》曰：五谷入于胃，其糟粕、津液、宗气，分为三隧。宗气积于胸中，出于喉咙，以贯心肺，而行呼吸。又曰：荣气者，泌其津液注之于脉，化而为血，以营四末。今厥气大甚，宗气反聚而不行，则绝其呼吸，血结心下而不流，则四体不仁。阳气为厥气所拥，不能宣发，退下至阴股间，与阴相动。仁者柔也，不仁者，言不柔和也，为寒热痛痒俱不觉知者也。阳气外不为使，内不得通，荣卫俱不能行，身体不仁，状若尸也。《内经》曰：厥气上行，满脉去形，刺期门者，以通心下结血；刺巨阙者，以行胸中宗气，血气流通，厥气退，则苏矣。

寸口脉微，尺脉紧，其人虚损多汗，知阴常在，绝不见阳也。

寸微为亡阳，尺紧为阴胜。阳微阴胜，故云虚损。又加之多汗，则愈损阳气，是阴常在，而绝不见阳也。

寸口诸微亡阳，诸濡亡血，诸脉弱

---

① 厥逆：四肢厥冷不温。
② 脾不上下：指脾气虚衰，运化无力，不能升清降浊。
③ 尸厥：肢体厥冷，没有知觉，状如死尸。

发热，诸紧为寒。诸乘寒①者，则为厥，郁冒不仁②，以胃无谷气，脾涩不通，口急不能言，战而栗也。

卫，阳也。微为卫气微，故云亡阳。荣，血也。濡为荣气弱，故云亡血。弱为阴虚，虚则发热。紧为阴胜，故为寒。诸乘寒者，则阴阳俱虚，而为寒邪乘之也。寒乘气虚，抑伏阳气不得宣发，遂成厥也。郁冒，为昏冒不知人也。不仁，为强直而无觉也。为尸厥焉。以胃无谷气，致脾涩不通于上下，故使口急，不能言。战者，寒在表也；栗者，寒在里也。

问曰：濡弱何以反适十一头③。师曰：五藏六府相乘④故令十一。

濡弱者，气血也。往反有十一头，头者五藏六府共有十一也。

问曰：何以知乘府，何以知乘藏。师曰：诸阳浮数为乘府，诸阴迟涩为乘藏也。

府，阳也。阳脉见者，为乘府也。藏，阴也。阴脉见者，为乘藏也。

释音

见音现，下同　谵职廉切，病人寐而自语也　剧竭戟切，甚也

洒淅上所下切，下音析，寒惊貌　恶乌路切

呴香句切，嘘气往来也　濡汝朱切，润也　阖音合

躁子到切，动也　蔼于盖切　瞥匹灭切

萦于营切　痞音备　而濡音软，柔也

转索上株恋切，下苏各切（医统本切皆作反）　濈阻立切，汗出和也　趺音夫

腐音府，烂也　燥苏到切，干也　噫乙界切

烁式灼切　溲所留切　弱（医统本作溺）也

埶直立切　侠音协，又音夹　縠力支切，色黑而黄也

饐音噎，义同　哕于月切，逆气也　蚵女六切

慄音栗，惧儿　邪中音众　混胡困切，浊乱也

拂医统本作佛　郁上音佛，下音熨　痈于容切　喁乙骨切，喁咽也

豚徒浑切　盍音合　圊七情切，厕也　湫子由切，又子小切

断鱼斤切　麋音迷（医统本作眉）　悍胡旦切　眦静计切

参差上初簪切，下楚宜切　铨七全切　铢音殊

滀音畜，水聚也　其差楚懈切　呻音申

卵卢管切　咙力公切，喉咙也　菽音叔，豆也

劲居正切，健也　淖奴教切　复芳救切

---

① 乘寒：被寒邪所伤害。
② 郁冒不仁：昏迷失去知觉。
③ 十一头：十一种，指五脏六腑之脉象。
④ 相乘：相加。

牝藏上毗忍切，下本（医统本作才）浪切，

阴藏也　疡以羊（医统本作章）切

僵仆上音姜，下音副　翕奄上音吸，下

音掩

见阳音现　股音古，脾（医统本作髀）

也　慄徒颊切，动惧儿

谐音鞋，和也　戾音利　痂癫上音加，下

力代切

噫乌介切　酢音醋　冒音帽，昏冒也

朼苦候切

伤寒例第三

《阴阳大论》①云：春气温和，夏气暑热，秋气清凉，冬气冷冽，此则四时正气之序也。

春夏为阳，春温夏热者，阳之动，始于温，盛于暑故也。秋冬为阴，秋凉而冬寒者，以阴之动，始于清，盛于寒故也。

冬时严寒，万类深藏，君子②固密，则不伤于寒。触冒③之者，乃名伤寒耳。

冬三月纯阴用事，阳乃伏藏，水冰地坼，寒气严凝，当是之时，善摄生者，出处固密，去寒就温，则不伤于寒。其涉寒冷，触冒霜雪为病者，谓之伤寒也。

其伤于四时之气，皆能为病。

春风、夏暑、秋湿、冬寒，谓之四时之气。

以伤寒为毒④者，以其最成杀厉之气也。

热为阳，阳主生；寒为阴，阴主杀。阴寒为病。最为肃杀毒厉之气。

中而即病者，名曰伤寒；不即病者，寒毒藏于肌肤，至春变为温病，至夏变为暑病。暑病者，热极重于温也。

《内经》曰：先夏至日为温病，后夏至日为暑病。温暑之病，本伤于寒而得之，故太医均谓之伤寒也。

是以辛苦之人，春夏多温热病，皆由冬时触寒所致，非时行之气也。凡时行者，春时应暖，而复大寒；夏时应大热而反大凉；秋时应凉，而反大热；冬时应寒，而反大温。此非其时而有其气，是以一岁之中，长幼之病多相似者，此则时行之气也。

四时气候不正为病，谓之时行之气。时气所行为病，非暴厉之气，感受必同，是以一岁之中，长幼之病多相似也。

---

① 《阴阳大论》：汉以前医籍，今佚。
② 君子：指能注重保养身体的人。
③ 触冒：感触冒犯之意。
④ 毒：即厉害、严重的意思。

夫欲候知四时正气为病，及时行疫气之法，皆当按斗历①占②之。

四时正气者，春风、暑夏、秋湿、冬寒是也。时行者，时行之气是也。温者，冬时感寒，至春发者是也。疫者，暴厉之气是也。占前斗建，审其时候之寒温，察其邪气之轻重而治之，故下文曰。

九月霜降节后，宜渐寒，向冬大寒，至正月雨水节后，宜解也。所以谓之雨水者，以冰雪解而为雨水故也。至惊蛰二月节后，气渐和暖，向夏大热，至秋便凉。

冬寒、春温、暑热、秋凉，为四时之正气也。

从霜降以后，至春分以前，凡有触冒霜露，体中寒即病者，谓之伤寒也。九月十月，寒气尚微，为病则轻；十一月十二月，寒冽已严，为病则重；正月二月，寒渐将解，为病亦轻。此为冬时不调，适有伤寒之人，即为病也。

此为四时正气，中而即病者也。

其冬有非节之暖者，名曰冬温。冬温之毒，与伤寒大异，冬温复有先后，更相重沓③，亦有轻重，为治不同，证如后章。

此为时行之气，前云：冬时应寒而反大温者是也。

从立春节后，其中无暴大寒，又不冰雪，而有人壮热为病者，此属春时阳气，发于冬时伏寒，变为温病。

此为温病也。《内经》曰：冬伤于寒，春必病温。

从春分以后，至秋分节前，天有暴寒者，皆为时行寒疫也。三月四月，或有暴寒，其时阳气尚弱，为寒所折④，病热犹轻；五月六月，阳气已盛，为寒所折，病热则重；七月八月，阳气已衰，为寒所折，病热亦微。其病与温及暑病相似，但治有殊耳。

此为疫气也。是数者，以明前斗历之法，占其随时气候，发病寒热轻重不同耳。

十五日得一气，于四时之中，一时有六气，四六名为二十四气也。

节气十二，中气十二，共二十四。《内经》曰：五日谓之候，三候谓之气，六气谓之时，四时谓之岁。

然气候亦有应至而不至，或有未应至而至者，或有至而太过者，皆成病气也。

疑漏或有至而不去，此一句按《金匮要略》曰：有未至而至，有至而不至，有至而不去，有至而太过，何故也？师曰：冬至之后，甲子夜半，少阳起。少阴医统本作"阳"之时，阳始生，天得温和，以未得甲子，天因温和，此为未至而至也；以得甲子，而天未温和，此为至而不至也；以得甲子，天大寒不解，此为至而不去也；以得甲子，而天

---

① 斗历："斗"是星宿中的北斗，"历"是历法。古人根据斗柄所指的方向测知季节的变化，故称为"斗历"。

② 占：推测、判断的意思。

③ 重沓：重叠，重复。指冬温发病有先后参差不齐、重叠交叉的现象。

④ 为寒所折：指被寒邪所伤害。折，伤害的意思。

温如盛夏五六月时，此为至而太过也。《内经》曰：至而和则平，至而甚则病，至而反者病，至而不至者病，未至而至者病。即是观之，脱漏明矣。

但天地动静，阴阳鼓击①者，各正一气耳。

《内经》曰：阴阳者，天地之道。清阳为天，动而不息；浊阴为地，静而不移。天地阴阳之气，鼓击而生，春夏秋冬，寒热温凉，各正一气也。

是以彼春之暖，为夏之暑②；彼秋之忿，为冬之怒③。

春暖为夏暑，从生而至长也；秋忿为冬怒，从肃而至杀也。

是故冬至之后，一阳爻升，一阴爻降④也。夏至之后，一阳气下，一阴气上⑤也。

十月六爻皆阴，坤卦为用，阴极阳来，阳生于子。冬至之后，一阳爻升，一阴爻降，于卦为复，言阳气得复也。四月六爻皆阳，乾卦为用，阳极阴来，阴生于午。夏至之后，一阳气下，一阴气上，于卦为姤，言阴医统本作"得"则遇

阳也。《内经》曰：冬至四十五日，阳气微上，阴气微下；夏至四十五日，阴气微上，阳气微下。

斯则冬夏二至，阴阳合也；春秋二分，阴阳离也。

阳生于子，阴生于午，是阴阳相接，故曰合。阳退于酉，阴退于卯，是阴阳相背，故曰离。《内经》曰：气至之谓至，气分之谓分。至则气同，分则气异。

阴阳交易⑥，人变病焉。

天地阴阳之气，既交错而不正，人所以变病。《内经》曰：阴阳交相而变由生也。

此君子春夏养阳⑦，秋冬养阴⑧，顺天地之刚柔也。

《内经》曰：养生者必顺于时，春夏养阳，以凉以寒；秋冬养阴，以温以热。所以然者，从其根故也。

小人触冒，必婴暴疹⑨。须知毒烈之气，留在何经，而发何病，详而取之。

不能顺四时调养，触冒寒温者，必成暴病。医者当在意审详而治之。

---

① 阴阳鼓击：阴阳相互鼓动、推进。

② 彼春之暖，为夏之暑：指由春至夏，阳气逐渐壮盛，天气相应地由暖和过渡到炎热。

③ 彼秋之忿，为冬之怒：指由秋至冬，阴气逐渐深重，天气相应地由肃降过渡到严寒，就好像由忿发展到怒一样。

④ 一阳爻升，一阴爻降：爻是八卦中的单位符号，八卦阴阳升降之理，能够表明节令气候的变化规律。

⑤ 一阳气下，一阴气上：是指一阳爻降，一阴爻升。表明阴气和阳气的消长变化，以冬至和夏至为其转折点。

⑥ 阴阳交易：指阴阳之气错杂变化而失于正常。

⑦ 春夏养阳：指春夏之时，阳气向上、向外发散，人体内部的阳气处于相对不足的状态，所以饮食居处须注意保护内中阳气，不可使阳气过于耗散。

⑧ 秋冬养阴：指秋冬之时，阳气向内收敛、伏藏，人体内部的阳气处于相对壮盛的状态，所以饮食居处须注意益阴以配阳，防止阳气郁积而发展成为亢热。

⑨ 婴暴疹：本句指得急性疾病。婴，触也，得也，缠染、遭受。疹，意同病。

是以春伤于风，夏必飧泄①；夏伤于暑，秋必病疟；秋伤于湿，冬必咳嗽；冬伤于寒，春必病温。此必然之道，可不审明之。

当春之时，风气大行。春伤于风，风气通于肝，肝以春适王，风虽入之，不能即发，至夏肝衰，然后始动。风淫末疾，则当发于四肢。夏以阳气外盛，风不能外发，故攻内而为飧泄。飧泄者，下利米谷不化，而色黄。当秋之时，湿气大行。秋伤于温，湿则干于肺，肺以秋适王，湿虽入之，不能即发，至冬肺衰，然后湿始动也。雨淫腹疾，则当发为下利。冬以阳气内固，湿气不能下行，故上逆而为咳嗽。当夏之时，暑气大行，夏伤于暑，夏以阴为主内，暑虽入之，势未能动，及秋阴出，而阳为内主，然后暑动搏阴而为痎疟。痎者二日一发，疟者一日一发。当冬之时，寒气大行，冬伤于寒，冬以阳为主内，寒虽入之，势未能动，及春阳出而阴为内主，然后寒动搏阳而为温病。是感冒四时正气为病必然之道。

伤寒之病，逐日浅深，以斯方治。

《内经》云：未满三日者，可汗而已；其满三日者，可泄而已。

今世人伤寒，或始不早治，或治不对病，或日数久淹②，困乃告医③。医人又不依次第而治之，则不中病。皆宜临时消息制方，无不效也。今搜采仲景旧论，录其证候诊脉声色，对病真方，有神验者，拟防世急也。

仲景之书，逮今千年而显用于世者，王叔和之力也。

又土地温凉，高下不同；物性刚柔，餐居④亦异。是赵本有"故"字黄帝兴四方之问⑤，岐伯举四治之能⑥，以训后贤，开其未悟者。临病之工，宜须两审也。

东方地气温，南方地气热，西方地气凉，北方地气寒。西北方高，东南方下。是土地温凉、高下不同也。东方安居食鱼，西方陵居华食，南方湿处而嗜酸，北方野处而食乳，是餐居之异也。东方治宜砭石，西方治宜毒药，南方治宜微针，北方治宜灸爇。是四方医治不同也。医之治病，当审其土地所宜。

凡伤于寒，则为病热，热虽甚，不死。

《内经》曰：风寒客于人，使人毫毛毕直，皮肤闭而为热，是伤寒为病热也。《针经》曰：多热者易已，多寒者难已，是热虽甚不死。

若两感于寒⑦而病者，必死。

① 飧泄：指脾胃虚弱所引起的泄泻，临床表现为泻下清稀，有不消化的食物残渣，肠鸣腹痛，脉弦缓等。
② 日数久淹：指病情缠绵，拖延了很多时日。
③ 困乃告医：指到了病势垂危的时候，才请医生诊治。
④ 餐居：指饮食居处。
⑤ 四方之问：在《素问·异法方宜论》里，黄帝、岐伯就东西南北中五方风俗习惯的不同展开讨论，本节仅论及四方，但精神是一致的。
⑥ 四治之能：指砭石、毒药、微针、灸爇4种治疗方法的功能。
⑦ 两感于寒：指阳经与阴经同时感受寒邪。

表里俱病者，谓之两感。

尺寸俱浮者，太阳受病也，当一二日发。以其脉上连风府[①]，故头项痛，腰脊强[②]。

太阳为三阳之长，其气浮于外，故尺寸俱浮，是邪气初入皮肤外在表也，当一二日发。风府，穴名也，项中央。太阳之脉，从巅入络脑，还出别下项，是以上连风府。其经循肩膊内侠脊，抵腰中，故病头项痛、腰脊强。

尺寸俱长者，阳明受病也，当二三日发。以其脉侠鼻，络于目[③]，故身热、目疼、鼻干、不得卧。

阳明气血俱多，尺寸俱长者，邪并阳明，而血气淖。太阳受邪不已，传于阳明，是当二三日发。其脉侠鼻者，阳明脉起于鼻交頞医统本作頞中，络于目。阳明之脉，正上頔頞，还出系目系。身热者，阳明主身之肌肉。《针经》曰：阳明气盛，则身以前皆热；目疼鼻干者，经中客邪也；不得卧者，胃气逆不得从其道也。《内经》曰：胃不和，则卧不安。

尺寸俱弦者，少阳受病也，当三四日发。以其脉循胁络于耳[④]，故胸胁痛而耳聋。

《内经》曰：阳中之少阳，通于春气。春脉弦，尺寸俱弦者，知少阳受邪也。二三日阳明之邪不已，传于少阳，是当三四日发。胸胁痛而耳聋者，经壅而不利也。

此三经皆受病，未入于府者，可汗而已[⑤]。

三阳受邪，为病在表，法当汗解。然三阳亦有便入府者，入府则宜下，故云未入于府者，可汗而已。

尺寸俱沉细者，太阴受病也，当四五日发。以其脉布胃中，络于嗌[⑥]，故腹满而嗌干。

阳极则阴受之，邪传三阳既遍，次乃传于阴经。在阳为在表，在阴为在里。邪在表则见阳脉，邪在里则见阴脉。阳邪传阴，邪气内陷，故太阴受病而脉尺寸俱沉细也。自三阳传于太阴，是当四五日发也。邪入于阴，则渐成熟，腹满而嗌干者，脾经壅而成热也。

尺寸俱沉者，少阴受病也，当五六日发。以其脉贯肾，络于肺，系舌本[⑦]，故口燥舌干而渴。

少阴肾水也，性趣下。少阴受病，脉尺寸俱沉也。四五日太阴之邪不已，至五六日则传于少阴也，是少阴病当

---

① 其脉上连风府：足太阳经脉循行此处，与风府相连。其脉，指足太阳经脉。风府是督脉的穴位，位于颈后正中枕骨下陷处。

② 强：不柔和。

③ 其脉侠鼻，络于目：足阳明经脉起于鼻旁，始于目下的承泣穴（在目下七分）。其脉，指足阳明经脉。

④ 其脉循胁络于耳：足少阳经脉从耳后进入耳内，出走耳前，循行于胁部。其脉，指足少阳经脉。

⑤ 已：病愈。

⑥ 嗌（yì 益）：泛指咽喉部。

⑦ 舌本：即舌的根部。

五六日发。人伤于寒，则为病热，谓始为寒，而终成热也。少阴为病，口燥舌干而渴，邪传入里，热气渐深也。

尺寸俱微缓者，厥阴受病也，当六七日发。以其脉循阴器①，络于肝，故烦满而囊缩②。

缓者，风脉也。厥阴脉微缓者，邪传厥阴，热气已剧，近于风也。当六七日发，以少阴邪传于厥阴。烦满而囊缩者，热气聚于内也。

此三经皆受病，已入于府，可下而已。

三阴受邪，为病在里，于法当下。然三阴亦有在经者，在经则宜汗，故云已入于府者，可下而已。经曰：临病之工，宜须两审。

若两感于寒者，一日太阳受之，即与少阴俱病，则头痛、口干、烦满而渴；二日阳明受之，即与太阴俱病，则腹满身热、不欲食、谵语；三日少阳受之，即与厥阴俱病，则耳聋，囊缩而厥，水浆③不入，不知人者，六日死。若三阴三阳、六藏六府皆受病，则荣卫不行；府藏不通，则死矣。

阴阳俱病，表里俱伤者，为两感。以其阴阳两感，病则两证俱见。至于传经，则亦阴阳两经俱传也。始得一日，头痛者太阳，口干烦满而渴者少阴；至二日则太阳传于阳明，而少阴亦传于太阴，身热谵语者阳明，腹满不欲食者太阴；至三日阳明传于少阳，而太阴又传于厥阴，耳聋者少阳，囊缩而厥者厥阴，水浆不入，不知人者，胃气不通也。《内经》曰：五藏已伤，六府不通，荣卫不行，如是之后，三日乃死，何也？岐伯曰：阳明者十二经脉之长也，其血气盛，故云不知人。三日其气乃尽，故死矣。谓三日六经俱病，荣卫之气，不得行于内外，府藏之气不得通于上下，至六日府藏之气俱尽，荣卫之气俱绝，则死矣。

其不两感于寒，更不传经④，不加异气⑤者，至七日太阳病衰，头痛少愈也；八日阳明病衰，身热少歇也；九日少阳病衰，耳聋微闻也；十日太阴病衰，腹减如故，则思饮食；十一日少阴病衰，渴止舌干，已而嚏也；十二日厥阴病衰，囊纵⑥，少腹微下，大气⑦皆去，病人精神爽慧也。

六日传遍，三阴三阳之气皆和，大邪之气皆去，病人精神爽慧也。

若过十三日以上不间⑧，尺寸陷⑨者，

① 其脉循阴器：指足厥阴经脉环绕阴部，入属肝脏。其脉，指足厥阴经脉。阴器，指外生殖器。
② 囊缩：指阴囊上缩。
③ 浆：泛指汤水。
④ 传经：由这一经病演变为另一经病。
⑤ 异气：指另一种致病的邪气。
⑥ 囊纵：指阴囊由挛缩的状态恢复到正常弛缓的状态。
⑦ 大气：这里指大热的邪气。
⑧ 间：间断。指病势未衰而继续发展，此指病愈。
⑨ 尺寸陷：指三部脉沉伏，好像下陷一般。

大危。

间者，瘥也。十二日传经尽，则当瘥愈。若过十三日已上不瘥，尺寸之脉沉陷者，即正气内衰，邪气独胜，故云大危。

若更感异气，变为他病者，当依旧坏病①证而治之。若脉阴阳俱盛②，重感于寒者，变为温疟③。

异气者，为先病未已，又感别异之气也。两邪相合，变为他病，脉阴阳俱盛者，伤寒之脉也。《难经》曰：伤寒之脉，阴阳俱盛而紧涩。经曰：脉盛身寒，得之伤寒，则为前病热未已，再感于寒，寒热相搏，变为温疟。

阳脉浮滑，阴脉濡弱者，更遇于风，变为风温。

此前热未歇，又感于风者也。《难经》曰：中风之脉，阳浮而滑，阴濡而弱，风来乘热，故变风温。

阳脉洪数，阴脉实大者，更遇温热，变为温毒④。温毒为病最重也。

此前热未已，又感温热者也。阳主表，阴主里，洪数实大皆热也，两热相合，变为温毒。以其表里俱热，故为病最重。

阳脉濡弱，阴脉弦紧者，更遇温气，变为温疫。以此冬伤于寒，发为温病，脉之变证，方治如说。

此前热未已，又感温气者也。温热相合，变为温疫。

凡人有疾，不时即治，隐忍冀差⑤，以成痼疾⑥。

凡觉不佳，急须求治，苟延时日，则邪气入深，难可复制。《千金》曰：凡有少苦，似不如平常，即须早道；若隐忍不治，冀望自差，须臾之间，以成痼疾，此之谓也。

小儿女子，益以滋甚⑦。

小儿气血未全，女子血室多病，凡所受邪，易于滋蔓。

时气不和⑧，便当早言，寻其邪由⑨，及在腠理⑩，以时治之，罕有不愈者。

腠理者，津液腠泄之所，文理缝会之中也。《金匮要略》曰：腠者，是三焦通会元真之处，为血气所注；理者，是皮肤藏府之文理也。邪客于皮肤，则邪气浮浅，易为散发，若以时治之，罕有不愈者矣。《金匮玉函》曰：主医统本作"生"候长存，形色未病，未入腠理，针药及时，服将调节，委以良医，病无

---

① 坏病：指因治疗不当而导致证候发生变化，难以正名的一类复杂证候。坏病不可能有专病专方，因而提出了"观其脉证，知犯何逆，随证治之"的治疗原则，也就是根据具体的病情变化具体施治。

② 脉阴阳俱盛：阴指尺部，阳指寸部，盛是紧盛的意思，本句指尺寸脉均紧而有力。

③ 温疟：据《素问·疟论》，温疟是先热后寒的一种疟疾。

④ 温毒：诸温夹毒，移浊太甚的一种温病。

⑤ 隐忍冀差：对疾病隐瞒忍耐，希望能自己痊愈。

⑥ 痼疾：积久不易治愈的疾病。

⑦ 滋甚：更加严重。

⑧ 时气不和：指感受时令不正之气而身体有不适感。

⑨ 寻其邪由：寻找病邪的缘由。

⑩ 腠理：肌肉皮肤间的纹理，形容病邪尚浅。

不愈。

患人忍之，数日乃说，邪气入藏，则难可制，此为家有患，备虑之要。

邪在皮肤，则外属阳而易治；邪传入于里，则内属阴而难治。《内经》云：善治者，治皮毛，其次治肌肤，其次治筋脉，其次治六府，其次治五藏。治五藏者，半死半生也。昔桓侯怠于皮肤之微疾，以至骨髓之病，家有患者，可不备虑。

凡作汤药，不可避晨夜，觉病须臾，即宜便治，不等早晚，则易愈矣。

《千金》曰：凡始觉不佳，即须治疗，迄至于病，汤食竞进，折其毒势，自然而差。

若或差迟，病即传变，虽欲除治，必难为力。

传有常也，变无常也。传为循经而传，此太阳传阳明是也；变为不常之变，如阳证变阴证是也。邪既传变，病势深也。《本草》曰：病势已成，可得半愈；病势已过，命将难全。

服药不如方法，纵意违师，不须治之。

《内经》曰：拘于鬼神者，不可与言至德；恶于针石者，不可与言至巧。病不许治者，病必不治，治之无功矣。

凡伤寒之病，多从风寒得之。

凡中风与伤寒为病，自古通谓之伤寒。《千金》曰：夫伤寒病者，起自风寒，入于腠理，与精气分争，荣卫偏隔，周身不通而病。

始表中风寒，入里则不消矣。

始自皮肤，入于经络，传于藏府是也。

未有温复①而当，不消散者。

风寒初客于皮肤，便投汤药，温暖发散而当者，则无不消散之邪。

不在证治，拟欲攻之，犹当先解表，乃可下之。

先解表而后下之，而无复传之邪也。

若表已解，而内不消，非大满，犹生寒热，则病不除。

表证虽罢，里不至大坚满者，亦未可下之。是邪未收敛成实，下之则里虚而邪复不除，犹生寒热也。

若表已解，而内不消，大满大实，坚有燥屎，自可除下之。虽四五日，不能为祸也。

外无表证，里有坚满，为下证悉具。《外台》云：表和里病，下之则愈。下证既具，则不必拘于日数。

若不宜下，而便攻之，内虚热入，协热遂利②，烦躁诸变，不可胜数，轻者困笃③，重者必死矣。

下之不当，病轻者，证犹变易而难治，又矧重者乎。

夫阳盛阴虚④，汗之则死，下之则愈；阳虚阴盛⑤，汗之则愈，下之则死。

表为阳，里为阴。阴虚者，阳必凑

---

① 温复：以衣被覆盖身体，使周身温暖而得汗。赵本作"覆"。
② 协热遂利：因误下邪陷，协同表热传里而发展成为下利。协，协同之意。
③ 困笃：指病势严重。
④ 阳盛阴虚：指邪热内炽，阴液被灼的证候。
⑤ 阳虚阴盛：指寒邪在外，表阳被遏的证候。

之，阳盛之邪，乘其里虚而入于府者，为阳盛阴虚也。经曰：尺脉弱，名曰阴不足。阳气下陷入阴中，则发热者是矣。下之，除其内热而愈，若反汗之，则竭其津液而死。阴脉不足，阳往从之；阳脉不足，阴往乘之。阴邪乘其表虚，客于荣卫之中者，为阳虚阴盛也。经曰：假令寸口脉微，名曰阳不足。阴气上入阳中，则洒淅恶寒者是矣。汗之，散其表寒则愈，若反下之，则脱其正气而死。经曰：本发汗而复下之，此为逆也。本先下之，而反汗之为逆。

夫如是，则神丹^①安可以误发，甘遂^②何可以妄攻。虚盛之治，相背千里，吉凶之机，应若影响，岂容易哉！

神丹者，发汗之药也。甘遂者，下药也。若汗下当则吉，汗下不当则凶，其应如影随形，如响应声。

况桂枝下咽，阳盛即毙；承气入胃，阴盛以亡。

桂枝汤者，发汗药也。承气汤者，下药也。《金匮玉函》曰：不当汗而强与汗之者，令人夺其津液，枯槁而死；不当下而强与下之者，令人开肠洞泄，便溺不禁而死。

死生之要，在乎须臾，视身之尽^③，不暇计日。

投汤不当，则灾祸立见，岂暇计其日数哉。

此阴阳虚实之交错，其候至微；发汗吐下之相反，其祸至速，而医术浅狭，憒然^④不知病源，为治乃误，使病者殒殁^⑤，自谓其分，至今冤魂塞于冥路，死尸盈于旷野，仁者鉴此，岂不痛欤！凡两感病俱作，治有先后，发表攻里，本自不同，而执迷妄意^⑥者，乃云神丹、甘遂，合而饮之，且解其表，又除其里，言巧似是，其理实违。夫智者之举错^⑦也，常审以慎；愚者之动作也，必果而速。安危之变，岂可诡^⑧哉！世上之士，但务彼翕习^⑨之荣，而莫见此倾危^⑩之败，惟明者，居然能护其本，近取诸身，夫何远之有焉。

两感病俱作，欲成不治之疾，医者大宜消息，审其先后，次第而治之；若妄意攻治，以求速效者，必致倾危之败。

凡发汗温服汤药，其方虽言日三服，若病剧不解，当促其间^⑪，可半日中尽三服。若与病相阻，即便有所觉。重

---

① 神丹：当时的一种发汗剂。
② 甘遂：一种峻下逐水的药品。
③ 视身之尽：眼看着病人死亡。
④ 憒然：指糊涂不明。
⑤ 殒殁：即死亡。
⑥ 执迷妄意：指固执错误，主观臆断的人。
⑦ 举错：即动作，举动。
⑧ 诡：欺罔，强辩。
⑨ 翕习：富贵荣盛之貌，此喻显赫的荣华。
⑩ 倾危：倾覆之危。
⑪ 当促其间：即缩短服药的间隔时间。

病者，一日一夜，当晬时①观之，如服一剂，病证犹在，故当复作本汤服之。至有不肯汗出，服三剂乃解；若汗不出者，死病也。

发汗药，须温暖服者，易为发散也。日三服者，药势续也。病势稍重，当促急服之，以折盛热，不可拘于本方。设药病不相对，汤入即便知之。如阴多者，投以凉药，即寒逆随生；阳多者，饮以温剂，则热毒即起，是便有所觉。晬时者，周时也，一日一夜服汤药尽剂，更看其传，如病证犹在，当复作本汤，以发其汗；若服三剂不解，汗不出者，邪气大甚，汤不能胜，必成大疾。《千金》曰：热病脉躁盛而不得汗者，此阳脉之极也，死。

凡得时气病，至五六日，而渴欲饮水，饮不能多，不当与也，何者？以腹中热尚少，不能消之，便更与人作病也。至七八日，大渴，欲饮水者，犹当依证而与之。与之常令不足，勿极意②也。言能饮一斗，与五升。若饮而腹满，小便不利，若喘若哕，不可与之也。忽然大汗出，是为自愈也。

热在上焦，则为消渴，言热消津液，而上焦干燥，则生渴也。大热则能消水，热少不能消之，若强饮，则停饮变为诸病。至七八日阳胜气温，向解之时，多生大渴也，亦须少少与之，以润胃气，不可极意饮也。若饮而腹满，小便不利，若喘若哕者，为水饮内停而不散，不可更与之。忽然阳气通，水气散，先发于外，作大汗而解。

凡得病，反能饮水，此为欲愈之病。其不晓病者，但闻病饮水自愈，小渴③者，乃强与饮之，因成其祸，不可复数也。

小渴者，为腹中热少。若强与水，水饮不消，复为诸饮病也。

凡得病厥④，脉动数⑤。服汤药更⑥迟；脉浮大减小；初躁后静，此皆愈证也。

动数之脉，邪在阳也，汤入而变迟者，阳邪愈也。浮大之脉，邪在表也，而复减小者，表邪散也。病初躁乱者，邪所烦也，汤入而安静者，药胜病也。是皆为愈证。

凡治温病，可刺五十九穴⑦。

五十九穴者，以泻诸经之温热。《针经》曰：热病，取之诸阳五十九穴，刺，以泻其热，而出其汗；实其阴，而补其不足。所谓五十九刺，两手内外侧各三，凡十二痏；五指间各一，凡八痏；足亦如是；头入发际一寸，旁三分，各三，凡六痏；更入发三寸，边五，凡十痏；耳前后、口下，各一，项中一穴，凡六痏；巅上一、囟会一、发

---

① 晬时：指一昼夜。
② 极意：过度的意思，指完全满足病人的欲望。
③ 小渴：轻度的口渴。
④ 厥：其。
⑤ 脉动数：脉象数且圆滑有力。
⑥ 更（gēng 庚）：改变。
⑦ 五十九穴：又称为"五十九刺"，穴名见于《素问·刺热论》与《灵枢·热病》，其中头部有二十五穴，胸部与四肢有三十四穴。

际一、廉泉一、风池二、天柱二。又《内经》曰：热俞五十九，头上五行。行五者，以泻诸阳之热逆也。大杼、膺俞、缺盆、背俞，此八者，以泻胸中之热也；气冲熊校记：各本同，按《素问》作气街、三里、巨虚、上下廉，此八者，以泻胃中之热也；云门、髃骨、委中、髓空，此八者，以泻四支之热也；五藏俞旁五，此十者，以泻五藏之热也。凡此五十九穴者，皆热之左右也。

又身之穴，三百六十有五，其三十九穴，灸之有害；七十九穴，刺之为灾。并中髓①也。

穴有三百六十五，以应一岁。其灸刺之禁，皆肉薄骨解之处，血脉虚少之分，针灸并中髓也。

凡脉四损，三日死。平人四息，病人脉一至，名曰四损。脉五损，一日死。平人五息，病人脉一至，名曰五损。脉六损，一时死。平人六息，病人脉一至，名曰六损。

四藏气绝者，脉四损；五藏气厥者，脉五损；五藏六府俱绝者，脉六损。

脉盛身寒，得之伤寒；脉虚身热，得之伤暑。

《内经》曰：脉者，血之府也。脉实血实，脉虚血虚。寒则伤血，邪并于血，则血盛而气虚，故伤寒者，脉盛而身寒。热则伤气，邪并于气，则气盛而血虚，故伤暑者，脉虚而身热。

脉阴阳俱盛，大汗出，不解者，死。

脉阴阳俱盛者，当汗出而解；若汗出不解，则邪气内胜，正气外脱，故死。《内经》曰：汗出，而脉尚躁盛者，死。《千金》曰：热病已得汗，脉尚躁盛，此阳脉之极也，死。

脉阴阳俱虚，热不止者，死。

脉阴阳俱虚者，真气弱也；热不止者，邪气胜也。《内经》曰：病温虚甚者，死。

脉至乍疏乍数者，死。

为天真荣卫之气断绝也。

脉至如转索者，其日死。

为紧急而不软，是中无胃气，故不出其日而死。

谵言妄语，身微热，脉浮大，手足温者，生。逆冷，脉沉细者，不过一日，死矣。

谵言妄语，阳病也。身微热，脉浮大，手足温，为脉病相应；若身逆冷，脉沉细，为阳病见阴脉，脉病不相应，故不过一日而死。《难经》曰：脉不应病，病不应脉，是为死病。

此以前是伤寒热病证候也。

辨痓湿暍脉证第四

伤寒所致太阳病痓、湿、暍此三种，宜应别论，以为与伤寒相似。故此见之。

痓，当作痉，传写之误也。痉者

---

① 中（zhòng 众）髓：损伤骨髓。

恶也，非强也。《内经》曰：肺移热于肾，传于柔痓。柔为筋柔而无力，痓谓骨痓而不随。痓者，强也，千金以强直为痓。经曰：颈项强急，口噤背反张者痓。即是观之，痓为痓字明矣。

太阳病，发热无汗，反恶寒者，名曰刚痓。

《千金》曰：太阳中风，重感寒湿，则变痓。太阳病，发热无汗，为表实，则不当恶寒，今反恶寒者，则太阳中风，重感于寒，为痓病也。以表实感寒，故名刚痓。

太阳病，发热汗出，不恶寒者，名曰柔痓。

太阳病，发热汗出为表虚，则当恶寒，其不恶寒者，为阳明病。今发热汗出，而不恶寒者，非阳明证，则是太阳中风，重感于湿，为柔痓也。表虚感湿，故曰柔痓。

太阳病，发热，脉沉而细者，名曰痓。

太阳主表，太阳病，发热为表病，脉当浮大，今脉反沉细，既不愈，则太阳中风，重感于湿，而为痓也。《金匮要略》曰：太阳病，其证备，身体强，几几然，脉反沉迟，此为痓，栝萎桂枝汤主之。

太阳病，发汗太多，因致痓。

太阳病，发汗太多，则亡阳。《内经》曰：阳气者，精则养神，柔则养筋。阳微不能养筋，则筋脉紧急而成痓也。

病身热足寒，颈项强急，恶寒，时头热面赤，目脉赤，独头面摇，卒口噤，背反张者，痓病也。

太阳中风，为纯中风也，太阳伤寒，为纯伤寒也，皆不作痓。惟是太阳中风，重感寒湿，乃变为痓也。身热足寒者，寒湿伤下也。时头热面赤，目脉赤，风伤于上也。头摇者，风主动也，独头摇者，头为诸阳之会，风伤阳也，若纯伤风者，身亦为之动摇，手足为之搐搦，此者内挟寒湿，故头摇也。口噤者，寒主急也，卒口噤者，不常噤也，有时而缓，若风寒相抟，则口噤而不时开，此者加之风湿，故卒口噤也。足太阳之脉，起于目内眦，上额交巅上，其支别者，从巅入络脑，还出别下项，循肩膊内，夹脊抵腰中，下贯臀，以下至足，风寒客于经中，则筋脉拘急，故颈项强急而背反张也。

太阳病，关节疼痛而烦，脉沉而细_{赵本注："一作缓"}者，此名曰湿痹。湿痹之候，其人小便不利，大便反快，但当利其小便。

《金匮要略》曰：雾伤皮腠，湿流关节，疼痛而烦者，湿气内流也。湿同水也，脉沉而细者，水性趋下也。痹，痛也。因其关节烦疼，而名曰湿痹，非脚气之痹也。《内经》曰：湿胜则濡泄。小便不利，大便反快者，湿气内胜也。但当利其小便，以宜泄腹中湿气。古云：治湿之病，不利小便，非其治也。

湿家之为病，一身尽疼，发热，身色如似熏黄。

身黄如橘子色者，阳明瘀热也。此身色如似熏黄，即非阳明瘀热。身黄发热者，栀子柏皮汤主之，为表里有热，则身不疼痛。此一身尽疼，非伤寒客热也，知湿邪在经而使之，脾恶湿，湿伤，则脾病而色见，是以身发黄者，为其黄如烟熏，非正黄色也。

湿家，其人但头汗出，背强，欲得被复向火，若下之，早则哕，胸满，小便不利，舌上如胎者，以丹田有热，胸中有寒，渴欲得水而不能饮，口燥烦也。

湿家，有风湿、有寒湿，此寒湿相搏者也。湿胜则多汗，伤寒则无汗，寒湿相搏，虽有汗而不能周身，故但头汗出。背阳也，腹阴也，太阳之脉，夹脊抵腰，太阳客寒湿，表气不利，而背强也。里有邪者，外不恶寒，表有邪者，则恶寒。欲得被复向火者，寒湿在表而恶寒也。若下之早，则伤动胃气，损其津液，故致哕而胸满、小便不利。下后里虚，上焦阳气因虚而陷于下焦，为丹田有热，表中寒乘而入于胸中，为胸上有寒，使舌上生白胎滑也。藏燥则欲饮水，以胸上客寒湿，故不能饮而但口燥烦也。

湿家下之，额上汗出，微喘，小便利者，死。若下利不止者，亦死。

湿家发汗则愈。《金匮要略》曰：湿家身烦疼，可与麻黄加术四两，发其汗为宜；若妄下则大逆。额上汗出而微喘者，乃阳气上逆也。小便自利或下利者，阴气下流也。阴阳相离，故云死矣。《内经》曰：阴阳离决，精气乃绝。

问曰：风湿相搏，一身尽疼痛，法当汗出而解，值天阴雨不止，医云：此可发汗，汗之病不愈者，何也？答曰：发其汗，汗大出者，但风气去，湿气在，是故不愈也。若治风湿者，发其汗，但微微似欲汗出者，风湿俱去也。

值天阴雨不止，明其湿胜也。《内经》曰：阳受风气，阴受湿气。又曰：伤于风者，上先受之；伤于湿者，下先受之。风湿相搏，则风在外，而湿在内。汗大出者，其气暴，暴则外邪出，而里邪不能出，故风去而湿在。汗微微而出者，其气缓，缓则内外之邪皆出，故风湿俱去也。

湿家病，身上疼痛，发热面黄而喘，头痛，鼻塞而烦，其脉大，自能饮食，腹中和无病，病在头中寒湿，故鼻塞，内药鼻中，则愈。

病有浅深，证有中外，此则湿气浅者也。何以言之？湿家不云关节烦疼，而云身上疼痛，是湿气不流关节而外客肌表也；不云发热身似熏黄，复云发热面黄而喘，是湿不干于脾而薄于上焦也。阴受湿气，则湿邪为深，今头痛，鼻塞而烦，是湿客于阳，而不客于阴也。湿家之脉当沉细，为湿气内流，脉大者阳也，则湿不内流，而外在表也。又以自能饮食，胸腹别无满痞，为腹中和无病，知其湿气微浅，内药鼻中，以宣泄头中寒湿。

病者一身尽疼，发热，日晡所剧者，此名风湿。此病伤于汗出当风，或久伤取冷所致也。

一身尽疼者，湿也；发热日晡所剧者，风也。若汗出当风而得之者，则先客湿而后感风；若久伤取冷得之者，则先伤风而后中湿。可与麻黄杏仁薏苡仁甘草汤，见《金匮要略》中。

太阳中风热者，暍是也。其人汗出恶寒，身热而渴也。

汗出恶寒，身热而不渴者，中风也。汗出恶寒，身热而渴者，中暍也。白虎加人参汤主之，见《金匮要略》中方。

太阳中暍者，身热疼重，而脉微弱，此以夏月伤冷水，水行皮中所致也。

经曰：脉虚身热，得之伤暑。身热脉微弱者，暍也。身体疼重者，水也。夏时暑热，以水灌洗而得之。一物瓜蒂散主之，见《金匮要略》方。

太阳中暍者，发热恶寒，身重而疼痛，其脉弦细芤迟，小便已，洒洒然毛耸，手足逆冷，小有劳，身即热，口开，前板齿燥。若发汗，则恶寒甚；加温针，则发热甚；数下之，则淋甚。

病有在表，有在里者，有表里俱病者。此则表里俱病者也。发热恶寒，身重疼痛者，表中暍也；脉弦细芤迟者，中暑脉虚也；小便已，洒洒然毛耸，手足逆冷者，太阳经气不足也；小有劳，身即热者，谓劳动其阳，而暍即发也；口开，前板齿燥者重医统本作"里"有热也。《内经》曰：因于暑汗，烦则喘喝。口开，谓喘喝也，以喘喝不止，故前板齿干燥。若发汗以去表邪，则外虚阳气，故恶寒甚；若以温针助阳，则火热内攻，故发热甚；若下之，以除里热则内虚，而膀胱燥，故淋甚。

辨太阳病脉证并治法上第五

太阳之为病，脉浮，头项强痛[①]而恶寒。

经曰：尺寸俱浮者，太阳受病。太阳受病，太阳主表，为诸阳主气。脉浮，头项强痛而恶寒者，太阳表病也。

太阳病，发热，汗出，恶风，脉缓[②]者，名曰中风[③]。

风，阳也。寒，阴也。风则伤卫，发热，汗出，恶风者，卫中风医统本有"也"字荣病，发热，无汗，不恶风而恶寒；卫病，则发热，汗出，不恶寒而恶风。以卫为阳，卫外者也，病则不能卫固其外，而皮腠疏，故汗出而恶风也。伤寒脉紧，伤风脉缓者，寒性劲急而风性解缓故也。

太阳病，或已发热，或未发热，必

---

① 头项强（jiàng 降）痛：即头痛、项部拘紧不舒服。强，拘紧，不柔和，不舒服。项，脖子的后部。

② 脉缓：脉象松弛宽缓，与紧脉相对而言。

③ 中（zhòng 众）风：指感受以风邪为主的风寒邪气所引起的一种表证，与突然晕倒、口眼喎斜的中风病不同。中，感受，受到。

恶寒，体痛，呕逆，脉阴阳俱紧①者，名曰伤寒②。

经曰：凡伤于寒，则为病热，为寒气客于经中，阳经怫结而成热也。中风即发热者，风为阳也。及伤寒云，或已发热，或未发热，以寒为阴邪，不能即热，郁而方变热也。风则伤卫，寒则伤荣，卫虚者恶风，荣虚者恶寒，荣伤寒者，必恶寒也。气病者则麻，血病者则痛。

风令气缓，寒令气逆，体痛呕逆者，荣中寒也。经曰：脉盛身寒，得之伤寒，脉阴阳俱紧者，知其伤寒也。

伤寒③一日，太阳受之，脉若静④者为不传；颇欲吐，若燥赵本作"躁"**烦，脉数急者，为传也。**

太阳主表，一日则太阳受邪，至二日当传阳明，若脉气微而不传阳明，胃经受邪，则喜吐；寒邪传里者，则变热，如颇欲吐，若烦躁，脉急数者，为太阳寒邪变热，传于阳明也。

伤寒二三日，阳明少阳证不见者，为不传也。

伤寒二三日，无阳明少阳证，知邪不传，止在太阳经中也。

太阳病，发热而渴，不恶寒者，为温病⑤。

发热而渴，不恶寒者，阳明也。此太阳受邪，知为温病，非伤寒也。积温成热，所以发热而渴，不恶寒也。

若发汗已，身灼热者，名曰风温⑥。风温为病，脉阴阳俱浮，自汗出，身重，多眠睡，鼻息必鼾，语言难出。若被下⑦者，小便不利，直视，失溲⑧；若被火⑨者，微发黄色，剧则如惊痫⑩，时瘛疭⑪；若火熏之，一逆尚引日，再逆促命期。

伤寒发汗已，则身凉；若发汗已，身灼热者，非伤寒，为风温也。风伤于上，而阳受风气，风与温相合，则伤卫。脉阴阳俱浮，自汗出者，卫受邪也。卫者气也，风则伤卫，温则伤气，身重，多眠睡者，卫受风温而气昏也。鼻息必鼾，语言难出者，风温外

---

① 阴阳俱紧：寸脉为阳，尺脉为阴，阴阳俱紧是指寸、关、尺三部脉都出现紧脉。

② 伤寒：伤寒一词有广义和狭义两种概念。广义的伤寒是指所有因感受外邪而引发的外感病，以及由这些外感病失治、误治而引发的变证等，如《伤寒论》书名中的"伤寒"就属于广义伤寒。狭义的伤寒是指感受寒邪而引发的太阳表证。此处的"伤寒"属狭义伤寒。

③ 伤寒：此属广义伤寒，即外感病的代称。

④ 脉若静：指脉象没有明显改变，与脉数急相对而言。

⑤ 温病：属广义伤寒，为感受温热邪气引发的外感病。

⑥ 风温：属于温病的一种，是风邪与温热邪气相合，共同侵袭人体而导致的疾病。

⑦ 下：为用峻猛的苦寒攻下药泻下通便的治法。

⑧ 失溲：大小便失禁。

⑨ 被火：指误用温热性的物理疗法来治疗。火，指艾灸、熏、熨、温针等温热性的物理疗法。这些疗法在东汉末年很流行，主要用来发汗退热，但由于物理疗法不容易控制，很容易把汗发大了，损伤人体的阳气和阴液，导致误治，因此仲景又称这些疗法为火邪。

⑩ 惊痫：无意识的惊惕、抽搐。

⑪ 瘛疭（chìzòng 赤纵）：手足抽搐。

甚，而气拥不利也。若被下者，则伤藏气，太阳膀胱经也。《内经》曰：膀胱不利为癃，不约为遗溺。癃者，小便不利也。太阳之脉起目内眦；《内经》曰：瞳子高者，太阳不足，戴眼者，太阳已绝。小便不利、直视、失溲，为下后竭津液，损藏气，风温外胜。经曰：欲绝也，为难治。若被火者，则火助风温成热，微者热瘀而发黄；剧者热甚生风，如惊痫而时瘈疭也。先曾被火为一逆，若更以火熏之，是再逆也。一逆尚犹延引时日而不愈，其再逆者，必致危殆，故云促命期。

病有发热恶寒者，发于阳也；无热恶寒者，发于阴也。发于阳者七日愈，发于阴者六日愈。以阳数七，阴数六故也。

阳为热也，阴为寒也。发热而恶寒，寒伤阳也；无热而恶寒，寒伤阴也。阳法火，阴法水。火成数七，水成数六。阳病七日愈者，火数足也；阴病六日愈者，水数足也。

太阳病，头痛至七日已上自愈者，以行其经尽①故也。若欲作再经②者，针足阳明③，使经不传则愈。

伤寒自一日至六日，传三阳三阴经尽，至七日当愈。经曰：七日太阳病衰，头痛少愈；若七日不愈，则太阳之邪再传阳明，针足阳明为迎而夺之，使经不传则愈。

太阳病欲解时，从巳至未④上。

巳为正阳，则阳气得以复也。始于太阳，终于厥阴。六经各以三时为解。而太阳从巳至未，阳明从申至戌，少阳从寅至辰；至于太阴，从亥至丑，少阴从子至寅，厥阴从丑至卯者，以阳行也速，阴行也缓，阳主于昼，阴主于夜。阳三经解时，从寅至戌，以阳道常饶也；阴三经解时，从亥至卯，以阴道常乏也。《内经》曰：阳中之太阳，通于夏气，则巳午未太阳乘王也。

风家⑤，表解而不了了⑥者，十二日愈。

中风家，发汗解后，未全快畅者，十二日大邪皆去，六经悉和则愈。

病人身大热，反欲得近衣者，热在皮肤，寒在骨髓也；身大寒，反不欲近衣者，寒在皮肤，热在骨髓也。

皮肤言浅，骨髓言深；皮肤言外，骨髓言内。身热欲得衣者，表热里寒也；身寒不欲衣者，表寒里热也。

太阳中风，阳浮而阴弱⑦。阳浮者，

① 行其经尽：停留于太阳经中的邪气逐渐减弱，病情减轻，将要痊愈，就不会再往其他经传变了。经，指太阳经。
② 欲作再经：将要往下一经传变。
③ 针足阳明：针刺足阳明经的穴位。
④ 从巳至未：即上午9点至下午3点。巳，上午9点至11点。未，下午1点至3点。
⑤ 风家：容易感受风邪的人。这里指太阳病患者。
⑥ 不了了：病没有痊愈，身体仍有不适的症状，如打喷嚏、流鼻涕等。
⑦ 阳浮而阴弱：以脉象提示病机。阴、阳指脉象的沉取与浮取。脉象轻取为浮脉，就是阳浮，表示卫气浮盛于外；沉取为弱脉，表示营阴不足于内。

热自发；阴弱者，汗自出。啬啬[1]恶寒，淅淅[2]恶风，翕翕[3]发热，鼻鸣干呕者，桂枝汤主之。

阳以候卫，阴以候荣。阳脉浮者，卫中风也；阴脉弱者，荣气弱也。风并于卫，则卫实而荣虚，故发热汗自出也。经曰：太阳病，发热汗出者，此为荣弱卫强者是也。啬啬者，不足也，恶寒之貌也。淅淅者，洒淅也，恶风之貌也。卫虚则恶风，荣虚则恶寒，荣弱卫强，恶寒复恶风者，以自汗出，则皮肤缓，腠理疏，是亦恶风也。翕翕者，燔燔然而热也，若合羽所复，言热在表也。鼻鸣干呕者，风拥而气逆也。与桂枝汤和荣卫而散风邪也。

桂枝汤方

桂枝三两，去皮，味辛热　芍药三两，味苦酸，微寒　甘草二两，炙，味甘平　生姜三两，切，味辛温　大枣十二枚，擘，味甘温

《内经》曰：辛甘发散为阳。桂枝汤，辛甘之剂也，所以发散风邪。《内经》曰：风淫所胜，平以辛，佐以苦甘，以甘缓之，以酸收之。是以桂枝为主，芍药甘草为佐也。《内经》曰：风淫于内，以甘缓之，以辛散之。是以生姜大枣为使也。

上五味，㕮咀[4]。以水七升，微火煮取三升，去滓，适寒温，服一升。服已须臾，歠热稀粥一升余，以助药力，温复令一时许，遍身漐漐[5]，微似有汗者益佳，不可令如水流漓，病必不除。若一服汗出病差，停后服，不必尽剂；若不汗，更服，依前法；又不汗，后服小促其间[6]，半日许，令三服尽；若病重者，一日一夜服，周时[7]观之。服一剂尽，病证犹在者，更作服；若汗不出者，乃服至二三剂。禁生冷、黏滑、肉面、五辛[8]、酒酪、臭恶等物。

太阳病，头痛发热，汗出恶风者，桂枝汤主之。

头痛者，太阳也；发热汗出恶风者，中风也。与桂枝汤，解散风邪。

太阳病，项背强几几[9]，反汗出恶风者，桂枝加葛根汤主之赵本有"桂枝加葛根汤方"详见本书卷十。

几几者，伸颈之貌也。动则伸颈，摇身而行。项背强者，动则如之。项背几几者，当无汗，反汗出恶风者，中风表虚也，与桂枝汤以和表，加麻黄葛根以祛风，且麻黄主表实，后葛根汤证云：太阳病，项背强几几，无汗恶风，葛根汤主之。药味正与此方同。其无汗

---

①　啬啬（sè 色）：畏缩怕冷的样子。

②　淅淅（xī 西）：像水淋在身上，寒冷难耐。

③　翕翕（xī 西）：如羽毛覆盖般温和。发热轻浅貌。

④　㕮咀（fǔjǔ 府举）：本义为咀嚼，此指切碎，将生药于臼中捣碎，令如嚼碎之状。

⑤　漐漐（zhé 折）：微微出汗，身体潮湿。

⑥　小促其间：稍微缩短服药的间隔时间。

⑦　周时：一昼夜，24小时。

⑧　五辛：《本草纲目》以小蒜、大蒜、韭、蒜薹、胡荽为五辛。此泛指有香窜刺激性气味的食物。

⑨　几几（jǐn 紧）：同紧紧，拘急不柔和的样子。

者，当用麻黄；今自汗出，恐不加麻黄，但加葛根也。

太阳病，下之后，其气上冲者，可与桂枝汤。方用前法。若不上冲者，不可与之。

太阳病属表，而反下之，则虚其里，邪欲乘虚传里。若气上冲者，里不受邪，而气逆上，与邪争也，则邪仍在表，故当复与桂枝汤解外；其气不上冲者，里虚不能与邪争，邪气已传里也，故不可更与桂枝汤攻表。

太阳病三日，已发汗，若吐，若下，若温针^①，仍不解者，此为坏病^②，桂枝不中^③与也。观其脉证，知犯何逆，随证治之。

太阳病，三日中，曾经发汗、吐下、温针，虚其正气，病仍不解者，谓之坏病，言其为医所坏病也。不可复与桂枝汤。审观脉证，知犯何逆，而治之逆者，随所逆而救之。

桂枝本为解肌，若其人脉浮紧，发热汗不出者，不可与也。常须识此，勿令误也。

脉浮，发热，汗出恶风者，中风也，可与桂枝汤解肌；脉浮紧，发热，不汗出者，伤寒也，可与麻黄汤。常须识此，勿妄治也。

若酒客^④病，不可与桂枝汤，得汤则呕，以酒客不喜甘故也。

酒客内热，喜辛而恶甘，桂枝汤甘，酒客得之，则中满而呕。

喘家^⑤作桂枝汤，加厚朴杏子佳。

太阳病，为诸阳主气，风甚气拥，则生喘也。与桂枝汤以散风，加厚朴、杏仁以降气。

凡服桂枝汤吐者，其后必吐脓血也。

内热者，服桂枝汤则吐，如酒客之类也。既亡津液，又为热所搏，其后必吐脓血。吐脓血，谓之肺痿。《金匮要略》曰：热在上焦为肺痿。谓或从汗或从呕吐，重亡津液，故得之。

太阳病，发汗，遂漏^⑥不止，其人恶风，小便难，四支微急，难以屈伸者，桂枝加附子汤主之_{赵本有"桂枝加附子汤方"详见本书卷十。}

太阳病，因发汗，遂汗漏不止而恶风者，为阳气不足，因发汗，阳气益虚而皮腠不固也。《内经》曰：膀胱者，州都之官，津液藏焉，气化则出。小便难者，汗出亡津液，阳气虚弱，不能施化。四肢者，诸阳之本也。四肢微急，难以屈伸者，亡阳而脱液也。《针经》曰：液脱者，骨属屈伸不利。与桂枝加附子汤，以温经复阳。

---

① 温针：针刺八穴，在针的尾部缠绕艾绒，点燃，使针体温热。是古代一种强迫发汗的方法。

② 坏病：变证。由于用错了治疗方法而使病情发生反常变化，症状复杂，不在六经病范畴内。

③ 不中：不可以。

④ 酒客：经常饮酒的人。

⑤ 喘家：经常患咳喘的人。

⑥ 漏：持续不断地少量汗出。

太阳病，下之后，脉促①胸满者，桂枝去芍药汤主之。若微恶寒②者，桂枝去芍药方中加附子汤主之。

脉来数，时一止复来者，名曰促。促为阳盛，则不因下后而脉促者也。此下后脉促，不得为阳盛也。太阳病下之，其脉促不结胸者，此为欲解。此下后脉促而复胸满，则不得为欲解，由下后阳虚，表邪渐入而客于胸中也。与桂枝汤以散客邪，通行阳气，芍药益阴，阳虚者非所宜，故去之。阳气已虚，若更加之微恶寒，则必当温剂以散之，故加附子。

太阳病，得之八九日，如疟状③，发热恶寒，热多寒少，其人不呕，清便欲自可④，一日二三度发，脉微缓者，为欲愈也。脉微而恶寒者，此阴阳俱虚，不可更发汗，更下、更吐也。面色反有热色者，为欲解也，以其不能得小汗出，身必痒，宜桂枝麻黄各半汤。

伤寒八九日，则邪传再经又遍，三阳欲传三阴之时也。传经次第，则三日传遍三阳，至四日阳去入阴，不入阴者为欲解，其传阴经，第六日传遍三阴，为传经尽而当解。其不解传为再经者，至九日又遍三阳，阳不传阴则解。如疟，发作有时也。寒多者为病进，热多者为病退。经曰：厥少热多，其病为愈；寒多热少，阳气退故为进也。今虽发热恶寒，而热多寒少，为阳气进，而邪气少也。里不和者，呕而利，今不呕，清便自调者里和也。寒热

间日发者，邪气深也；日一发者，邪气复常也；日再发者，邪气浅也；日二三发者，邪气微也。《内经》曰：大则邪至，小则平。言邪甚则脉大，邪少则脉微，今日数多而脉微缓者，是邪气微缓也，故云欲愈。脉微而恶寒者，表里俱虚也。阳表也，阴里也。脉微为里虚，恶寒为表虚，以表里俱虚，故不可更发汗、更下、更吐也。阴阳俱虚，则面色青白，反有热色者，表未解也。热色为赤色也。得小汗则和。不得汗，则得邪气外散皮肤而为痒也，与桂枝麻黄各半汤，小发其汗，以除表邪。

太阳病，初服桂枝汤，反烦不解者，先刺风池、风府，却与桂枝汤则愈。

烦者，热也。服桂枝汤后，当汗出而身凉和；若反烦不解者，风甚而未能散也。先刺风池、风府，以通太阳之经，而泄风气，却与桂枝汤解散则愈。

服桂枝汤，大汗出，脉洪大者，与桂枝汤如前法；若形如疟，一日再发者，汗出必解，宜桂枝二麻黄一汤。

经曰：如服一剂，病证犹在者，故当复作本汤服之。服桂枝汤汗出后，脉洪大者，病犹在也；若形如疟，日再发者，邪气客于荣卫之间也。与桂枝二麻黄一汤，解散荣卫之邪。

服桂枝汤，大汗出后，大烦，渴不解，脉洪大者，白虎加人参汤主之。

大汗出，脉洪大而不渴，邪气犹在表也，可更与桂枝汤。若大汗出，脉洪

---

① 脉促：脉急促，不拘于时一止。
② 微恶寒：脉象微弱，怕冷。
③ 如疟状：像发疟疾一样，出现一阵发热一阵发冷的症状。
④ 清便欲自可：大小便正常。

大，而烦渴不解者，表里有热，不可更与桂枝汤。可与白虎加人参汤，生津止渴，和表散热。

太阳病，发热恶寒，热多寒少，脉微弱者，此无阳^①也，不可更发汗，宜桂枝二越婢一汤方。

桂枝二越婢一汤方

桂枝_{去皮}　芍药　甘草_{各十八铢}　生姜_{一两三钱，切}　大枣_{四枚，擘}　麻黄_{十八铢，去节}　石膏_{二十四铢，碎，绵裹}^②

胃为十二经之主，脾治水谷为卑藏，若婢。《内经》曰：脾主为胃行其津液。是汤所以谓之越婢者，以发越脾气，通行津液。外台方，一名越脾汤，即此义也。

上七味，咬咀。以五升水，煮麻黄一二沸，去上沫，内诸药，煮取二升，去滓，温服一升。本方当裁为越婢汤、桂枝汤，合饮一升，今合为一方，桂枝二越婢一。

服桂枝汤，或下之，仍头项强痛，翕翕发热，无汗，心下满，微痛，小便不利者，桂枝汤去桂加茯苓白术汤主之。

头项强直，翕翕发热，虽经汗下，为邪气仍在表也。心下满，微痛，小便利者，则欲成结胸。今外证未罢，无汗，小便不利，则心下满，微痛，为停饮也。与桂枝汤以解外，加茯苓白术利小便行留饮。

伤寒脉浮，自汗出，小便数，心烦，微恶寒，脚挛急^③，反与桂枝汤欲攻其表，此误也。得之便厥^④，咽中干，烦躁，吐逆者，作甘草干姜汤与之，以复其阳。若厥愈足温者，更作芍药甘草汤与之，其脚即伸。若胃气不和，谵语^⑤者，少与调胃承气汤。若重发汗，复加烧针者，四逆汤主之。

脉浮，自汗出，小便数而恶寒者，阳气不足也。心烦、脚挛急者，阴气不足也。阴阳血气俱虚，则不可发汗，若与桂枝汤攻表，则又损阳气，故为误也。得之便厥，咽中干，烦躁吐逆者，先作甘草干姜汤，复其阳气，得厥愈足温，乃与芍药甘草阳，益其阴血，则脚胫得伸。阴阳虽复，其有胃燥、谵语，少与调胃承气汤微溏，以和其胃。重发汗为亡阳，加烧针则损阴，《内经》曰：荣气微者，加烧针则血不流行，重发汗，复烧针，是阴阳之气大虚，四逆汤以复阴阳之气。

甘草干姜汤方

甘草_{四两，炙，味甘平}　干姜_{二两，炮，味辛热}

《内经》曰：辛甘发散为阳，甘草干姜相合，以复阳气。

上咬咀，以水三升，煮取一升五合，去滓，分温再服。

芍药甘草汤方

白芍药_{四两，味酸，微寒}　甘草_{四两，炙，甘平}

芍药，白补而赤泄，白收而赤散

---

① 无阳：阳气虚弱。
② 绵裹：煎药方法的一种。指包煎，用纱布将药物包裹后入煎。
③ 脚挛急：小腿肚拘急不舒服，即小腿抽筋。
④ 厥：指手足冷。
⑤ 谵语：神志不清，胡言乱语。

也。酸以收之，甘以缓之，酸甘相合，用补阴血。

上二味，咬咀，以水三升，煮取一升半，去滓，分温再服之。

调胃承气汤方

大黄四两，去皮，清酒①浸　甘草二两，炙　味甘平　芒硝半斤，味咸苦，大寒

《内经》曰：热淫于内，治以咸寒，佐以苦甘。芒硝咸寒以除热，大黄苦寒以荡实，甘草甘平，助二物，推陈而缓中。

上三味，咬咀，以水三升，煮取一升，去滓，内芒硝更上火微煮，令沸，少少温服之。

四逆汤方

甘草二两，炙，味甘平　干姜一两半，味辛热　附子一枚，生用，去皮，破八片，辛，大热

《内经》曰：寒淫于内，治以甘热。又曰：寒淫所胜，平以辛热。甘草姜附相合，为甘辛大热之剂，乃可发散阴阳之气。

上三味，咬咀，以水三升，煮取一升二合，去滓，分温再服，强人可大附子一枚，干姜三两。

问曰：证象阳旦②，按法治之而增剧，厥逆，咽中干，两胫拘急而谵语。师曰：言夜半手足当温，两脚当伸，后如师言。何以知此？答曰：寸口脉浮而大，浮则为风，大则为虚，风则生微热，虚则两胫挛。病证象桂枝，因加附子参其间，增桂令汗出，附子温经，亡阳故也。厥逆咽中干，烦躁，阳明内结，谵语，烦乱，更饮甘草干姜汤。夜半阳气还，两足当热，胫尚微拘急，重与芍药甘草汤，尔乃胫伸，以承气汤微溏，则止其谵语，故知病可愈。

阳旦，桂枝汤别名也。前证脉浮自汗出，小便数，心烦，微恶寒，脚挛急，与桂枝汤证相似，是证象阳旦也。与桂枝汤而增剧，得寸口脉浮大，浮为风邪，大为血虚，即于桂枝汤加附子，温经以补虚，增桂令汗出以祛风。其有治之之逆而增厥者，与甘草干姜汤，阳复而足温，更与芍药甘草汤，阴和而胫伸。表邪已解，阴阳已复，而有阳明内结，谵语烦乱，少与调胃承气汤，微溏泄以和其胃，则阴阳之气皆和，内外之邪悉去，故知病可愈。

释音

清凉上七正反　疫音役　忿孚吻切
疹之忍切，瘾疹也　飧泄上音孙，下音薛
囟音信　痎音皆，疟也

頄頞上音拙，面骨也。下音遏，鼻也　逮音代，及也

砭悲廉切，石针也　爇如劣切　中病上音众

---

① 清酒：陈米酒。《周礼·天官冢宰下代酒正》："一曰事酒，二曰昔酒，三曰清酒。"郑玄注："清酒，祭祀之酒。"

② 阳旦：指阳旦汤证。阳旦汤即桂枝汤。

之长音掌　嗌音益，咽也　沓徒合切

俱见音现　嚏丁计切　瘳音抽，病愈也

痼音固　迄许讫切，至也　狭懵上户甲
切，下莫孔切

殒羽粉切　晬祖对切，周岁也　痏羽轨切

膺于陵切，胸也　髃音偶，又音虞，肩前也
痊充至切，恶也；一曰风病

暍音谒，伤暑也　痓巨井切，强急也　几
几音殊，短羽鸟飞几几也

挚力全切　内药上音纳　晡市胡切　洒
苏狠切，惊貌

恶寒上乌路切　怫音佛　鼾音汗，卧息也

癃音隆　淅思历切　熇许酷切，热也

歠昌悦切　漐直立切，汗出貌　脛胡定切

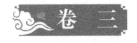

辨太阳病脉证并治法第六

太阳病，项背强几几，无汗，恶风，葛根汤主之。

太阳病，项背强几几，汗出恶风者，中风表虚也；项背强几几，无汗恶风者，中风表实也。表虚宜解肌，表实宜发汗，是以葛根汤发之也。

葛根汤方

葛根四两　麻黄三两，去节　桂枝二两，去皮　芍药二两，切　甘草二两，炙　生姜三两，切　大枣十二枚，擘

《本草》云：轻可去实，麻黄葛根之属是也。此以中风表实，故加二物于桂枝汤中也。

上七味，㕮咀，以水一斗，先煮麻黄葛根，减二升，去沫，内诸药，煮取三升，去滓，温服一升，覆取，微似汗，不须啜粥，余如桂枝法，将息及禁忌。

太阳与阳明合病[①]者，必自下利，葛根汤主之。

伤寒有合病，有并病，本太阳病不解，并于阳明者，谓之并病。二经俱受邪，相合病者，谓之合病。合病者，邪气甚也。太阳阳明合病者，与太阳少阳合病、阳明少阳合病，皆言必自下利者，以邪气并于阴，则阴实而阳虚；邪气并于阳，则阳实而阴虚。寒邪气甚，客于二阳，二阳方外实而不主里，则里气虚，故必下利，与葛根汤，以散经中甚邪。

太阳与阳明合病，不下利，但呕者，葛根加半夏汤主之。

邪气外甚，阳不主里，里气不和，气下而不上者，但下利而不呕；里气上逆而不下者，但呕而不下利。与葛根汤，以散其邪，加半夏以下逆气。

葛根加半夏汤方

葛根四两　麻黄三两，去节，汤泡去黄汁，焙干称　生姜三两，切　甘草二两，炙　芍药二两　桂枝二两，去皮　大枣十二枚，擘　半夏半升，洗

上八味，以水一斗，先煮葛根、麻黄，减二升，去白沫，内诸药，煮取三升，去滓，温服一升，覆取微似汗。

太阳病，桂枝证，医反下之，利遂不止，脉促者，表未解也；喘而汗出者，葛根黄连黄芩汤主之。

经曰：不宜下，而便攻之，内虚热入，协热遂利。桂枝证者，邪在表也，

---

① 合病：指二阳或三阳同时受邪而发病。

而反下之，虚其肠胃，为热所乘，遂利不止。邪在表则见阳脉，邪在里则见阴脉。下利脉微迟，邪在里也。促为阳盛，虽下利而脉促者，知表未解也。病有汗出而喘者，为自汗出而喘也，即邪气外甚所致。喘而汗出者，为因喘而汗出也，即里热气逆所致，与葛根黄芩黄连汤，散表邪，除里热。

葛根黄芩黄连汤方

葛根半斤　甘草二两，炙。味甘平　黄芩二两。味苦寒　黄连三两。味苦寒

《内经》曰：甘发散为阳。表未解者，散以葛根、甘草之甘苦；以坚里气弱者，坚以黄芩、黄连之苦。

上四味，以水八升，先煮葛根，减二升，内诸药，煮取二升，去滓，分温再服。

太阳病，头痛发热，身疼，腰痛，骨节疼痛，恶风，无汗而喘者，麻黄汤主之。

此太阳伤寒也，寒则伤荣，头痛、身疼、腰痛，以至牵连骨节疼痛者，太阳经荣血不利也。《内经》曰：风寒客于人，使人毫毛毕直。皮肤闭而为热者，寒在表也。风并于卫，卫实而荣虚者，自汗出而恶风寒也；寒并于荣，荣实而卫虚者，无汗而恶风也。以荣强卫弱，故气逆而喘，与麻黄汤以发其汗。

麻黄汤方

麻黄三两，去节。味甘温　桂枝二两，去皮。味辛热　甘草一两，炙。味甘平　杏仁七十个，去皮尖。味辛温

《内经》曰：寒淫与内，治以甘热，

佐以苦辛。麻黄、甘草开肌发汗，桂枝、杏仁散寒下气。

上四味，以水九升，先煮麻黄，减二升，去上沫，内诸药，煮取二升半，去滓，温服八合，复取微似汗，不须啜粥，余如桂枝汤法将息。

太阳与阳明合病，喘而胸满者，不可下，宜麻黄汤。

阳受气于胸中，喘而胸满者，阳气不宣发，壅而逆也，心下满、腹满，皆为实，当下之。此以为胸满，非里实，故不可下，虽有阳明，然与太阳合病，为属表，是与麻黄汤发汗。

太阳病，十日以去，脉浮细而嗜卧者，外已解也。设胸满胁痛者，与小柴胡汤。脉但浮者，与麻黄汤。

十日以去，向解之时也。脉浮细而嗜卧者，表邪已罢也。病虽已利解之，若脉但浮而不细者，则邪气但在表也，与麻黄汤发散之。

太阳中风，脉浮紧，发热恶寒，身疼痛，不汗出而烦躁者，大青龙汤主之。若脉微弱，汗出恶风者，不可服之。服之则厥逆，筋惕肉瞤[1]，此为逆也。

此中风见寒脉也。浮则为风，风则伤卫；紧则为寒，寒则伤荣。荣卫俱病，故发热恶寒，身疼痛也。风并于卫者，为荣弱卫强；寒并于荣者，为荣强卫弱。今风寒两伤，则荣卫俱实，故不汗出而烦躁也。与大青龙汤发汗，以除荣卫风寒。若脉微弱，汗出恶风者，为荣卫俱虚，反服青龙汤，则必亡阳，或生厥逆，筋惕肉瞤，此治之逆也。

---

[1] 筋惕（tì 替）肉瞤（shùn 瞬）：筋肉不自主抽动。

大青龙汤方

麻黄六两，去节。味甘温　桂枝二两，去皮。味辛热　甘草二两，炙。味甘平　杏仁四十个，去皮尖。味苦，甘温　生姜三两，切。味辛温　大枣十二枚，擘。味甘温　石膏如鸡子大，碎。味甘，微寒

辛甘均为发散。然风宜辛散，寒宜甘发，辛甘相合，乃能发散荣卫之风寒。麻黄、甘草、石膏、杏仁，以发散荣中之寒，桂枝、姜、枣，以解除卫中之风。

上七味，以水九升，先煮麻黄，减二升，去上沫，内诸药，煮取三升，去滓，温服一升，取微似汗，汗出多者，温粉[1]扑之。一服汗者，停后服。汗多亡阳，遂虚，恶风烦躁，不得眠也。

伤寒脉浮缓，身不疼，但重，乍有轻时[2]，无少阴证者，大青龙汤发之。

此伤寒见风脉也。伤寒者身疼，此为风胜，故身不疼；中风者身重，此为兼风，故乍有轻时；不发医统本作"久"厥吐利，无少阴里证者，为风寒外甚也。与大青龙汤，以发散表中风寒。

伤寒表不解，心下有水气，干呕发热而咳，或渴，或利，或噎[3]，或小便不利，少腹满，或喘者，小青龙汤主之。

伤寒表不解，心下有水饮，则水寒相搏，肺寒气逆，故干呕发热而咳。《针经》曰：形寒饮冷则伤肺。以其两寒相感，中外皆伤，故气逆而上行，此之谓也。与小青龙汤发汗、散水。水气

内渍，则所传不一，故有或为之证，随证增损，以解化之。

小青龙汤方

麻黄三两，去节。味甘温　芍药三两。味酸微寒　五味子半升。味酸温　干姜三两。味辛热　甘草三两，炙。味甘平　桂枝三两，去皮。味辛热　半夏半升，汤洗。味辛，微温　细辛三两。味辛温

寒邪在表，非甘辛不能散之，麻黄、桂枝、甘草之辛甘，以发散表邪。水停心下而不行，则肾气燥，《内经》曰：肾苦燥，急食辛以润之。干姜、细辛、半夏之辛，以行水气而润肾。咳逆而喘，则肺气逆，《内经》曰：肺欲收，急食酸以收之。芍药、五味子之酸，以收逆气而安肺。

上八味，以水一斗，先煮麻黄，减二升，去上沫，内诸药，煮取三升，去滓，温服一升。

加减法：

若微利者，去麻黄加荛花，如鸡子大，熬令赤色。下利者，不可攻其表，汗出必胀满，麻黄发其阳，水渍入胃，必作利。荛花下十二水，水去利则止。

若渴者，去半夏，加栝楼根三两。辛燥而苦润，半夏辛而燥津液，非渴者所宜，故去之；栝蒌味苦而生津液，故加之。

若噎者，去麻黄，加附子一枚，炮。经曰：水得寒气，冷必相搏，其人即饲。加附子温散水寒。病人有寒，复

---

① 温粉：炒温的米粉，用于止汗。
② 乍有轻时：身体发沉的感觉偶尔减轻。
③ 噎：嗓子有异物堵住的感觉。

发汗，胃中冷，必吐蛔，去麻黄恶发汗。赵本从"经曰"以下皆无。

若小便不利，少腹满，去麻黄加茯苓四两。水畜下焦不行，为小便不利，少腹满，麻黄发津液于外，非所宜也；茯苓泻蓄水于下，加所当也赵本从"水畜"以下皆无。

若喘者，去麻黄，加杏仁半升，去皮尖。《金匮要略》曰：其人形肿，故不内麻黄，内杏子。以麻黄发其阳故也。喘呼形肿，水气标本之疾赵本从"金匮"以下皆无。

伤寒，心下有水气，咳而微喘，发热不渴。服汤已渴者，此寒去欲解也。小青龙汤主之。

咳而微喘者，水寒射肺也；发热不渴者，表证未罢也。与小青龙汤发表散水。服汤已渴者，里气温，水气散，为欲解也。

太阳病，外证未解，脉浮弱者，当以汗解，宜桂枝汤赵本有"桂枝汤方"详见本书卷二。

脉浮弱者，荣弱卫强也。

太阳病，下之微喘者，表未解故也。桂枝加厚朴杏仁汤主之赵本有"桂枝加厚朴杏仁汤方"详见本书卷十。

下后大喘，则为里气太虚，邪气传里，正气将脱也；下后微喘，则为里气上逆，邪不能传里，犹在表也。与桂枝汤以解外，加厚朴、杏仁以下逆气。

太阳病，外证未解者，不可下也，下之为逆。欲解外者，宜桂枝汤。

经曰：本发汗而复下之为逆也。若先发汗，治不为逆。

太阳病，先发汗不解，而复下之，脉浮者不愈。浮为在外，而反下之，故令不愈。今脉浮，故知在外，当须解外则愈，宜桂枝汤。

经曰：柴胡汤证具，而以他药下之，柴胡汤证仍在者，复与柴胡汤。此虽已下之不为逆，则其类矣。

太阳病，脉浮紧，无汗，发热，身疼痛，八九日不解，表证仍在，此当发其汗。服药已，微除，其人发烦目瞑①。剧者必衄，衄乃解，所以然者，阳气重故也。麻黄汤主之。

脉浮紧，无汗，发热身疼痛，太阳伤寒也，虽至八九日而表证仍在，亦当发其汗，既服温暖发散汤药，虽未作大汗亦微除也。烦者身热也，邪气不为汗解，郁而变热，蒸于经络，发于肌表，故生热烦。肝受血而能视，始者医统本作"寒"气伤荣，寒既变热，则血为热搏，肝气不治，故目瞑也。剧者，热甚于经，迫血妄行而为衄，得衄则热随血散而解。阳气重者，热气重也。与麻黄汤以解前太阳伤寒之邪也。

太阳病，脉浮紧，发热身无汗，自衄者愈。

风寒在经，不得汗解，郁而变热，衄则热随血散，故云自衄②者愈。

二阳并病③，太阳初得病时，发其

---

① 目瞑：眼闭不想睁开的病症。视物不明，两眼昏花。
② 衄：流鼻血。
③ 并病：一经证候还未缓解，又出现另一经证候，二经证候出现有先后次序之分。

汗，汗先出不彻，因转属阳明，续自微汗出，不恶寒。若太阳病证不罢者，不可下，下之为逆，如此可小发汗。设面色缘缘正赤①者，阳气怫郁②在表，当解之、熏之；若发汗不彻，不足言阳气怫郁不得越，当汗不汗，其人躁烦，不知痛处，乍在腹中，乍在四肢，按之不可得，其人短气，但坐③以汗出不彻故也，更发汗则愈。何以知汗出不彻，以脉涩故知也。

太阳病未解，传并入阳明，而太阳证未罢者，名曰并病。续自微汗出不恶寒者，为太阳证罢，阳明证具也，法当下之；若太阳证未罢者，为表未解，则不可下，当小发其汗，先解表也。阳明之经循面，色缘缘正赤者，阳气怫郁在表也，当解之，熏之，以取其汗。若发汗不彻者，不足言阳气怫郁，止是当汗不汗，阳气不得越散，邪无从出，拥甚于经，故燥〔医统本作"躁"〕烦也。邪循经行，则痛无常处，或在腹中，或在四肢，按之不可得而短气，但责以汗出不彻，更发汗则愈。《内经》曰：诸过者切之，涩者，阳气有余，为身热无汗。是以脉涩知阳气拥郁而汗出不彻。

脉浮数者，法当汗出而愈。若下之，身重心悸者，不可发汗，当自汗出乃解。所以然者，尺中脉微，此里虚，须④表里实⑤，津液自和，便自汗出愈。

经曰：诸脉浮数，当发热而洒淅恶寒，言邪气在表也，是当汗出愈。若下之，身重心悸者，损其津液，虚其胃气。若身重心悸而尺脉实者，则下后里虚，邪气乘虚传里也。今尺脉微，身重心悸者，知下后里虚，津液不足，邪气不传里，但在表也。然以津液不足，则不可发汗，须里气实、津液足，便自汗出而愈。

脉浮紧者，法当身疼痛，宜以汗解之。假令尺中迟者，不可发汗。何以知之然？以荣气不足，血少故也。

《针经》曰：夺血者无汗。尺脉迟者，为荣血不足，故不可发汗。

脉浮者，病在表，可发汗，宜麻黄汤。

浮为轻手得之，以候皮肤之气。《内经》曰：其在皮者汗而发之。

脉浮而数者，可发汗，宜麻黄汤。

浮则伤卫，数则伤荣，荣卫受邪，为病在表，故当汗散。

病常自汗出者，此为荣气和。荣气和者，外⑥不谐，以卫气不共荣气和谐故尔。以荣行脉中，卫行脉外，复发其汗，荣卫和则愈，宜桂枝汤。

风则伤卫，寒则伤荣。卫受风邪而荣不病者，为荣气和也。卫既客邪，则不能与荣气和谐，亦不能卫护皮腠，是以常自汗出。与桂枝汤解散风邪，调和荣卫则愈。

---

① 缘缘正赤：即满面红赤。
② 阳气怫郁：阳气被外邪郁遏。
③ 坐：归咎。
④ 须：等待，等到。
⑤ 实：指正气恢复。
⑥ 外：指护卫体表的卫气。

病人藏无他病，时发热，自汗出，而不愈者，此卫气不和也。先其时发汗则愈，宜桂枝汤。

藏无他病，里和也。卫气不和表病也。《外台》云：里和表病，汗之则愈。所谓先其时者，先其发热汗出之时，发汗则愈。

伤寒脉浮紧，不发汗，因致衄者，麻黄汤主之。

伤寒脉浮紧，邪在表也，当与麻黄汤发汗；若不发汗，则邪无从出，拥甚于经，迫血妄行，因致衄也。

伤寒不大便六七日，头痛有热者，与承气汤。其小便清者，知不在里，仍在表也，当须发汗；若头痛者必衄，宜桂枝汤。

不大便六七日，头痛有热者，故宜当下。若小便清者，知里无热，则不可下。经曰：小便数者，大便必硬，不更衣十日无所苦也。况此不大便六七日，小便清者，不可责邪在里，是仍在表也，与桂枝汤以解外。若头疼不已，为表不罢，郁甚于经，迫血妄行，上为衄也。

伤寒发汗已解，半日许，复烦，脉浮数者，可更发汗，宜桂枝汤。

烦者，热也。发汗身凉为已解，至半日许，身复热，脉浮数者，邪不尽也，可更发汗，与桂枝汤。

凡病若发汗、若吐、若下、若亡津液，阴阳自和者，必自愈。

重亡津液，则不能作汗，必待阴阳自和，乃自愈矣。

大下之后，复发汗，小便不利者，亡津液故也，勿治之，得小便利，必自愈。

因亡津液而小便不利者，不可以药利之，俟津液足，小便利必自愈也。

下利后，复发汗，必振寒[1]，脉微细。所以然者，以内外俱虚故也。

发汗则表虚而亡阳；下之则里虚而亡血。振寒者，阳气微也；脉微细者，阴血弱也。

下之后，复发汗，昼日烦躁不得眠，夜而安静，不呕不渴，无表证，脉沉微，身无大热者，干姜附子汤主之。

下之虚其里，汗之虚其表，既下又汗，则表里俱虚。阳主于昼，阳欲复，虚不胜邪，正邪交争，故昼日烦躁不得眠；夜阴为主，阳虚不能与之争，是夜则安静。不呕不渴者，无里热也；身无大热者，表无热也。又无表证脉沉微，知阳气大虚，阴寒气胜，与干姜附子汤，退阴复阳。

干姜附子汤方

干姜一两。味辛热　附子一枚生用，去皮，破八片。味辛热

《内经》曰：寒淫所胜，平以辛热。虚寒大甚，是以辛热剂胜之也。

上二味，以水三升，煮取一升，去滓，顿服。

发汗后，身疼痛，脉沉迟者，桂枝加芍药生姜各一两人参三两新加汤主之

赵本有"桂枝加芍药生姜人参新加汤方"详见本书卷十。

汗后，身疼痛，邪气未尽也。脉沉

[1] 振寒：发冷时颤抖的症状。

迟，荣血不足也。经曰：其脉沉者，荣气微也。又曰：迟者，荣气不足，血少故也。与桂枝汤以解未尽之邪，加芍药、生姜、人参，以益不足之血。

发汗后，不可更行桂枝汤。汗出而喘，无大热者，可与麻黄杏仁甘草石膏汤。

发汗后喘，当作桂枝加厚朴杏仁汤，汗出而喘愈，今汗出而喘，为邪气拥甚，桂枝汤不能发散，故不可更行桂枝汤。汗出而喘有大热者，内热气甚也；无大热者，表邪必甚也。与麻黄杏仁甘草石膏汤，以散其邪。

麻黄杏仁甘草石膏汤方

麻黄四两，去节。味甘温　杏仁五十个，去皮尖。味甘温　甘草二两，炙。味甘平　石膏半斤，碎，绵裹。味甘寒

《内经》曰：肝苦急，急食甘以缓之。风气通于肝，风邪外甚，故以纯甘之剂发之。

上四味，以水七升，先煮麻黄，减二升，去上沫，内诸药，煮取二升，去滓，温服一升。

发汗过多，其人叉手自冒心，心下悸，欲得按者，桂枝甘草汤主之。

发汗过多亡阳也。阳受气于胸中，胸中阳气不足，故病叉手自冒心。心下悸欲得按者，与桂枝甘草汤，以调不足之气。

桂枝甘草汤方

桂枝四两，去皮。味辛热　甘草二两，炙。味甘平

桂枝之辛，走肺而益气；甘草之甘，入脾而缓中。

上二味，以水三升，煮取一升，去滓，顿服。

发汗后，其人脐下悸者，欲作奔豚①，茯苓桂枝甘草大枣汤主之。

汗者，心之液。发汗后，脐下悸者，心气虚而肾气发动也。肾之积，名曰奔豚。发则从少腹上至心下，为肾气逆欲上凌心。今脐下悸为肾气发动，故云欲作奔豚。与茯苓桂枝甘草大枣汤，以降肾气。

茯苓桂枝甘草大枣汤方

茯苓半斤。味甘平　甘草二两，炙。味甘平　大枣十五枚，擘。味甘平　桂枝四两，去皮

茯苓以伐肾邪；桂枝能泄奔豚；甘草、大枣之甘，滋助脾土，以平肾气；煎用甘烂水者，扬之无力，取不助肾气也。

上四味，以甘烂水一斗，先煮茯苓，减二升，内诸药，煮取三升，去滓，温服一升，日三服。作甘烂水法，取水二斗，置大盆内，以杓扬之，水上有珠子五六千颗相逐，取用之。

发汗后，腹胀满者，厚朴生姜甘草半夏人参汤主之。

吐后腹胀与下后腹满皆为实，言邪气乘虚入里为实。发汗后外已解也。腹胀满知非里实，由脾胃津液不足，气涩不通，壅而为满，与此汤和脾胃而降气。

厚朴生姜甘草半夏人参汤方

厚朴半斤，去皮，炙。味苦，温　生姜半斤，切。味辛，温　半夏半升，洗。味辛平　人

---

① 奔豚：指患者自觉有气从少腹上冲胸咽的一种病证。由于气冲如豚之奔突，故名。

参一两。味甘温　甘草二两，炙。味甘平

上五味，以水一斗，煮取三升，去滓，温服一升，日三服。

伤寒若吐若下后，心下逆满，气上冲胸，起则头眩，脉沉紧，发汗则动经，身为振振①摇者，茯苓桂枝白术甘草汤主之。

吐下后，里虚气。上逆者，心下逆满，气上冲胸；表虚阳不足，起则头眩；脉浮紧，为邪在表，当发汗；脉沉紧，为邪在里，则不可发汗。发汗则外动经络，损伤阳气，阳气外虚，则不能主持诸脉，身为振振摇也，与此汤以和经益阳。

茯苓桂枝白术甘草汤方

茯苓四两。味甘平　桂枝三两，去皮。味辛热　白术二两。味苦甘温　甘草二两，炙。味甘平

阳不足者，补之以甘，茯苓、白术，生津液而益阳也。里气逆者，散之以辛，桂枝、甘草，行阳散气。

上四味，以水六升，煮取三升，去滓，分温三服。

发汗，病不解，反恶寒者，虚故也，芍药甘草附子汤主之。

发汗病解，则不恶寒；发汗病不解，表实者，亦不恶寒。今发汗病且不解，又反恶寒者，荣卫俱虚也。汗出则荣虚，恶寒则卫虚，与芍药甘草附子汤，以补荣卫。

芍药甘草附子汤方

芍药三两。味酸，微寒　甘草三两，炙。

味甘平　附子一枚，炮，去皮，破八片。味辛热

芍药之酸，收敛津液而益荣；附子之辛温，固阳气而补卫；甘草之甘，调和辛酸而安正气。

上三味，以水五升，煮取一升五合，去滓，分温三服，疑非仲景意。

发汗若下之，病仍不解，烦躁者，茯苓四逆汤主之。

发汗若下，病宜解也，若病仍不解，则发汗外虚阳气，下之内虚阴气，阴阳俱虚，邪独不解，故生烦躁。与茯苓四逆汤，以复阴阳之气。

茯苓四逆汤方

茯苓六两。味甘平　人参一两。味甘温　甘草二两，炙。味甘平　干姜一两半。味辛热　附子一枚，生用，去皮，破八片。味辛热

四逆汤以补阳，加茯苓、人参以益阴。

上五味，以水五升，煮取三升，去滓，温服七合，日三服。

发汗后，恶寒者，虚故也；不恶寒，但热者，实也。当和胃气，与调胃承气汤。

汗出而恶寒者，表虚也；汗出而不恶寒，但热者，里实也。经曰：汗出不恶寒者，此表解里未和。与调胃承气汤和胃气。

太阳病，发汗后，大汗出，胃中干，烦躁不得眠，欲得饮水者，少少与饮之，令胃气和则愈。若脉浮，小便不利，微热消渴②者，与五苓散主之。

发汗已解，胃中干，烦躁不得眠，

---

① 振振：指动摇不定。

② 消渴：此指口渴想喝水，但喝水也并不解渴的症状，并不是消渴病。

欲饮水者，少少与之，胃气得润则愈。若脉浮，表未解也。饮水多，而小便少者，谓之消渴，里热甚实也；微热消渴者，热未成实，上焦燥也。与五苓散，生津液和表里。

五苓散方

猪苓十八铢，去皮。味甘平　泽泻一两六铢半。味酸咸　茯苓十八铢。味甘平　桂枝半两，去皮。味辛热　白术十八铢。味甘平

淡者一也。口入一而为甘，甘甚而反淡，甘缓而淡渗。猪苓、白术、茯苓三味之甘，润虚燥而利津液；咸味下泄为阴，泽泻之咸，以泄伏水；辛甘发散为阳，桂枝之辛甘，以和肌表。

上五味为末，以白饮[①]和，服方寸匕[②]，日三服，多饮暖水，汗出愈。

发汗已，脉浮数，烦渴者，五苓散主之。

发汗已，脉浮数者，表邪未尽也；烦渴亡津液，胃燥也，与五苓散和表润燥。

伤寒汗出而渴者，五苓散主之。不渴者，茯苓甘草汤主之。

伤寒汗出而渴者，亡津液胃燥，邪气渐传里也，五苓散以和表里。若汗出不渴者，邪气不传里，但在表而表虚也，与茯苓甘草和表合卫。

茯苓甘草汤方

茯苓二两。味甘平　桂枝二两，去皮。味辛热　生姜三两，切。味辛温　甘草一两，炙。味甘平

茯苓、甘草之甘，益津液而和卫；桂枝、生姜之辛，助阳气而解表。

上四味，以水四升，煮取二升，去滓，分温三服。

中风发热，六七日不解而烦，有表里证，渴欲饮水，水入则吐者，名曰水逆。五苓散主之。

中风发热，至六七日，则当解；若不解烦者，邪在表也。渴欲饮水，邪传里也。里热甚则能消水，水入则不吐；里热少则不能消水，停积不散，饮而吐水也。以其因水而吐，故名水逆。与五苓散和表里，散停饮。

未持脉时，病人手叉自冒心[③]，师因教试令咳而不咳者，此必两耳聋无闻也。所以然者，以重发汗，虚故如此。

发汗多亡阳，胸中阳气不足者，病人手叉自冒心。师见外证知阳气不足也；又试令咳而不即咳者，耳聋也，知阳气虚明矣。耳聋者，阳气虚，精气不得上通于耳故也。

发汗后，饮水多，必喘，以水灌之，亦喘。

喘，肺疾。饮水多喘者，饮冷伤肺也；以冷水灌[④]洗而喘者，形寒伤肺也。

发汗后，水药不得入口为逆，若更发汗，必吐下不止。

发汗后，水药不得入口，为之吐逆。发汗亡阳，胃中虚冷也。若更发汗，则愈损阳气，胃气大虚，故吐下不止。

---

① 白饮：白米汤。
② 方寸匕：古代量器名，多用于量药。指边长约为2.3厘米的方形药匙。
③ 手叉自冒心：手张开按在心前。
④ 灌：洗浴。

发汗吐下后，虚烦①不得眠；若剧者，必反复颠倒，心中懊恼，栀子豉汤主之。

发汗吐下后，邪热乘虚客于胸中，谓之虚烦者热也，胸中烦热郁闷而不得发散者是也。热 医统本作"无" 气伏于里者，则喜睡，今热气浮于上，烦扰阳气，故不得眠。心恶热，热甚则必神昏，是以剧者反复颠倒而不安，心中懊恼②而愦闷。懊恼者，俗谓鹘突是也。《内经》曰：其高者因而越之。与栀子豉汤以吐胸中之邪。

栀子豉汤方

栀子十四枚，擘。味苦寒　香豉四合，绵裹。味苦寒

酸苦涌泄为阴，苦以涌吐，寒以胜热，栀子豉汤相合，吐剂宜矣。

上二味，以水四升，先煮栀子，得二升半，内豉，煮取一升半，去滓，分为二服，温进一服。得吐者，止后服。

若少气者，栀子甘草豉汤主之。若呕者，栀子生姜豉汤主之。

少气者，热伤气也，加甘草以益气；呕者，热烦而气逆也，加生姜以散气。少气，则气为热搏散而不收者，甘以补之可也；呕，则气为热搏逆而不散者，辛以散之可也。

发汗，若下之而烦热，胸中窒者，栀子豉汤主之。

阳受气于胸中，发汗若下，使阳气不足，邪热客于胸中，结而不散，故烦热而胸中窒塞，与栀子豉汤以吐胸中之邪。

伤寒五六日，大下之后，身热不去，心中结痛者，未欲解也，栀子豉汤主之。

伤寒五六日，邪气在里之时，若大下后，身热去，心胸空者，为欲解。若大下后，身热去而心结痛者，结胸也；身热不去，心中结痛者，虚烦也。结胸为热结胸中，为实，是热气已收敛于内，则外身热去；虚烦为热客胸中，未结为实，散漫为烦，是以身热不去。六七日为欲解之时，以热为虚烦，故云未欲解也。与栀子豉汤以吐除之。

伤寒下后，心烦、腹满、卧起不安者，栀子厚朴汤主之。

下后，但腹满而不心烦，即邪气入里为里实；但心烦而不腹满，即邪气在胸中为虚烦。既烦且满，则邪气壅于胸腹之间也。满则不能坐，烦则不能卧，故令卧起不安。与栀子厚朴汤，吐烦泄满。

栀子厚朴汤方

栀子十四枚，擘。味苦寒　厚朴四两，姜炙，去皮，苦温　枳实四枚，水浸，去穰，炒。味苦寒

酸苦涌泄。栀子之苦，以涌虚烦；厚朴、枳实之苦，以泄腹满。

以上三味，以水三升半，煮取一升半，去滓，分二服。温进一服，得吐者，止后服。

---

① 虚烦：因无形邪热导致心烦。

② 懊恼：烦闷又难以名状。

伤寒，医以丸药①大下之，身热不去，微烦者，栀子干姜汤主之。

丸药不能除热，但损正气。邪气乘虚留于胸中而未入深者，则身热不去而微烦，与栀子干姜汤，吐烦益正气。

栀子干姜汤方

栀子十四枚，擘。味苦寒　干姜二两。味辛热

苦以涌之，栀子之苦以吐烦。辛以润之，干姜之辛以益气。

上二味，以水三升半，煮取一升半，去滓，分二服。温进一服，得吐者，止后服。

凡用栀子汤，病人旧微溏者，不可与服之。

病人旧微溏者，里虚而寒在下也，虽烦则非蕴热，故不可与栀子汤。《内经》曰：先泄而后生他病者，治其本，必且调之，后乃治其他病。

太阳病发汗，汗出不解，其人仍发热，心下悸，头眩，身瞤动，振振摇擗地者，真武汤主之。

发汗不解仍发热，邪气未解也；心下悸、头眩、身瞤动、振振欲擗地者，汗出亡阳也。里虚为悸，上虚为眩，经虚为身瞤振振摇，与真武汤主之，温经复阳。

咽喉干燥者，不可发汗。

津液不足也。

淋家②不可发汗，发汗必便血。

膀胱里热则淋，反以汤药发汗，亡耗津液，增益医统本作"损"客热，膀胱虚燥，必小便血。

疮家虽身疼痛，不可发汗，发汗则痉。

表虚聚热，则生疮，疮家身疼如伤寒，不可发汗，发汗则表气愈虚，热势愈甚，生风，故变痉也。

衄家不可发汗，汗出必额上陷，脉急紧，直视不能眴，不得眠。

衄者，上焦亡血也。若发汗，则上焦津液枯竭，经络干涩，故额上陷，脉急紧。诸脉者，皆属于目。筋脉紧急则牵引其目，故直视不能眴。眴瞬合目也。《针经》曰：阴气虚则目不瞑，亡血为阴虚，是以不得眠也。

亡血家，不可发汗，发汗则寒栗而振。

《针经》曰：夺血者无汗，夺汗者无血。亡血发汗，则阴阳俱虚，故寒栗而振摇。

汗家重发汗，必恍惚心乱，小便已，阴疼，与禹余粮丸。阙。

汗者心之液，汗家重发汗，则心虚恍惚心乱；夺汗则无水，故小便已，阴中疼。

病人有寒，复发汗，胃中冷，必吐蛔赵本注："一作逆"。

病人有寒，则当温散，反发汗，损阳气，胃中冷，必吐蛔也。

本发汗而复下之，此为逆也；若先发汗，治不为逆。本先下之，而反汗之为逆；若先下之，治不为逆。

病在表者，汗之为宜，下之为逆，病在里者，下之为宜，汗之为逆。经

---

① 丸药：具有峻猛泻下作用的成药。

② 淋家：久患淋病者。

曰：阳盛阴虚，汗之则死，下之则愈，阳虚阴盛，汗之则愈，下之则死。

伤寒医下之，续得下利，清谷①不止，身疼痛者，急当救里；后身疼痛，清便自调者，急当救表。救里宜四逆汤，救表宜桂枝汤。

伤寒下之，续得卜利清谷不止，身疼痛者，急当救里者，以里气不足，必先救之，急与四逆汤。得清便自调，知里气已和，然后急与桂枝汤以救表，身疼者，表邪也。《内经》曰：病发而不足，标而本之，先治其标，后治其本。此以寒为本也。

病发热，头痛，脉反沉，若不差，身体疼痛，当救其里，宜四逆汤。

发热头痛，表病也。脉反沉者，里脉也。经曰：表有病者，脉当浮大；今脉反沉迟，故知愈也。见表病而得里脉则当差，若不差，为内虚寒甚也，与四逆汤救其里。

太阳病，先下之而不愈，因复发汗，以此表里俱虚，其人因致冒，冒家汗出自愈。所以然者，汗出表和故也。得里未和，然后复下之。

冒者，郁也，下之则里虚而亡血，汗之则表虚而亡阳。表里俱虚，寒气拂医统本作"怫"郁，其人因致冒。《金匮要略》曰：亡血复汗，寒多，故令郁冒，汗出则拂医统本作"怫"郁之邪得解，则冒愈。《金匮要略》曰：冒家欲解，必大汗出。汗出表和而里未和者，然后复下之。

太阳病未解，脉阴阳俱停赵本注："一作微"，**必先振栗，汗出而解。但阳脉微者，先汗出而解；但阴脉微**赵本注："一作尺脉实"**者，下之而解。若欲下之，宜调胃承气汤**赵本注："一云，用大柴胡汤"。

脉阴阳俱停无偏胜者，阴阳气和也。经曰：寸口、关上、尺中三处，大小浮沉迟数同等，此脉阴阳为和平，虽剧当愈。阴阳既和，必先振栗汗出而解。但阳脉微者，阳不足而阴有余也，经曰：阳虚阴盛，汗之则愈。阴脉微者，阴不足而阳有余也。经曰：阳盛阴虚，下之则愈。

太阳病，发热汗出者，此为荣弱卫强，故使汗出，欲救邪风者，宜桂枝汤。

太阳中风，风并于卫，则卫实而荣虚。荣者阴也，卫者阳也。发热汗出，阴弱阳强也。《内经》曰：阴虚者阳必凑之，故少气时热而汗出，与桂枝汤解散风邪，调和荣卫。

伤寒五六日，中风，往来寒热，胸胁苦满，默默不欲饮食，心烦喜呕②，或胸中烦而不呕，或渴，或腹中痛，或胁下痞硬，或心下悸，小便不利，或不渴，身有微热，或咳者，与小柴胡汤主之。

病有在表里者，有在里者，有在表里之间者。此邪气在表里之间，谓之半表半里证。五六日，邪气自表传里之时。中风者，或伤寒至五六日也。《玉函》曰：中风五六日，伤寒，往来寒热，即是。或中风，或伤寒，非是伤寒再中风，中风复伤寒也。经曰：伤寒中

---

① 清谷：排泄的未消化的谷食。

② 喜呕：善呕。

风，有柴胡证，但见一证，便是，不必悉具者正是。谓或中风，或伤寒也。邪在表则寒，邪在里则热。今邪在半表半里之间，未有定处，是以寒热往来也。邪在表，则心腹不满，邪在里，则心腹胀满。今止言胸胁苦满，知邪气在表里之间，未至于心腹满，言胸胁苦满，知邪气在表里也。默默，静也。邪在表，则呻吟不安，邪在里，则烦闷乱。《内经》曰：阳入之阴则静。默默者，邪方自表之里，在表里之间也。邪在表则能食，邪在里则不能食，不欲食者，邪在表里之间也，未至于必不能食也。邪在表，则不烦不呕，邪在里，则烦满而呕，医统本有"心"字烦喜呕者，邪在表方传里也。邪初入里，未有定处，则所传不一，故有或为之证。有柴胡证，但见一证便是，即是此或为之证。

小柴胡汤方

柴胡半斤。味苦，微寒　黄芩三两。味苦寒　人参三两。味甘温　甘草三两，炙。味甘平　半夏半升，洗。味辛温　生姜三两，切，味辛温　大枣十三枚，擘。味甘温

《内经》曰：热淫于内，以苦发之。柴胡、黄芩之苦，以发传邪之热。里不足者，以甘缓之。人参、甘草之甘，以缓中和之气。邪半入里则里气逆，辛以散之，半夏以除烦呕；邪半在表，则荣卫争之，辛甘解之，姜枣以和荣卫。

上七味，以水一斗二升，煮取六升，去滓，再煎，取三升，温服一升，日三服。

后加减法：

若胸中烦而不呕者，去半夏、人参，加栝蒌实一枚。

胸中烦而不呕，热聚而气不逆也。甘者令人中满，方热聚，无用人参之补；辛散逆气，既不呕，无用半夏之辛温。热宜寒疗，聚宜苦，栝蒌实苦寒，以泄胸中蕴热。

若渴者，去半夏，加人参，合前成四两半，栝蒌根四两。

半夏燥津液，非渴者所宜。人参甘而润，栝蒌根苦而凉，彻热生津，二物为当。

若腹中痛者，去黄芩，加芍药三两。

去黄芩恶寒中，加芍药以通壅。

若胁下痞硬，去大枣，加牡蛎四两。

甘，令人中满痞者，去大枣之甘。咸以软之，痞硬者，加牡蛎之咸。

若心下悸，小便不利者，去黄芩，加茯苓四两。

饮而水畜不行为悸，小便不利。《内经》曰：肾欲坚。急食苦以坚肾，则水益坚，故去黄芩。淡味渗泄为阳，茯苓甘淡以泄伏水。

若不渴，外有微热者，去人参，加桂枝三两，温复取微汗愈。

不渴者，里和也，故去人参。外有微热，表未解也，加桂以发汗。

若咳者，去人参、大枣、生姜，加五味子半升，干姜二两。

咳者，气逆也。甘则壅气，故去人参、大枣。《内经》曰：肺欲收，急食酸以收之。五味子之酸，以收逆气。肺寒则咳，散以辛热，故易生姜以干姜之热也。

血弱气尽，腠理开，邪气因入入，

与正气相搏，结于胁下，正邪分争，往来寒热，休作有时，默默不欲饮食。藏府相连，其痛必下，邪高痛下，故使呕也。小柴胡汤主之。

人之气血随时盛衰，当月郭空之时，则为血弱气尽，腠理开疏之时也。邪气乘虚，伤人则深。《针经》曰：月郭空，则海水东盛，人血气虚，卫气去，形独居，肌肉减，皮肤缓，腠理开，毛发残，瞧理薄，医统本有"烟"字垢落，当是时遇贼风，则其入深者是矣。邪因正虚，自表之里，而结于胁下，与正分争，作往来寒热。默默不欲饮食，此为自外之内。经络与藏府相连，气随经必传于里，故曰其痛下。痛，一作病。邪在上焦为邪高，邪渐传里为痛下，里气与邪气相搏，逆而上行，故使呕也。与小柴胡汤，以解半表半里之邪。

服柴胡汤已，渴者，属阳明也，以法治之。

服小柴胡汤，表邪已而渴，里邪传于阳明也，以阳明治之。

得病六七日，脉迟浮弱，恶风寒，手足温，医二三下之，不能食，而胁下满痛，面目及身黄，颈项强，小便难者，与柴胡汤。后必下重，本渴，饮水而呕者，柴胡汤不中与也。食谷者哕。

得病六七日，脉迟浮弱，恶风寒，手足温，则邪气在半表半里，未为实，反二三下之，虚其胃气，损其津液，邪蕴于里，故不能食而胁下满痛。胃虚为热蒸之，熏发于外，面目及身悉黄也。颈项强者，表仍未解也。小便难者，内亡津液。虽本柴胡汤证，然以里虚，下

焦气涩而小便难，若与柴胡汤，又走津液，后必下重也。不因饮水而呕者，柴胡汤证。若本因饮而呕者，水停心下也。《金匮要略》曰：先渴却呕者，为水停心下，此属饮家。饮水者，水停而呕；食谷者，物聚而哕，皆非小柴胡汤所宜，二者皆柴胡汤之戒，不可不识也。

伤寒四五日，身热恶风，颈项强，胁下满，手足温而渴者，小柴胡汤主之。

身热恶风，颈项强者，表未解也；胁下满而渴者，里不和也。邪在表则手足通热，邪在里则手足厥寒；今手足温者，知邪在表里之间也。与小柴胡汤以解表里之邪。

伤寒，阳脉涩，阴脉弦，法当腹中急痛者，先与小建中汤；不差者，与小柴胡汤主之。

脉阳涩、阴弦，而腹中急痛者，当作里有虚寒治之，与小建中汤，温中散寒；若不差者，非里寒也，必由邪气自表之里，里气不利所致，与小柴胡汤，去黄芩加芍药，以除传里之邪。

小建中汤方

桂枝三两，去皮。味辛热　甘草三两，炙。味甘平　大枣十二枚，擘。味甘温　芍药六两。味酸微寒　生姜三两，切。味辛温　胶饴一升。味甘温

建中者，建脾也。《内经》曰：脾欲缓，急食甘以缓之。胶饴、大枣、甘草之甘以缓中也。辛润散也，荣卫不足，润而散之，桂枝、生姜之辛，以行荣卫。酸收也、泄也，正气虚弱，收而行之，芍药之酸，以收正气。

上六味，以水七升，煮取三升，去滓，内胶饴，更上微火，消解，温服一升，日三服。呕家不可用建中汤，以甜故也。

伤寒中风，有柴胡证，但见一证便是，不必悉具。

柴胡证，是邪气在表里之间也，或胸中烦而不呕，或渴，或腹中痛，或胁下痞硬，或心下悸，小便不利，或不渴，身有微热，或咳，但见一证，便宜与柴胡汤治之，不必待其证后全具也。

凡柴胡汤病证而下之，若柴胡证不罢者，复与柴胡汤，必蒸蒸而振，却发热汗出而解。

邪在半表半里之间，为柴胡证，即未作里实，医便以药下之；若柴胡证仍在者，虽下之不为逆，可复与柴胡汤以和解之。得汤，邪气还表者，外作蒸蒸而热，先经下，里虚，邪气欲出，内则振振然也。正气胜、阳气生，却复发热汗出而解也。

伤寒二三日，心中悸而烦者，小建中汤主之。

伤寒二三日，邪气在表，未当传里之时，心中悸而烦，是非邪气搏所致。心悸者，气虚也；烦者，血虚也。以气血内虚，与小建中汤先建其里。

太阳病，过经十余日，反二三下之，后四五日，柴胡证仍在者，先与小柴胡汤。呕不止，心下急，郁郁微烦者，为未解也，与大柴胡汤主之，则愈。

日数过多，累经攻下，而柴胡证不罢者，亦须先与小柴胡汤，以解其表。经曰：凡柴胡汤疾医统本作"病"，证而下

之，若柴胡汤证不罢者，复与柴胡者医统本作"汤"是也。呕止者，表里和也；若呕不止，郁郁微烦者，里热已甚，结于胃中也，与大柴胡汤下其里热则愈。

大柴胡汤方

柴胡半斤。味甘平　黄芩三两。味苦寒　芍药三两。味酸，微寒　半夏半斤，洗。味辛温　生姜五两，切。味辛温　枳实四枚，炙。味苦寒　大枣十二枚，擘。甘温　大黄二两。味苦寒

柴胡、黄芩之苦，入心而折热；枳实、芍药之酸苦，涌泄而扶阴。辛者散也，半夏之辛，以散逆气；辛甘和也，姜枣之辛甘，以和荣卫。

上八味，以水一斗二升，煮取六升，去滓，再煎，温服一升，日三服。一方用大黄二两。若不加大黄，恐不为大柴胡汤也。

伤寒十三日不解，胸胁满而呕，日晡所发潮热，已而微利。此本柴胡证，下之以不得利，今反利者，知医以丸药下之，非其治也。潮热者实也，先宜服小柴胡汤以解外，后以柴胡加芒硝①汤主之。

伤寒十三日，再传经尽，当解之时也。若不解，胸胁满而呕者，邪气犹在表里之间，此为柴胡汤证；若以柴胡汤下之，则更无潮热自利。医反以丸药下之，虚其肠胃，邪气医统本作"热"乘虚入府，日晡所发潮热，热已而利也。潮热虽为热实，然胸胁之邪未已，故先与小柴胡汤以解外，后以柴胡加芒硝以下胃热。

伤寒十三日不解，过经谵语者，以

① 芒硝：赵本作"消"，下同。

有热也，当以汤下之。若小便利者，大便当硬，而反下利，脉调和者，知医以丸药下之，非其治也。若自下利者，脉当微厥，今反和者，此为内实也，调胃承气汤主之。

伤寒十三日再传经尽，谓之过经。谵语者，阳明胃热也，当以诸承气汤卜之。若小便利者，津液偏渗，大便当硬，反下利者，知医以丸药下之也。下利，脉微而厥者，虚寒也，今脉调和，则非虚寒，由肠虚胃热，协热而利也，与调胃承气汤以下胃热。

太阳病不解，热结膀胱，其人如狂，血自下，下者愈。其外不解者，尚未可攻，当先解其外。外解已，但少腹急结者，乃可攻之，宜桃核承气汤方。

太阳，膀胱经也。太阳经邪热不解，随经入府，为热结膀胱，其人如狂者，为未至于狂，但不宁尔。经曰：其人如狂者，以热在下焦，太阳多热，热在膀胱，必与血相搏，若血不为畜，为热迫之则血自下，血下则热随血出而愈。若血不下者，则血为热搏，蓄积于下，而少腹急结，乃可攻之，与桃核承气汤，下热散血。《内经》曰：从外之内而盛于内者，先治其外，后调其内。此之谓也。

桃核承气汤方

桃仁五十个，去皮尖。味甘平　桂枝二两，去皮。味辛热　大黄四两　芒硝二两　甘草二两，炙

甘以缓之，辛以散之。少腹急结，缓以桃仁之甘；下焦畜血，散以桂枝辛热之气医统本作"桂枝之辛，大热之气"，寒以

取之，热甚搏血，故加二物于调胃承气汤中也。

上五味，以水七升，煮取二升半，去滓，内芒硝，更上火微沸。下火，先食温服五合，日三服，当微利。

伤寒八九日，下之，胸满烦惊，小便不利，谵语，一身尽重，不可转侧者，柴胡加龙骨牡蛎汤主之。

伤寒八九日，邪气已成热，而复传阳经之时，下之虚其里而热不除。胸满而烦者，阳热客于胸中也；惊者，心恶热而神不守也；小便不利者，里虚津液不行也；谵语者，胃热也；一身尽重不可转侧者，阳气内行于里，不营于表也。与柴胡汤以除胸满而烦，加龙骨、牡蛎、铅丹，收敛神气而镇惊；加茯苓以行津液、利小便；加大黄以逐胃热、止谵语；加桂枝以行阳气而解身重。错杂之邪，斯悉愈矣。

柴胡加龙骨牡蛎汤方

半夏二合，洗　大枣六枚，擘　柴胡四两　生姜一两半，切　人参一两半　龙骨一两半　铅丹一两半　桂枝一两半，去皮　茯苓一两半　大黄二两　牡蛎一两半，煅

上十一味，以水八升，煮取四升，内大黄切如棋子，更煮一二沸，去滓，温服一升。

伤寒腹满谵语，寸口脉浮而紧，此肝乘脾也，名曰纵，刺期门。

腹满谵语者，脾胃疾也。浮而紧者，肝脉也。脾病见肝脉，木行乘土也。经曰：水行乘火，木行乘土，名曰纵。此其类矣。期门者，肝之募，刺之以泄肝经盛气。

伤寒发热，啬啬恶寒，大渴欲饮水，其腹必满，自汗出，小便利，其病欲解，此肝乘肺也，名曰横，刺期门。

伤寒发热，啬啬恶寒，肺病也。大渴欲饮水，肝气胜也。《玉函》曰：作大渴，欲饮醋浆，是知肝气胜也。伤寒欲饮水者愈，若不愈而腹满者，此肝气乘肺，水不得行也。经曰：木行乘金，名曰横，刺期门，以泻肝之盛气，肝肺气平，水散而津液得通，外作自汗出，内为小便利而解也。

太阳病二日，反躁，反熨其背，而大汗出，大热入胃赵本注："一作二日内烧瓦熨背，大汗出，火气入胃"，**胃中水竭，躁烦，必发谵语，十余日，振栗、自下利者，此为欲解也。故其汗，从腰以下不得汗，欲小便不得，反呕，欲失溲，足下恶风，大便硬，小便当数而反不数及不多，大便已，头卓然①而痛，其人足心必热，谷气下流故也。**

太阳病二日，则邪在表，不当发躁，而反躁者，热气行于里也。反熨其背而发汗，大汗出，则胃中干燥，火热入胃，胃中燥热，躁烦而谵语，至十余日，振栗、自下利者，火邪势微，阴气复生，津液得复也，故为欲解。火邪去，大汗出，则愈。若从腰以下不得汗，则津液不得下通，故欲小便不得，热气上逆而反呕也。欲失溲、足下恶风者，气不得通于下而虚也。津液偏渗，令大便硬者，小便当数。经曰：小便数

者，大便必硬也。

此以火热内燥，津液不得下通，故小便不数及不多也。若火热消，津液和，则结硬之便得润，因自大便也。便已，头卓然而痛者，先大便硬，则阳气不得下通，既得大便，则阳气降下。头中阳虚，故卓然而痛。谷气者，阳气也。先阳气不通于下之时，足下恶风，今阳气得下，故足心热也。

太阳病中风，以火劫发汗，邪风被火热，血气流溢，失其常度，两阳相熏灼，其身发黄。阳盛则欲衄，阴虚则小便难，阴阳俱虚竭，身体则枯燥。但头汗出，剂颈而还，腹满微喘，口干咽烂，或不大便，久则谵语，甚者至哕，手足躁扰，捻衣摸床②，小便利者，其人可治。

风为阳邪，因火热之气，则邪风愈甚，迫于血气，使血气流溢，失其常度。风与火气，谓之两阳。两阳相熏灼，热发于外，必发身黄。若热搏于经络为阳盛外热，迫血上行必衄；热搏于内者，为阴虚内热，必小便难。若热消血气，血气少为阴阳俱虚，血气虚少，不能荣于身体，为之枯燥。三阳经络至颈，三阴至胸中而还，但头汗出，剂颈而还者，热气炎上，搏阳而不搏于阴也。《内经》曰：诸胀腹大，皆属于热。腹满微喘者，热气内郁也。《内经》曰：火气内发，上为口干咽烂者，火热上熏也。热气上而不下者，则大便不

---

① 卓然：突然。

② 捻衣摸床：当邪盛正衰，出现高热或元气将脱等危证时，病人两手不自主抚捻被等物体。

硬。若热气下入胃，消耗津液，则大便硬，故云或不大便。久则胃中躁_{医统本作"燥"}热，必发谵语。《内经》曰：病深者，其声哕。火气大甚，正气逆乱则哕。《内经》曰：四肢者，诸阳之本也。阳盛则四肢实，火热大甚，故手足躁扰，捻衣摸床，扰乱也。小便利者，为火未剧，津液未竭而犹可治也。

伤寒脉浮，医以火迫劫之^①，亡阳，必惊狂，卧起不安者，桂枝去芍药加蜀漆牡蛎龙骨救逆汤主之。

伤寒脉浮，责邪在表，医以火劫发汗，汗大出者，亡其阳。汗者，心之液。亡阳则心气虚，心恶热，火邪内迫，则心神浮越，故惊狂，起卧不安，与桂枝汤，解未尽表邪；去芍药，以芍药益阴，非亡阳所宜也；火邪错逆，加蜀漆之辛以散之；阳气亡脱，加龙骨、牡蛎之涩以固之。《本草》云：涩可去脱。龙骨、牡蛎之属是也。

桂枝去芍药加蜀漆龙骨牡蛎

桂枝_{三两，去皮} 甘草_{二两，炙} 生姜_{三两，切} 牡蛎_{五两，熬。味酸咸} 龙骨_{四两。味甘平} 大枣_{十二枚，擘} 蜀漆_{三两，洗去腥。味辛平}

上七味，以水一斗二升，先煮蜀漆，减二升，内诸药，煮取三升，去滓，温服一升。

形作伤寒，其脉不弦紧而弱。弱者必渴，被火者必谵语。弱者发热、脉浮，解之当汗出。愈。

形作伤寒，谓头痛身热也。脉不弦紧，则无伤寒表脉也。经曰：诸弱发热，则脉弱为里热，故云弱者必渴。若被火气，两热相合，搏于胃中。胃中躁烦，必发谵语。脉弱发热者，得脉浮，为邪气还表，当汗出而解矣。

太阳病，以火熏之，不得汗，其人必躁，到经^②不解，必清血，名为火邪。

此火邪迫血而血下行者也。太阳病用火熏之，不得汗，则热无从出。阴虚被火，必发躁也。六日传经尽，至七日再到太阳经，则热气当解。若不解，热气迫血下行，必清血清厕也。

脉浮热甚，而反灸之，此为实。实以虚治，因火而动，必咽燥唾血。

此火邪迫血而血上行者也，脉浮，热甚为表实，医以脉浮为虚，用火灸之，因火气动血，迫血上行，故咽燥唾血。

微数之脉，慎不可灸，因火为邪，则为烦逆，追虚逐实^③，血散脉中，火气虽微，内攻有力，焦骨伤筋，血难复也。

微数之脉，则为热也。灸则除寒，不能散热，是慎不可灸也。若反灸之，热因火则甚，遂为烦逆。灸本以追虚，而复逐热为实，热则伤血，又加火气，使血散脉中，气主煦之，血主濡之，气血消散，不能濡润筋骨，致骨焦筋伤，血散而难复也。

脉浮，宜以汗解，用火灸之，邪无从出，因火而盛，病从腰以下必重而痹，名火逆也。

---

① 以火迫劫之：指用温针、艾灸、熏、熨等法强迫发汗。
② 到经：即第7天。
③ 追虚逐实：损伤了不足的正气，增加了有余的病邪。

脉浮在表，宜以汗解之。医以火灸取汗而不得汗，邪无从出，又加火气相助，则热愈甚，身半以上，同天之阳，半身以下，同地之阴，火性炎上，则腰已下阴气独治，故从腰以下必重而痹也。

欲自解者，必当先烦，乃有汗而解。何以知之？脉浮，故知汗出解也。

烦，热也。邪气还表，则为烦热，汗出而解。以脉浮，故为邪还表也。

烧针令其汗，针处被寒，核起而赤者，必发奔豚。气从少腹上冲心者，灸其核上各一壮，与桂枝加桂汤。

烧针发汗，则损阴血，而惊动心气。针处被寒，气聚而成核。心气因惊而虚，肾气乘寒气而动，发为奔豚。《金匮要略》曰：病有奔豚，从惊发得之。肾气欲上乘心，故其气从少腹上冲心也。先灸核上，以散其寒，与桂枝加桂汤，以泄奔豚之气。

火逆，下之，因烧针烦躁者，桂枝甘草龙骨牡蛎汤主之。

先火为逆，复以下除之，里气因虚，又加烧针，里虚而为火热所烦，故生烦躁，与桂枝甘草龙骨牡蛎汤以散火邪。

桂枝甘草龙骨牡蛎汤方

桂枝一两，去皮　甘草二两　牡蛎二两，熬　龙骨二两

辛甘发散，桂枝、甘草之辛甘，以发散经中之火邪；涩可去脱，龙骨、牡蛎之涩，以收敛浮越之正气。

上四味，以水五升，煮取二升半，去滓，温服八合，日三服。

太阳伤寒者，加温针，必惊也。

寒则伤荣。荣气微者，加烧针，则血留不行。惊者温针，损荣血而动心气。《金匮要略》曰：血气少者属于心。

太阳病，当恶寒发热，今自汗出，反不恶寒发热，关上脉细数者，以医吐之过也。一二日吐之者，腹中饥，口不能食；三四日吐之者，不喜糜粥，欲食冷食，朝食暮吐，以医吐之所致也，此为小逆①。

恶寒发热，为太阳表病；自汗出，不恶寒发热者，阳明证。本太阳表病，医反吐之，伤动胃气，表邪乘虚传于阳明也。以关脉细数，知医吐之所致。病一二日，为表邪尚寒而未成热，吐之则表寒传于胃中，胃中虚寒，故腹中饥而口不能食。病三四日，则表邪已传成热，吐之，则表热乘虚入胃，胃中虚热，故不喜糜粥，欲食冷食，朝食暮吐也。朝食暮吐者，晨食入胃，胃虚不能克化，即知，至暮胃气行里，与邪气相搏，则胃气反逆，而以胃气尚在，故止云小逆。

太阳病吐之，但太阳病当恶寒，今反不恶寒，不欲近衣，此为吐之内烦也。

太阳表病，医反吐之，伤于胃气，邪热乘虚入胃，胃为邪热内烦，故不恶寒，不欲近衣也。

病人脉数，数为热，当消谷引食，而反吐者，此以发汗，令阳气微，膈气虚，脉乃数也。数为客热，不能消谷，

---

① 小逆：在治疗上出现了小的差错，即没造成严重后果的误治。

以胃中虚冷，故吐也。

阳受气于胸中，发汗外虚阳气，是令阳气微，膈气虚也。数为热本，热则合消谷，客热则不能消谷，因发汗外损阳气，致胃中虚冷，故吐也。

太阳病，过经十余日，心下温温欲吐，而胸中痛，大便反溏，腹微满，郁郁微烦。先此时，自极吐下者，与调胃承气汤。若不尔者，不可与。但欲呕，胸中痛，微溏者，此非柴胡证，以呕故知极吐下也。

心下温温欲吐，郁郁微烦，胸中痛，当责邪热客于胸中。大便反溏，腹微满，则邪热已下于胃也。日数虽多，若不经吐下，止是传邪亦未可下，当与柴胡汤，以除上中二焦之邪。若曾吐下，伤损胃气，胃虚则邪乘虚入胃为实，非柴胡汤所能去医统本有"与"字。调胃承气汤下胃热。以呕，知胃气先曾伤动也。

太阳病六七日，表证仍在，脉微而沉，反不结胸，其人发狂者，以热在下焦，少腹当腹满，小便自利者，下血乃愈。所以然者，以太阳随经，瘀热在里故也。抵当汤主之。

太阳，经也。膀胱，府也。此太阳随经入府者也。六七日邪气传里之时，脉微而沉，邪气在里之脉也。表证仍在者，则邪气犹浅，当结于胸中；若不结于胸中，其人发狂者，热结在膀胱也。经曰：热结膀胱，其人如狂。此发狂则热又深也。少腹硬满，小便不利者，为无血也；小便自利者，血证谛也，与抵当汤以下畜血。

抵当汤方：

水蛭三十个，熬。味咸，苦寒　虻虫三十个，熬，去翅足。味苦，微寒　桃仁二十个，去皮尖。味苦甘，平　大枣三两，酒浸。味苦寒

苦走血，咸胜血，虻虫、水蛭之咸苦，以除畜血。甘缓结，苦泄热，桃仁、大黄之苦，以下结热。

上四味，以水五升，煮取三升，去滓，温服一升，不下再服。

太阳病，身黄脉沉结，少腹硬，小便不利者，为无血也；小便自利，其人如狂者，血证谛也，抵当汤主之。

身黄脉沉结，少腹硬，小便不利者，胃热发黄也，可与茵陈汤。身黄，脉沉结，少腹硬，小便自利，其人如狂者，非胃中瘀热，为热结下焦而为畜血也，与抵当汤以下畜血。

伤寒有热，少腹满，应小便不利；今反利者，为有血也，当下之，不可余药，宜抵当丸。

伤寒有热，少腹满，是畜血于下焦；若热畜津液不通，则小便不利，其热不畜津液而畜血不行，小便自利者，乃为畜血，当与桃仁承气汤，抵当汤下之。然此无身黄屎黑，又无喜忘发狂，是未至于甚，故不可与驮峻之药也，可与抵当丸，小可下之也。

抵当丸方

水蛭二十个，熬。味苦寒　虻虫二十五个，去翅足，熬。味苦，微寒　桃仁二十个，去皮尖　大黄三两

上四味，杵分为四丸，以水一升，煮一丸，取七合服之，晬时，当下血；若不下者，更服。

太阳病，小便利者，以饮水多，必心下悸。小便少者，必苦里急也。

饮水多而小便自利者，则水不内畜，但腹中水多，令心下悸。《金匮要略》曰：食少饮多，水停心下，甚者则悸。饮水多而小便不利，则水畜于内而不行，必苦里急也。

释 音

内诸药 上音纳　啜粥 上昌悦切，饮水也　协热 上音挟

见风脉 上音现　渍 疾智切，沤也　蛔 音回，人腹中长虫也　苄 音柴

瞑 音明，视不明也　悸 其季切，心动也　人葠 下音参　咬咀 上音父，下才与切。咬咀，嚼也，剉如麻豆也

更衣 音庚，改也　沫 音末　懊憹 上于刀切，下奴刀切，又女江切。心乱也，懊憹痛悔声　窒 陟栗切，塞也

擗 脾入切　眴 音县，目摇也　慄 音栗，懼也　蕴 停问切，积也

但见 下音现　饴 音怡，饧也　嘿 音墨，静也

蒸 诸仍切，火气上行也　募 音墓　渗 色荫切

谛 音帝，审也　水蛭 音质　虻虫 音盲

悍 音汗　鈋 音贤

辨太阳病脉证并治法第七

问曰：病有结胸①，有藏结②，其状何如？答曰：按之痛，寸脉浮，关脉沉，名曰结胸也。何谓藏结？答曰：如结胸状，饮食如故，时时下利，寸脉浮，关脉小细沉紧，名曰藏结。舌上白胎滑者，难治。

结胸者，邪结在胸；藏结者，邪结在藏。二者皆下后，邪气乘虚入里所致。下后邪气入里，与阳相结者为结胸，以阳受气于胸中故尔；与阴相结者，为藏结，以阴受之，则入五藏故尔。气宜通而塞，故痛。邪结阳分，则阴气不得上通；邪结阴分，则阳气不得下通。是二者，皆心下硬痛。寸脉浮，关脉沉，知邪结在阳也；寸脉浮，关脉小细沉紧，知邪结在阴也。阴结而阳不结，虽心下结痛，饮食亦自如，故阴气乘肠虚而下，故时时自下利。阴得阳则解，藏结得热证多，则易治。舌上白胎滑者，邪气结胸中亦寒，故云难治。

藏结无阳证，不往来寒热，其人反静，舌上胎滑者，不可攻也。

藏结于法当下，无阳证，为表无

热；不往来寒热，为半表半里无热；其人反静，为里无热。经曰：舌上如胎者，以丹田有热，胸中有寒，医统本有"邪气"二字以表里皆寒，故不可攻。

病发于阳而反下之，热入，因作结胸；病发于阴而反下之，因作痞。所以成结胸者，以下之太早故也。

发热恶寒者，发于阳也，而反下之，则表中阳邪入里，结于胸中为结胸；无热恶寒者，发于阴也，而反下之，则表中之阴入里，结于心下为痞。

结胸者，项亦强，如柔痉状。下之则和，宜大陷胸丸方。

结胸病项强者，为邪结胸中，胸膈结满，心下紧实，但能仰而不能俯，是项强，亦如柔痉之状也。与大陷胸丸，下结泄满。

大陷胸丸方

大黄半斤。味苦寒　葶苈子半斤，熬。味苦寒　芒硝半斤。味苦咸寒　杏仁半升，去皮尖，熬黑。味苦，甘温

大黄、芒硝之苦咸，所以下热；葶苈、杏仁之苦甘，所以泄满；甘遂取其

---

① 结胸：指有形之邪阻结于胸膈脘腹，以疼痛拒按为证候特点的病症。
② 藏结：指由于邪结于脏，阳虚而阴浊凝结。

直达，白蜜取其润利，皆以下泄满实物也。

上四味，捣筛二味，内杏仁、芒硝，合研如脂，和散，取如弹丸一枚；别捣甘遂末一钱匕，白蜜二合，水二升，煮取一升，温顿服之，一宿乃下，如不下更服，取下为效，禁如药法。

结胸证，其脉浮大者，不可下，下之则死。

结胸为邪结胸中，属上焦之分，得寸脉浮、关脉沉者，为在里，则可下。若脉浮大，心下虽结，是在表者犹多，未全结也，下之重虚，邪气复结，则难可制，故云：下之则死。

结胸证悉具，烦躁者，亦死。

结胸证悉具，邪结已深也。烦躁者，正气散乱也。邪气胜正，病者必死。

太阳病，脉浮而动数，浮则为风，数则为热，动则为痛，数则为虚，头痛发热，微盗汗出而反恶寒者，表未解也。医反下之，动数变迟，膈内拒痛，胃中空虚，客气动膈，短气躁烦，心中懊恼，阳气内陷，心下因硬，则为结胸，大陷胸汤主之。若不结胸，但头汗出，余处无汗，剂颈而还，小便不利，身必发黄也。

动数皆阳脉也，当责邪在表。睡而汗出者，谓之盗汗。为邪气在半表半里，则不恶寒，此头痛发热，微盗汗出反恶寒者，表未解也，当发其汗。医反下之，虚其胃气，表邪乘虚则陷。邪在表则见阳脉，邪在里则见阴脉，邪气内陷，动数之脉所以变迟，而浮脉独不变

者，以邪结胸中，上焦阳结，脉不得而沉也。客气者，外邪乘胃中空虚入里，结于胸膈，膈中拒痛者，客气动膈也。《金匮要略》曰：短气不足以息者，实也。短气躁烦，心中懊恼，皆邪热为实。阳气内陷，气不得通于膈，壅于心下，为硬满而痛，成结胸也。与大陷胸汤，以下结热。若胃中空虚，阳气内陷，不结于胸膈，下入于胃中者，遍身汗出，则为热越，不能发黄；若但头汗出，身无汗，剂颈而还，小便不利者，热不得越，必发黄也。

大陷胸汤方

大黄六两，去皮。苦寒　芒硝一升。咸寒　甘遂一钱匕。苦寒

大黄谓之将军，以苦荡涤；芒硝一名硝石，以其咸能软硬，夫间有甘遂以通水也。甘遂若夫间之，遂其气，可以直达透结，陷胸三物为允。

上三味，以水六升，先煮大黄，取二升，去滓，内芒硝，煮一两沸，内甘遂末，温服一升，得快利，止后服。

伤寒六七日，结胸热实，脉沉而紧，心下痛，按之石硬者，大陷胸汤主之。

病在表而下之，热入因作结胸。此不云下后，而云伤寒六七日，则是传里之实热也。沉为在里，紧为里实，以心下痛，按之实硬，是以为结胸，与大陷胸汤，以下结热。

伤寒十余日，热结在里，复往来寒热者，与大柴胡汤。但结胸无大热者，此为水结在胸胁也，但头微汗出者，大陷胸汤主之。

伤寒十余日，热结在里，是可下

之证，复往来寒热，为正邪分争，未全敛结，与大柴胡汤下之。但结胸无大热者，非热结也，是水饮结于胸胁，谓之水结胸。周身汗出者，是水饮外散，则愈；若但头微汗出，余处无汗，是水饮不得外泄，停畜而不行也，与大陷胸汤以逐其水。

太阳病，重发汗，而复下之，不大便五六日，舌上燥而渴，日晡所小有潮热，从心下至少腹，硬满而痛，不可近者，大陷胸汤主之。

重发汗而复下之，则内外重亡津液，而邪热内结，致不大便五六日，舌上燥而渴也。日晡潮热者属胃，此日晡小有潮热，非但在胃。从心下至少腹，硬满而痛不可近者，是一腹之中，上下邪气俱甚也，与大陷胸汤以下其邪。

小结胸病，正在心下，按之则痛，脉浮滑者，小陷胸汤主之。

心下硬痛，手不可近者，结胸也。正在心下，按之则痛，是热气犹浅，谓之小结胸。结胸脉沉紧，或寸浮关沉，今脉浮滑，知热未深结，与小陷胸汤，以除胸膈上结热也。

小陷胸汤方

黄连一两。苦寒　半夏半升，洗。辛温　栝蒌实大者一枚。味苦寒

苦以泄之，辛以散之；黄连栝蒌实苦寒以泄热，半夏之辛以散结。

上三味，以水六升，先煮栝蒌取三升，去滓，内诸药，煮取二升，去滓，分温三服。

太阳病二三日，不能卧，但欲起，心下必结，脉微弱者，此本有寒分也。反下之，若利止，必作结胸；未止者，四日复下之，此作协热利①也。

太阳病，二三日，邪在表也。不能卧，但欲起，心下必结者，以心下结满，卧则气壅而愈甚，故不能卧而但欲起也。心下结满，有水分，有寒分，有气分，今脉微弱，知本有寒分。医见心下结，而反下之，则太阳表邪乘虚入里，利止则邪气留结为结胸，利不止，至次日复如前下利不止者，是邪热下攻肠胃，为协热利也。

太阳病下之，其脉促，不结胸者，此为欲解也。脉浮者，必结胸也；脉紧者，必咽痛；脉弦者，必两胁拘急；脉细数者，头痛未止；脉沉紧者，必欲呕；脉沉滑者，协热利；脉浮滑者，必下血。

此太阳病下之后，邪气传变。其脉促者，为阳盛，下后脉促，为阳胜阴也，故不作结胸，为欲解；下后脉浮，为上焦阳邪结，而为结胸也。经曰：结胸者，寸脉浮，关脉沉。下后脉紧，则太阳之邪，传于少阴。经曰：脉紧者属少阴。《内经》曰：邪客于少阴之络，令人咽痛，不可内食，所以脉紧者，必咽痛。脉弦则太阳之邪传于少阳。经曰：尺寸俱弦者，少阳受病也。其脉循胁，络于耳，所以脉弦者，必两胁拘急。下后邪气传里，则头痛未止，脉细数为邪未传里而伤气也，细为气少，数为在表，故头痛未止。脉沉紧，则太阳之邪传于阳明，为里实也，沉为在里，

---

① 协热利：指泄利夹有表热者。

紧为里实，阳明里实，故必欲呕。脉滑则太阳之邪传于肠胃，以滑为阴气有余，知邪气入里，干于下焦也，沉为血胜气虚，是为协热利，浮为气胜血虚，是知必下血。经曰：不宜下而便攻之，诸变不可胜数，此之谓也。

病在阳，应以汗解之，反以冷水潠之，若灌之，其热被劫不得去，弥更益烦，肉上粟起，意欲饮水，反不渴者，服文蛤散。若不差者，与五苓散。寒实结胸，无热证者，与三物小陷胸汤，白散亦可服。

病在阳，为邪在表也，法当汗出而解，反以冷水潠之[1]，灌洗，热被寒水，外不得出，则反攻其里。弥更益烦[2]，肉上粟起者，水寒之气客于皮肤也；意欲饮水者，里有热也；反不渴者，寒在表也。与文蛤散以散表中水寒之气。若不差，是水热相搏，欲传于里，与五苓散发汗以和之。始热在表，因水寒制之，不得外泄，内攻于里，结于胸膈，心下硬痛，本是水寒伏热为实，故谓之寒实结胸。无热证者，外无热，而热悉收敛于里也，与小陷胸汤以下逐之。白散下热，故亦可攻。

文蛤散方

文蛤五两。味咸寒

咸走肾邪，可以胜水气。

上一味，为散，以沸汤和一钱匕服，汤用五合。

白散方

桔梗三分。味辛苦，微温　巴豆一分，去皮心，熬黑，研如脂。平温　贝母三分。味辛苦平

辛散而苦泄。桔梗、贝母之苦辛，用以下气；巴豆之辛，用以散实。

上三味为末，内巴豆，更于臼中杵之，以白饮和服。强人半钱匕，羸者减之。病在膈上必吐，在膈下必利，不利进热粥一杯，利过不止，进冷粥一杯。身热，皮粟不解，欲引衣自复者，若水以潠之、洗之，益令热劫不得出，当汗而不汗，则烦。假令汗出已，腹中痛，与芍药三两如上法。

太阳与少阳并病，头项强痛，或眩晕，时如结胸，心下痞硬者，当刺大椎第一间，肺俞、肝俞，慎不可发汗，发汗则谵语。脉弦，五六日，谵语不止，当刺期门。

太阳之脉，络头下项。头项强痛者，太阳表病也。少阳之脉，循胸络胁，如结胸心下痞硬者，少阳里病也。太阳少阳相并为病，不纯在表，故头项不但强痛，而或眩冒，亦未全入里，故时如结胸，心下痞硬，此邪在半表半里之间也。刺大椎第一间，肺俞，以泻太阳之邪。刺肝俞，以泻少阳之邪。邪在表，则可发汗；邪在半表半里，则不可发汗。发汗则亡津液，损动胃气。少阳之邪，因干于胃，土为木刑，必发谵语。脉弦，至五六日传经尽，邪热去而谵语当止；若复不止，为少阳邪热甚也，刺期门，以泻肝胆之气。

妇人中风，发热恶寒，经水适来，

---

① 潠（xùn 汛）：用冷水喷洒。

② 弥更益烦：即烦热更重。

得之七八日，热除而脉迟身凉，胸胁下满，如结胸状，谵语者，此为热入血室也，当刺期门，随其实而泻之。

中风，发热恶寒，表病也。若经水不来，表邪传里，则入府而不入血室也；因经水适来，血室空虚，至七八日邪气传里之时，更不入府，乘虚而入于血室。热除脉迟身凉者，邪气内陷而表证罢也。胸胁下满，如结胸状，谵语者，热入血室而里实。期门者，肝之募，肝主血，刺期门者，泻血室之热。审看何经气实，更随其实而泻之。

妇人中风，七八日，续得寒热，发作有时，经水适断者，此为热入血室，其血必结，故使如疟状，发作有时，小柴胡汤主之。

中风七八日，邪气传里之时，本无寒热，而续得寒热，经水适断者，此为表邪。乘血室虚，入于血室，与血相搏而血结不行，经水所以断也。血气与邪分争，致寒热如疟而发作有时，与小柴胡汤，以解传经之邪。

妇人伤寒发热，经水适来，昼日明了，暮则谵语，如见鬼状者，此为热入血室。无犯胃气及上二焦，必自愈。

伤寒发热者，寒已成热也。经水适来，则血室虚空，邪热乘虚入于血室。若昼日谵语，为邪客于府，与阳争也。此昼日明了，暮则谵语，如见鬼状，是邪不入府，入于血室，与阴争也。阳盛谵语，则宜下。此热入血室，不可与下药，犯其胃气。热入血室，血结实热者，与小柴胡汤，散邪发汗。此虽热入血室，而不留结，不可与发汗药，犯其

上焦。热入血室，胸胁满如结胸状者，可刺期门。此虽热入血室而无满结，不可刺期门，犯其中焦。必自愈者，以经行则热随血去，血下也已，则邪热悉除而愈矣。所为发汗为犯上焦者，发汗则动卫气，卫气出上焦故也。刺期门为犯中焦者，刺期门则动荣气，荣气出中焦故也。《脉经》曰：无犯胃气及上二焦，必自愈，岂谓药不谓针耶。

伤寒六七日，发热微恶寒，支节烦疼，微呕，心下支结，外证未去者，柴胡加桂枝汤主之。

伤寒六七日，邪当传里之时。支，散也。呕而心下结者，里证也，法当攻里。发热微恶寒，支节烦疼，为外证未去，不可攻里，与柴胡桂枝汤以和解之。

伤寒五六日，已发汗而复下之，胸胁满，微结，小便不利，渴而不呕，但头汗出，往来寒热心烦者，此为未解也，柴胡桂枝干姜汤主之。

伤寒五六日，已经汗下之后，则邪当解。今胸胁满，微结，小便不利，渴而不呕，但头汗出，往来寒热心烦者，即邪气犹在半表半里之间，为未解也。胸胁满，微结，寒热心烦者，邪在半表半里之间也。小便不利而渴者，汗下后，亡津液内燥也。若热消津液，令小便不利而渴者，其人必呕，今渴而不呕，知非里热也。伤寒汗出则和，今但头汗出而余处无汗者，津液不足而阳虚于上也。与柴胡桂枝干姜汤，以解表里之邪，复津液而助阳也。

柴胡桂枝干姜汤方

柴胡半斤。苦平　桂枝三两，去皮。味辛热　干姜三两。味辛热　栝蒌根四两。味苦寒　黄芩三两。苦味寒　牡蛎三两，熬、味咸寒　甘草二两，炙。味甘平

《内经》曰：热淫于内，以苦发之。柴胡、黄芩之苦，以解传里之邪；辛甘发散为阳，桂枝、甘草之辛甘，以散在表之邪；咸以软之，牡蛎之咸，以消胸胁之满；辛以润之，干姜之辛，以固阳虚之汗；津液不足而为渴，苦以坚之，栝蒌之苦，以生津液。

上七味，以水一斗二升，煮取六升，去滓，再煎，取三升，温服一升，日三服。初服微烦，复服汗出，便愈。

伤寒五六日，头汗出，微恶寒，手足冷，心下满，口不欲食，大便硬，脉细者，此为阳微结①，必有表复有里也。脉沉，亦在里也。汗出为阳微，假令纯阴结②，不得复有外证，悉入在里，此为半在里半在外也。脉虽沉紧，不得为少阴病，所以然者，阴不得有汗，今头汗出，故知非少阴也，可与小柴胡汤。设不了了者，得屎而解。

伤寒五六日，邪当传里之时，头汗出，微恶寒者，表仍未解也。手足冷，心下满，口不欲食，大便硬，脉细者，邪结于里也。大便硬为阳结，此邪热虽传于里，然以外带表邪，则热结犹浅，故曰阳微结。脉沉虽为在里，若纯阴结，则更无头汗恶寒之表证。诸阴脉皆至颈胸中而还，不上循头，今头汗

出，知非少阴也。与小柴胡汤，以除半表半里之邪。服汤已，外证罢，而不了了者，为里热未除，与汤取其微利，则愈，故云得屎而解。

伤寒五六日，呕而发热者，柴胡汤证具，而以他药下之，柴胡证仍在者，复与柴胡汤。此虽已下之，不为逆，必蒸蒸而振，却发热汗出而解。若心下满，而硬痛者，此为结胸也，大陷胸汤主之；但满而不痛者，此为痞，柴胡不中与之，宜半夏泻心汤。

伤寒五六日，邪在半表半里之时；呕而发热，邪在半表半里之证，是为柴胡汤证具。以他药下之。柴胡证不罢者，不为逆，却与柴胡汤则愈。若下后，邪气传里者，邪在半表半里，则阴阳俱有邪。至于下后，邪气传里，亦有阴阳之异，若下后，阳邪传里者，则结于胸中为结胸，以胸中为阳受气之分，与大陷胸汤以下其结；阴邪传里者，则留于心下为痞，以心下为阴受气之分，与半夏泻心汤以通其痞。经曰：病发于阳而反下之，热入因作结胸；病发于阴而反下之，因作痞。此之谓也。

半夏泻心汤方

半夏半升，洗。味辛平　黄芩味苦寒　干姜味辛热　人参以上各三两。味甘温　黄连一两。味苦寒　大枣十二枚，擘。味温甘　甘草三两，炙。味甘平

辛入肺而散气，半夏之辛，以散结气；苦入心而泄热，黄芩，黄连之苦，以泄痞热；脾欲缓，急食甘以缓之，人

---

① 阳微结：表证未罢，里有热结，程度较轻。
② 纯阴结：没有兼夹证的阴结。

参、甘草、大枣之甘，以缓之。

上七味，以水一斗，煮取六升，去滓，再煮赵本作"煎"取三升，**温服一升，日三服。**

太阳少阳并病，而反下之，成结胸，心下硬，下利不止，水浆不下，其人心烦。

太阳少阳并病，为邪气在半表半里也，而反下之，二经之邪乘虚而入，太阳表邪入里，结于胸中为结胸，心下硬；少阳里邪，乘虚下干肠胃，遂利不止。若邪结阴分，则饮食如故，而为藏结；此为阳邪内结，故水浆不下而心烦。

脉浮而紧，而复下之，紧反入里，则作痞。按之自濡，但气痞耳。

浮而紧，浮为伤阳，紧为伤阴，当发其汗，而反下之。若浮入里，为阳邪入里，则作结胸；浮不入里，而紧入里者医统本有"为"字，阴邪入里，则作痞。

太阳中风，下利，呕逆，表解者，乃可攻之。其人漐漐汗出，发作有时，头痛，心下痞，硬满，引胁下痛，干呕，短气，汗出，不恶寒者，此表解里未和也，十枣汤主之。

下利，呕逆，里受邪也。邪在里者，可下，亦须待表解者，乃可攻之。其人漐漐汗出，发作有时，不恶寒者，表已解也；头痛，心下痞，硬满，引胁下痛，干呕，短气者，邪热内畜而有伏饮，是里未和也，与十枣汤，下热逐饮。

十枣汤方

芫花熬。味苦辛　甘遂味苦寒　大戟味

苦寒　大枣十枚，擘。味甘温

辛以散之，芫花之辛，以散饮；苦以泄之，甘遂、大戟之苦，以泄水。水者，肾所主也；甘者，脾之味也。大枣之甘者，益土而胜水。

上三味等分，各别捣为散。以水一升半，先煮大枣肥者十枚。取八合，去滓，内药末。强人服一钱匕，羸人服半钱，温服之，平旦服。若下少病不除者，明日更服，加半钱，温服之，得快下利后，糜粥自养。

太阳病，医发汗，遂发热恶寒，因复下之，心下痞，表里俱虚，阴阳气并竭，无阳则阴独，复加烧针，因胸烦，面色青黄，肤瞤者，难治；今色微黄，手足温者，易愈。

太阳病，因发汗，遂发热恶寒者，外虚阳气，邪复不除也，因复下之，又虚其里，表中虚，邪内陷，传于心下为痞。发汗表虚为竭阳，下之里虚为竭阴；表证罢为无阳，里有痞为阴独。又加烧针，虚不胜火，火气内攻，致胸烦也。伤寒之病，以阳为主，其人面色青，肌肉瞤动者，阳气大虚。故云难治；若面色微黄，手足温者，即阳气得复，故云易愈。

心下痞，按之濡，其脉关上浮者，大黄黄连泻心汤主之。

心下烦，按之痛，关脉沉者，实热也。心下痞，按之濡；其脉关上浮者，虚热也，大黄黄连汤，以导其虚热。

大黄黄连泻心汤方

大黄二两。味苦寒　黄连一两。味苦寒

《内经》曰：火热受邪，心病生焉。

苦入心，寒除热。大黄、黄连之苦寒，以导泻心下之虚热。但以麻沸汤^①渍^②服者，取其气薄而泄虚热。

上二味，以麻沸汤二升渍之，须臾绞去滓，分温再服。

心下痞而复恶寒，汗出者，附子泻心汤主之。

心下痞者，虚热内伏也；恶寒汗出者，阳气外虚也。与泻心汤攻痞，加附子以固阳。

本以下之，故心下痞，与泻心汤；痞不解，其人渴而口燥烦，小便不利者，五苓散主之。

本因下后成痞，当与泻心汤除之；若服之痞不解，其人渴而口渴燥烦，小便不利者，为水饮内畜，津液不行，非热痞也，与五苓散，发汗散水则愈。一方忍之，一日乃愈者，不饮水者，外水不入，所停之水得行，而痞亦愈也。

伤寒汗出，解之后，胃中不和，心下痞硬，干噫食臭^③，胁下有水气，腹中雷鸣下利者，生姜泻心汤主之。

胃为津液之主，阳气之根。大汗出后，外亡津液，胃中空虚，客气上逆，心下痞硬。《金匮要略》曰：中焦气未和，不能消谷，故令噫。干噫食臭者，胃虚而不杀谷也。胁下有水气，腹中雷鸣，土弱不能胜水也。与泻心汤以攻痞，加生姜以益胃。

伤寒中风，医反下之，其人下利，日数十行，谷不化，腹中雷鸣，心下痞

硬而满，干呕，心烦不得安。医见心下痞，谓病不尽，复下之，其痞益甚，此非结热，但以胃中虚，客气上逆，故使硬也，甘草泻心汤主之。

伤寒中风，是伤寒或中风也。邪气在表，医反下之，虚其肠胃而气内陷也。下利日数十行，谷不化，腹中雷鸣者，下后里虚胃弱也。心下痞硬，干呕心烦，不得安者，胃中空虚，客气上逆也。与泻心汤以攻表，加甘草以补虚。前以汗后胃虚，是外伤阳气，故加生姜；此以下后胃虚，是内损阴气，故加甘草。

伤寒服汤药，下利不止，心下痞硬。服泻心汤已，复以他药下之，利不止，医以理中与之，利益甚。理中者，理中焦，此利在下焦，赤石脂禹余粮汤主之。复利不止者，当利其小便。

伤寒服汤药下后，利不止，而心下痞硬者，气虚而客气上逆也，与泻心汤攻之则痞已，医复以他药下之，又虚其里，致利不止也。理中丸，脾胃虚寒下利者，服之愈。此以下焦虚，故与之，其利益甚。《圣济经》曰：滑则气脱，欲其收也。如开肠洞泄、便溺遗失，涩剂所以收之。此利由下焦不约，与赤石脂禹余粮汤以涩洞泄。下焦主分清浊，下利者，水谷不分也。若服涩剂，而利不止，当利小便，以分其气。

赤石脂禹余粮汤方

赤石脂一斤，碎。味甘温　禹余粮一斤，碎。味甘平

---

① 麻沸汤：将沸的热水。
② 渍：浸泡。
③ 干噫食臭：嗳气有饮食的酸腐气味。

《本草》云：涩可去脱，石脂之涩以收敛之；重可去怯，余粮之重以镇固。

以上二味，以水六升，煮取二升，去滓，分温三服。

伤寒吐下后发汗，虚烦，脉甚微。八九日，心下痞硬，胁下痛，气上冲咽喉，眩冒。经脉动惕者，久而成痿。

伤寒吐下后发汗，则表里之气俱虚，虚烦，脉甚微，为正气内虚，邪气独在。至七八日，正气当复，邪气当罢，而心下痞，胁下痛，气上冲咽喉，眩冒者，正气内虚而不复，邪气留结而不去。经脉动惕者，经络之气虚极，久则热气还经，必成痿弱。

伤寒发汗，若吐若下，解后，心下痞硬，噫气不除者，旋覆代赭汤主之。

大邪虽解，以曾发汗吐下，胃气弱而未和，虚气上逆，故心下痞硬，噫气不除，与旋覆代赭石汤降虚气而和胃。

旋覆代赭汤方

旋覆花三两。味咸温　人参二两。味甘温
生姜五两，切。味辛温　半夏半升，洗。味辛温
代赭石一两。味苦寒　大枣十二枚，擘。甘温
甘草三两，炙。味甘平

硬则气坚，咸味可以软之，旋覆之咸，以软痞硬。虚则气浮，重剂可以镇之，代赭石之重，以镇虚逆。辛者散也，生姜、半夏之辛，以散虚痞。甘者缓也，人参、甘草、大枣之甘，以补胃弱。

上七味，以水一斗，煮取六升，去滓，再煎，取三升，温服一升，日三服。

下后，不可更行桂枝汤。若汗出

① 协热而利：里寒并伴有表证发热下利。

而喘，无大热者，可与麻黄杏子甘草石膏汤。

前第三卷二十六证云：发汗后，不可更行桂枝汤。汗出而喘，无大热者，为与此证治法同。汗下虽殊，既不当损正气则一，邪气所传既同，遂用一法治之。经所谓若发汗、若下、若吐后医统本有"者"字是矣。

太阳病，外证未除而数下之，遂协热而利①。利下不止，心下痞硬，表里不解者，桂枝人参汤主之。

外证未除而数下之，为重虚其里，邪热乘虚而入，里虚协热，遂利不止而心下痞。若表解而下利，心下痞者，可与泻心汤，若不下利，表不解而心下痞者，可先解表而后攻痞。以表里不解，故与桂枝人参汤和里解表。

桂枝人参汤方

桂枝四两，去皮。味辛热　甘草四两，炙。
味甘平　白术三两。味甘平　人参三两。味甘
温　干姜三两。味辛热

表未解者，辛以散之；里不足者，甘以缓之。此以里气大虚，表里不解，故加桂枝、甘草于理中汤也。

上五味，以水九升，先煮四味，取五升，内桂更煮，取三升，去滓，温服一升，日再、夜一服。

伤寒大下后，复发汗，心下痞，恶寒者，表未解也，不可攻痞，当先解表，表解乃可攻痞。解表宜桂枝汤，攻痞宜大黄黄连泻心汤。

大下后，复发汗，则表里之邪当悉已。此心下痞而恶寒者，表里之邪俱不

解也。因表不解而下之，为心下痞，先与桂枝汤解表，表解，乃与大黄黄连泻心汤攻痞。《内经》曰：从外之内而盛于内者，先治其外，而后调其内。

伤寒，发热，汗出不解，心下痞硬，呕吐而下利者，大柴胡汤主之。

伤寒发热，寒已成热也。汗出不解，表和而里病也。吐利，心腹濡软为里虚；呕吐而下利，心下痞硬者，是里实也，与大柴胡汤以下里热。

病如桂枝证，头不痛，项不强，寸脉微浮，胸中痞硬，气上冲咽喉，不得息者，此为胸有寒[①]也，当吐之，宜瓜蒂散。

病如桂枝证，为发热，汗出，恶风，言邪在表也。头痛、项强，为桂枝汤证具。若头不痛，项不强，则邪不在表而传里也。浮为在表，沉为在里。今寸脉微浮，则邪不在表，亦不在里，而在胸中也。胸中与表相应，故知邪在胸中者，犹如桂枝证而寸脉微浮也。以胸中痞硬，上冲咽喉不得息，知寒邪客于胸中而不在表也。《千金》曰：气浮上部，填塞心胸，胸中满者，吐之则愈。与瓜蒂散，以吐胸中之邪。

瓜蒂散方

瓜蒂一分，熬黄。味苦寒　赤小豆一分。味酸温

其高者越之，越以瓜蒂、豆豉之苦；在上者涌之，以赤小豆之酸。《内经》曰：酸苦涌泄为阴。

上二味，各别捣筛，为散已，合治之，取一钱匕。以香豉一合，用热汤七合，煮作稀糜，去滓，取汁和散，温顿服之。不吐者，少少加[②]，得快吐乃止。诸亡血虚家，不可与瓜蒂散。

病胁下素有痞，连在脐傍，痛引少腹，入阴筋[③]者，此名藏结。死。

素有宿昔之积，结于胁下为痞。今因伤寒邪气入里，与宿积相合，使藏之真气，结而不通，致连在脐傍，痛引少腹，入阴筋而死。

伤寒，若吐、若下后，七八日不解，热结在里，表里俱热，时时恶风，大渴，舌上干燥而烦，欲饮水数升者，白虎加人参汤主之。

若吐若下后，七八日则当解，复不解，而热结在里。表热者，身热也；里热者，内热也。本因吐下后，邪气乘虚内陷为结热，若无表热而纯为里热，则邪热结而为实。此以表热未罢，时时恶风。若邪气纯在表，则恶风无时。若邪气纯在里，则更不恶风。以时时恶风，知表里俱有热也。邪热结而为实者，则无大渴；邪热散漫则渴。今虽热结在里，表里俱热，未为结实，邪气散漫，熏烝焦膈，故大渴，舌上干燥而烦，欲饮水数升。与白虎加人参汤，散热生津。

伤寒无大热，口燥渴，心烦，背微恶寒者，白虎加人参汤主之。

无大热者，为身无大热也。口燥渴

---

①　胸有寒：胸中有痰饮。
②　少少加：逐渐增加。
③　阴筋：多指生殖器官。

心烦者，当作阳明病；然以背微恶寒，为表未全罢，所以属太阳也。背为阳，背恶寒口中和者，少阴病也，当与附子汤；今口燥而渴，背虽恶寒，此里也，则恶寒亦不至甚，故云微恶寒。与白虎汤和表散热，加人参止渴生津。

伤寒脉浮，发热无汗，其表不解者，不可与白虎汤。渴欲饮水，无表证者，白虎加人参汤主之。

伤寒脉浮，发热无汗，其表不解，不渴者，宜麻黄汤；渴者宜五苓散，非白虎所宜。大渴欲水，无表证者，乃可与白虎加人参汤，以散里热。临病之工，大宜精别。

太阳少阳并病，心下硬，颈项强而眩者，当刺大椎、肺俞、肝俞，慎勿下之。

心下痞硬而眩者，少阳也；颈项强者，太阳也。刺大椎、肺俞，以泻太阳之邪，以太阳之脉下项侠脊故尔；肝俞以泻少阳之邪，以胆为肝之府故尔。太阳为在表，少阳为在里，即是半表半里证。

前第五证云：不可发汗，发汗则谵语。是发汗攻太阳之邪，少阳之邪益甚于胃，必发谵语。此云慎勿下之，攻少阳之邪，太阳之邪乘虚入里，必作结胸。经曰：太阳少阳并病，而反下之，成结胸。

太阳与少阳合病，自下利者，与黄芩汤；若呕者，黄芩加半夏生姜汤主之。

太阳阳明合病，自下利为在表，当与葛根汤发汗。阳明少阳合病，自下利，为在里，可与承气汤下之。此太阳少阳合病，自下利，为在半表半里，非汗下所宜，故与黄芩汤以和解半表半里之邪。呕者，胃气逆也，故加半夏、生姜，以散逆气。

黄芩汤方

黄芩三两。味苦寒　甘草二两，炙。味甘平　芍药二两。味酸平　大枣十二枚，擘。味甘温

虚而不实者，苦以坚之，酸以收之，黄芩、芍药之苦酸，以坚敛肠胃之气。弱而不足者，甘以补之，甘草、大枣之甘，以补固胃肠之弱。

上四味，以水一斗，煮取三升，去滓，温服一升，日再夜一服。若呕者，加半夏半升，生姜三两。

伤寒胸中有热，胃中有邪气，腹中痛，欲呕吐者，黄连汤主之。

湿家下后，舌上如胎者，以丹田有热，胸中医统本作"上"有寒，是邪气入里，而为下热上寒也；此伤寒邪气传里，而为下寒上热也。胃中有邪气，使阴阳不交，阴不得升，而独治于下，为下寒腹中痛；阳不得降而独治于上，为胸中热，欲呕吐。与黄连汤，升降阴阳之气。

黄连汤方

黄连味苦寒　甘草炙。味甘平　干姜味辛热　桂枝去皮，各三两。味辛热　人参二两。味甘温　半夏半升，洗。味辛温　大枣十二枚，擘。味甘温

上热者，泄之以苦，黄连之苦以降阳；下寒者，散之以辛，桂、姜、半夏之辛以升阴；脾欲缓，急食甘以缓之，人参、甘草、大枣之甘以益胃。

上七味，以水一斗，煮取六升，去滓，温服一升，日三服，夜二服。

伤寒八九日，风湿相搏，身体疼烦，不能自转侧，不呕不渴，脉浮虚而涩者，桂枝附子汤主之。

伤寒与中风家，至七八日再经之时，则邪气多在里，身必不苦疼痛，今日数多，复身体疼烦，不能自转侧者，风湿相搏也。烦者风也，身疼不能自转侧者湿也。经曰：风则浮虚。《脉经》曰：脉来涩者，为病寒湿也。不呕不渴，里无邪也；脉得浮虚而涩，身有疼烦，知风湿但在经也，与桂枝附子汤，以散表中风湿。

若其人大便硬，小便自利者，去桂加白术汤主之。

桂，发汗走津液。此小便利，大便硬为津液不足，去桂加术。

桂枝附子汤方

桂枝四两，去皮。味辛热　附子三枚，炮，去皮，破八片。辛热　生姜三两，切。味辛温　甘草二两，炙。味甘温　大枣十二枚，擘。味甘温

风在表者，散以桂枝、甘草之辛甘；湿在经者，逐以附子之辛热；姜、枣辛甘行荣卫，通津液，以和表也。

上五味，以水六升，煮取二升，去滓，分温三服。

去桂加白术汤方

附子三枚，炮，去皮破　白术四两　生姜三两，切　甘草二两，炙　大枣十二枚，擘

风湿相搏，骨节烦疼，掣痛，不得屈伸，近之则痛剧，汗出短气，小便不利，恶风不欲去衣，或身微肿者，甘草附子汤主之。

风则伤卫，湿流关节，风湿相搏，两邪乱经，故骨节疼烦，掣痛，不得屈伸，近之则痛剧也。风胜则卫气不固，汗出，短气，恶风不欲去衣，为风在表；湿胜则水气不行，小便不利，或身微肿，为湿外搏也。与甘草附子汤，散湿固卫气。

甘草附子汤方

甘草二两，炙。味甘平　附子二枚，炮，去皮破。味辛热　白术二两。味甘温　桂枝四两，去皮。味辛热

桂枝、甘草之辛甘，发散风邪而和卫；附子、白术之辛甘，解湿气而温经。

上四味，以水六升，煮取三升，去滓，温服一升，日三服。初服得微汗则解。能食，汗出复烦者，将服五合，恐一升多者，宜服六七合为妙。

伤寒脉浮滑，此以表有热、里有寒，白虎汤主之。

浮为在表，滑为在里。表有热，外有热也；里有寒，有邪气传里也。以邪未入府，故止言寒，如瓜蒂散证云：胸上有寒者是矣。与白虎汤，以解内外之邪。

白虎汤方

知母六两。味苦寒　石膏一斤，碎。味甘寒　甘草二两。味甘平　粳米六合。味甘平

《内经》曰：热淫所胜，佐以苦甘。知母、石膏之苦甘以散热，热则伤气。甘以缓之，甘草、粳米之甘以益气。

上四味，以水一斗，煮米熟，汤成，去滓，温服一升，日三服。

伤寒脉结代，心动悸，炙甘草汤

主之。

结代之脉，动而中止能自还者，名曰结；不能自还者，名曰代。由血气虚衰，不能相续也。心中悸动，知真气内虚也，与炙甘草汤，益虚补血气而复脉。

炙甘草汤方

甘草四两，炙。味甘平　生姜三两，切。味辛温　桂枝三两，去皮。味辛热　人参二两。味甘温　生地黄一斤。味甘寒　阿胶二两。味温甘　麦门冬半升，去心。味甘平　麻子仁半升。味甘平　大枣十二枚，擘。味甘温

补可以去弱，人参、甘草、大枣之甘，以补不足之气；桂枝、生姜之辛，以益正气。《圣济经》曰：津耗散为枯，五藏痿弱，荣卫涸流，温剂所以润之。麻子仁、阿胶、麦门冬、地黄之甘，润

经益血，复脉通心也。

上九味，以清酒七升，水八升，先煮八味，取三升，去滓，内胶烊消尽，温服一升，日三服，一名复脉汤。

脉按之来缓，时一止复来者，名曰结。又脉来动[1]而中止，更来小数，中有还者反动[2]。名曰结阴；脉来动而中止，不能自还，因而复动者，名曰代阴也。得此脉者，必难治。

结代之脉，一为邪气留结，一为真气虚衰。脉来动而中止，若能自还，更来小数[3]，止是邪气留结，名曰结阴；若动而中止，不能自还，因其呼吸，阴阳相引复动者，是真气衰极，名曰代阴，为难治之脉。经曰：脉结者生，代者死，此之谓也。

释音

俛音免。俯也
瞤水伦切，目动也
匱求位切，匣也　痿于危切，痹病也

耎音软，柔也
椎音槌　掣昌列切　涸平各切，竭也　烊音羊

----

[1] 动：指脉搏的跳动。
[2] 反动：复动。
[3] 小数：略快。

辨阳明病脉证并治法第八

问曰：病有太阳阳明，有正阳阳明，有少阳阳明，何谓也？答曰：太阳阳明者，脾约①是也。

阳明胃也。邪自太阳经传之入府者，谓之太阳阳明。经曰：太阳病，若吐、若下、若发汗后，微烦，小便数，大便因硬者，与小承气汤，即是太阳阳明脾约病也。

正阳阳明者，胃家实②是也。

邪自阳明经传入府者，谓之正阳阳明。经曰：阳明病，脉迟，虽汗出不恶寒，其身必重，短气，腹满而喘，有潮热者，外欲解可攻里也。手足濈濈然③汗出者，此大便已硬也，大承气汤主之，即是正阳阳明胃家实也。

少阳阳明者，发汗，利小便已，胃中燥烦实，大便难是也。

邪自少阳经传之入府者，谓之少阳阳明。经曰：伤寒，脉弦细，头痛发热者，属少阳。少阳不可发汗，发汗则谵语，此属胃，即是少阳阳明病也。

阳明之为病，胃家实是也。

邪传入胃，热毒留结，则胃家为实。华佗曰：热毒入胃要须下去之，不可留于胃中。是知邪在阳明，为胃家实也。

问曰：何缘得阳明病？答曰：太阳病若发汗、若下、若利小便，此亡津液，胃中干燥，因转属阳明，不更衣④，内实，大便难者，此名阳明也。

本太阳病不解，因汗、利小便，亡津液，胃中干燥，太阳之邪入府，转属阳明。古人登厕必更衣，不更衣者，通为不大便。不更衣，则胃中物不得泄，故为内实。胃无津液，加之畜热，大便则难，为阳明里实也。

问曰：阳明病，外证云何？答曰：身热，汗自出，不恶寒，反恶热也。

阳明病，为邪入府也。邪在表，则身热，汗出而恶寒；邪既入府，则表证已罢，故不恶寒，但身热，汗出，而恶热也。

---

① 脾约：胃热肠燥，津液受损，脾阴不足，脾为胃行其津液的功能受到约束，症见大便硬，小便数。

② 胃家实：胃家，泛指肠胃。实，指邪气盛实，不仅指有形的燥屎。

③ 濈（jí 及）濈然：汗出连绵不断的样子

④ 更衣：即大便。

问曰：病有得之一日，不发热而恶寒者，何也？答曰：虽得之一日，恶寒将自罢，即自汗出而恶热也。

邪客在阳明，当发热而不恶寒，今得之一日，犹不发热而恶寒者，即邪未全入府，尚带表邪；若表邪全入，则更无恶寒，必自汗出而恶热也。

问曰：恶寒何故自罢？答曰：阳明居中，主土也，万物所归，无所复传。始虽恶寒，二日自止，此为阳明病也。

胃为水谷之海，主养四旁。四旁有病，皆能传入于胃。入胃则更不复传，如太阳病传之入胃，则更不传阳明；阳明病传之入胃，则更不传少阳，少阳病传之入胃，则更不传三阴。

本太阳初得病时，发其汗，汗先出不彻，因转属阳明也。

伤寒传经者，则一日太阳，二日阳明。此太阳传经，故曰转属阳明。

伤寒发热，无汗，呕不能食，而反汗出濈濈然者，是转属阳明也。

伤寒发热，无汗，呕不能食者，太阳受病也；若反汗出濈濈然者，太阳之邪转属阳明也。经曰：阳明病法多汗。

伤寒三日[1]，阳明脉大。

伤寒三日，邪传阳明之时。经曰：尺寸俱长者，阳明受病，当二三日发。阳明气血俱多，又邪并于经，是以脉大。

伤寒脉浮而缓，手足自温者，是为系在太阴。太阴者，身当发黄；若小便自利者，不能发黄。至七八日大便硬者，为阳明病也。

浮为阳邪，缓为脾脉。伤寒脉浮缓，太阴客热[2]。邪在三阳，则手足热；邪在三阴，则手足寒。今手足自温，是知系在太阴也。太阴土也，为邪烝[3]之，则色见于外，当发身黄。小便自利者，热不内畜，不能发黄，至七八日，大便硬者，即太阴之邪入府，转属阳明也。

伤寒转系阳明者，其人濈然微汗出也。

伤寒则无汗，阳明法多汗，此以伤寒转系阳明，故濈然微汗出。

阳明中风，口苦咽干，腹满微喘，发热恶寒，脉浮而紧；若下之，则腹满、小便难也。

脉浮在表，紧为里实。阳明中风，口苦咽干，腹满微喘者，热传于里也；发热恶寒者，表仍未解也。若下之，里邪虽去，表邪复入于里，又亡津液，故使腹满而小便难。

阳明病，若能食，名中风；不能食，名中寒。

阳明病，以饮食别受风寒者，以胃为水谷之海，风为阳邪，阳杀谷，故中风者能食；寒为阴邪，阴邪不杀谷，故伤寒者不能食。

阳明病，若中寒者，不能食，小便不利，手足濈然汗出，此欲作固瘕[4]，必大便初硬后溏。所以然者，以胃中冷，

---

① 伤寒三日：伤寒几日。三，为约略之数。
② 客热：外来的外热邪。
③ 烝（zhēng 蒸）：指火气上行。
④ 固瘕（jiǎ 假）：胃中虚寒，水谷不消而结积的病症，临床表现为大便初头硬，后溏薄，并且日久不愈。

水谷不别①**故也。**

阳明中寒不能食者，寒不杀谷也。小便不利者，津液不化也。阳明病法多汗，则周身汗出，此手足濈然汗出，而身无汗者，阳明中寒也。固瘕者，寒气结积也。胃中寒甚，欲留结而为固瘕，则津液不得通行，而大便必硬者，若汗出小便不利者，为实也。此为小便不利，水谷不别，虽大便初硬，后必溏也。

阳明病，初欲食，小便反不利，大便自调，其人骨节疼，翕翕如有热状②**，奄然**③**发狂，濈然汗出而解者，此水不胜谷气，与汗共并，脉紧则愈。**

阳病客热，初传入胃，胃热则消谷而欲食。阳明病热为实者，则小便当数，大便反硬，今小便反不利，大便自调者，热气散漫，不为实也。欲食，则胃中谷多，《内经》曰：食入于阴，长气于阳。谷多则阳气胜，热消津液则水少。经曰：水入于经，其血乃成，水少则阴血弱。《金匮要略》曰：阴气不通，即骨疼。其人骨节疼者，阴气不足也。热甚于表者，翕翕发热；热甚于里者，烝烝发热。此热气散漫，不专著于表里，故翕翕如有热状。奄，忽也。忽然发狂者，阴不胜阳也。《内经》曰：阴不胜其阳者，则脉流薄疾④，并乃狂。阳明蕴热为实者，须下之愈；热气散

漫，不为实者，必待汗出而愈，故云濈然而汗出而解也。水谷之等者，阴阳气平也。水不胜谷气，是阴不胜阳也。汗出则阳气衰，脉紧则阴气生。阴阳气平，两无偏胜则愈，故云与汗共并，脉紧则愈。

阳明病欲解时，从申至戌上。

四月为阳，土旺于申、酉、戌向王时，是为欲解。

阳明病，不能食，攻其热必哕。所以然者，胃中虚冷故也。以其人本虚，故攻其热必哕。

不能食，胃中本寒，攻其热，复虚其胃，虚寒相搏，故令哕也。经曰：关脉弱，胃气虚，有热不可大攻之，热去则寒起。此之谓也。

阳明病脉迟，食难用饱，饱则微烦，头眩，必小便难，此欲作谷疸⑤**，虽下之，腹满如故。所以然者，脉迟故也。**

阳明病脉迟，则邪方入里，热未为实也。食入于阴，长气于阳。胃中有热，食难用饱，饱则微烦而头眩者，谷气与热气相搏也。两热相合，消搏津液，必小便难。利者不能发黄，言热得泄也。小便不利，则热不得泄，身必发黄。疸，黄也。以其发于谷气之热，故名谷疸。热实者，下之则愈；脉迟为热气未实，虽下之，腹满亦不减也。经曰：脉迟尚未可攻。

---

① 水谷不别：指大便中杂有不消化的食物和水混在一起。谷，指食物。

② 翕翕如有热状：微微发热，像是发烧的样子。

③ 奄然：突然。

④ 脉流薄疾：出自《黄帝内经·素问》，指脉象急促相迫。薄疾，急迫速疾。

⑤ 谷疸：黄疸的一种，由脾胃虚弱，运化失职，湿邪内阻所致，以饮食减少，食后头眩，心胸不舒为主要临床表现，有寒湿与湿热两种类型。

阳明病法多汗，反无汗，其身如虫行皮中状者，此以久虚故也。

胃为津液之本，气虚津液少，病则反无汗。胃候身之肌肉，其身如虫行皮中者，知胃气久虚也。

阳明病，反无汗，而小便利，二三日，呕而咳，手足厥者，必苦头痛；若不渴不呕，手足不厥者，头不痛。

阳明病法多汗，反无汗，而小便利者，阳明伤寒，而寒气内攻也。至二三日，呕咳而支厥者，是寒邪但攻里而不外发，其头亦不痛也。

阳明病，但头眩，不恶寒，故能食而咳，其人必咽痛；若不咳者，咽不痛。

阳明病，身不重痛，但头眩而不恶寒者，阳明中风而风气内攻也。经曰：阳明病，若能食，名中风。风邪攻胃，胃气上逆而咳。咽门者，胃之系，咳甚则咽伤，故必咽痛；若胃气不逆，则不咳，其咽亦不痛也。

阳明病无汗，小便不利，心中懊恼者，身必发黄。

阳明病无汗，而小便不利者，热蕴于内而不得越；心中懊恼者，热气郁烝，欲发于外而为黄也。

阳明病，被火①，额上微汗出，小便不利者，必发黄。

阳明病则为内热，被火，则火热相合而甚。若遍身汗出而小便利者，热得泄越不能发黄，今额上微汗出，而小便不利，则热不得越，郁烝于胃，必发黄也。

阳明病，脉浮而紧者，必潮热，发作有时。但浮者，必盗汗出。

浮为在经，紧者里实。脉浮而紧者，表热里实也，必潮热，发作有时。若脉但浮而不紧者，止是表热也，必盗汗出。盗汗者，睡而汗出也。阳明病里热者自汗，表热者盗汗。

阳明病，口燥，但欲漱水不欲咽者，此必衄②。

阳明之脉起于鼻，络于口。阳明里热，则渴欲饮水，此口燥但欲漱水不欲咽者，是热在经而里无热也。阳明气血俱多，经中热甚，迫血妄行，必作衄也。

阳明病，本自汗出，医更重发汗，病已差，尚微烦不了了者，此大便必硬故也。以亡津液，胃中干燥，故令大便硬。当问其小便，日几行。若本小便日三日行，今日再行，故知大便不久出；今为小便数少，以津液当还入胃中，故知不久必大便也。

先亡津液，使大便硬，小便数少，津液分别，大便必自下也。

伤寒呕多，虽有阳明证不可攻之。

呕者，热在上焦，未全入府，故不可下。

阳明病，心下硬满者，不可攻之。攻之，利遂不止者死，利止者愈。

阳明病腹满者，为邪气入府，可下之。心下硬满，则邪气尚浅，未全入府，不可便下之。得利止者，为邪气去，正气安，正气安则愈；若因下利不

---

① 被火：误用火法治疗。

② 衄（nǜ 恶）：鼻出血，也泛指人体各部位的出血。

止者，为正气脱而死。

阳明病，面合赤色①，不可攻之，必发热色黄者，小便不利也。

合，通也。阳明病面色通赤者，热在经也，不可下之。下之虚其胃气，耗其津液，经中之热，乘虚入胃，必发热色黄，小便不利也。

阳明病，不吐不下，心烦者，可与调胃承气汤。

吐后心烦，谓之内烦；下后心烦，谓之虚烦。今阳明病不吐不下心烦，则是胃有郁热也，与调胃承气汤，以下郁热。

阳明病脉迟，虽汗出，不恶寒者，其身必重，短气腹满而喘，有潮热者，此外欲解，可攻里也。手足濈然汗出者，此大便已硬也，大承气汤主之；若汗多微发热恶寒者，外未解也，其热不潮，未可与承气汤；若腹大满不通者，可与小承气汤，微和胃气，勿令大泄下。

阳明病脉迟，若汗出多，微发热恶寒者，表未解也；若脉迟，虽汗出而不恶寒者，表证罢也。身重、短气、腹满而喘，有潮热者，热入府也。四肢诸阳之末，津液足，为热烝之，则周身汗出；津液不足，为热烝之，其手足濈然而汗出，知大便已硬也，与大承气汤，以下胃热。经曰：潮热者，实也。其热不潮，是热未成实，故不可便与大承气汤，虽有腹大满不通之急，亦不可与大承气汤。与小承气汤微和胃气。

大承气汤方

大黄四两，酒洗。苦寒　厚朴半斤，炙，

去皮。苦温　枳实五枚，炙。苦寒　芒硝三合。咸寒

《内经》曰：燥淫所胜，以苦下之。大黄、枳实之苦，以润燥除热。又曰：燥淫于内，治以苦温。厚朴之苦，下结燥。又曰：热淫所胜，治以咸寒，芒硝之咸，以攻蕴热。

上四味，以水一斗，先煮二物，取五升，去滓，内大黄，更煮取二升，去滓，内芒硝，更上微火一两沸，分温再服。得下，余勿服。

小承气汤方

大黄四两　厚朴二两，炙，去皮　枳实三枚，大者，炙

大热结实者，与大承气汤；小热微结者，与小承气汤。以热不大甚，故于大承气汤去芒硝；又以结不至坚，故不减厚朴、枳实也。

以上三味，以水四升，煮取一升二合，去滓，分温二服。初服汤，当更衣，不尔者，尽饮之；若更衣者，勿服之。

阳明病，潮热，大便微硬者，可与大承气汤；不硬者，不赵本有"可"字与之。若不大便六七日，恐有燥屎，欲知之法，少与小承气汤，汤入腹中，转矢气者，此有燥屎赵本有"也"字，乃可攻之；若不转矢气者，此但初头硬，后必溏，不可攻之，攻之，必胀满不能食也。欲饮水者，与水则哕。其后发热者，必大便复硬而少也，以小承气汤和之。不转矢气者，慎不可攻之。

潮热者实，得大便微硬者，便可

---

① 面合赤色：满面通红。

攻之；若不硬者，则热未成实，虽有潮热亦未可攻。若不大便六七日，恐有燥屎，当先与小承气汤渍之，如有燥屎，小承气汤药势缓，不能宣泄，必转气下失；若不转矢气，是胃中无燥屎，但肠间少硬尔，止初头硬，后必溏，攻之则虚其胃气，致腹胀满不能食也。胃中干燥，则欲饮水，水入胃中，虚寒相搏，气逆则哕。其后却发热者，则热气乘虚还复聚于胃中，胃燥得热，必大便复硬，而少与小承气汤，微利与和之，故以重云不转矢气，不可攻内，慎之至也。

夫实则谵语[1]，虚则郑声[2]。郑声者，重语也。

《内经》曰：邪气盛则实，精气夺则虚。谵语由邪气盛，而神识昏也；郑声，由精气夺而声不全也。谵语者，言语不次也；郑声者，郑音不正也。《论语》云：恶郑声之乱雅乐[3]。又曰：放郑声，远佞人。郑声淫，佞人殆。言郑声不正也。今新差气虚，人声转者，是所谓重语者也。若声重亦声转之故。

直视谵语，喘满者死。下利者亦死。

直视谵语，邪胜也。喘满为气上脱；下利为气下脱，是皆主死。

发汗多，若重发汗者，亡其阳[4]。谵语脉短者死，脉自和者不死。

亡阳胃燥，谵语者脉短，津液已绝，不可复治；脉自和，为正气未衰而犹可生也。

伤寒若吐、若下后，不解，不大便五六日，上至十余日，日晡所发潮热[5]，不恶寒，独语[6]如见鬼状。若剧者，发则不识人，循衣摸床[7]，惕而不安，微喘直视，脉弦者生，涩者死，微者但发热谵语者，大承气汤主之。若一服利，止后服。

若吐、若下，皆伤胃气，不大便五六日上至十余日者，亡津液，胃气虚，邪热内结也。阳明王于申酉戌，日晡所发潮热者，阳明热甚也。不恶寒者，表证罢也。独语如见鬼状者，阳明内实也，以为热气有余。若剧者，是热气甚大也，热大甚于内，昏冒正气，使不识人，至于循衣摸床，惕而不安，微喘直视。伤寒阳胜而阴绝者死，阴胜而阳绝者死。热剧者，为阳胜。脉弦为阴有余，涩为阴不足。阳热虽剧，脉弦，知阴未绝而犹可生；脉涩而阴绝，故不可治。其邪热微而未至于剧者，但发热谵语，可与大承气汤，以下胃中热。经曰：凡服下药，中病即止，不必尽剂。此以热未剧，故云若一服利，则止后服。

阳明病，其人多汗，以津液外出，

---

① 谵语：声高气粗，胡言乱语，多属实证。
② 郑声：语言重复，声音低微，见于虚证。
③ 雅乐：优雅的音乐。
④ 亡其阳：阳气随大汗而外亡。
⑤ 日晡所发潮热：感于伤寒兼有阳明腑实证者，下午3~5时阳明经气旺，引起胃肠燥热内结，正邪斗争剧烈发热明显，此症状称为日晡潮热。
⑥ 独语：神志一般清醒而喃喃自语，见人语止。属虚证。多由心气虚，精不养神所致。
⑦ 循衣摸床：同捻衣摸床，指病人神智昏糊时，两手无意识地反复触摸衣被床沿。

胃中燥热，大便必硬，硬则谵语，小承气汤主之。若一服谵语止者，更莫复服。

亡津液胃燥，大便硬而谵语，虽无大热内结，亦须与小承气汤和其胃气。得一服谵语止，则胃燥以润，更莫复与承气汤，以本无实热故也。

阳明病，谵语发潮热，脉滑而疾[①]者，小承气汤主之。因与承气汤一升，腹中转矢气者，更服一升；若不转矢气者，勿更与之。明日又不大便，脉反微涩者，里虚也，为难治，不可更与承气汤也。

阳明病谵语，发潮热，若脉沉实者，内实者也，则可下；若脉滑疾，为里热未实，则未可下，先与小承气汤和之。汤入腹中转矢气者，中有燥屎，可更与小承气汤一升以除之。若不转矢气者，中有燥屎，不可更与小承气汤。至明日邪气传时，脉得沉实紧牢之类，是里实也；反得微涩者，里气大虚也。若大便利后，脉微涩者，止为里虚而犹可，此又不大便，脉反微涩，是正气内衰，为邪气所胜，故云难治。

阳明病，谵语有潮热，反不能食者，胃中必有燥屎五六枚也。若能食者，但硬尔，宜大承气汤下之。

谵语潮热为胃热，当消谷引食；反不能食者，胃中有燥屎，而胃中实也。若能食者，胃中虚热，虽硬不得为有燥屎。杂病虚为不欲食，实为欲食；伤寒则胃实热甚者，不能食，胃中虚热甚者能食，与杂病为异也。与大承气汤以下燥屎，逐结热。

阳明病，下血谵语者，此为热入血室；但头汗出者，刺期门[②]，随其实而泻之，濈然汗出则愈。

阳明病热入血室，迫血下行，使下血谵语。阳明病法多汗，以夺血者无汗，故但头汗出也。刺期门以散血室之热，随其实而泻之，以除阳明之邪热，散邪除热，荣卫得通，津液得复，濈然汗出而解。

汗出谵语者，以有燥屎在胃中，此为风也，须下之，过经[③]乃可下之。下之若早，语言必乱，以表虚里实故也。下之则愈，宜大承气汤。

胃中有燥屎则谵语，以汗出为表未罢，故云风也。燥屎在胃则当下，以表未和则未可下，须过太阳经，无表证，乃可下之。若下之早，燥屎虽除，则表邪乘虚复陷于里，为表虚里实，胃虚热甚，语言必乱。与大承气汤，却下胃中邪热则止。

伤寒四五日，脉沉而喘满。沉为在里，而反发其汗，津液越出，大便为难，表虚里实，久则谵语。

邪气入内之时，得沉脉而喘满，里证具也，则当下之；反发其汗，令津液越出，胃中干燥，大便必难，久则屎燥胃实，必发谵语。

---

① 脉滑而疾：脉来圆滑流利，跳动急速。

② 期门：经穴名，属足厥阴肝经，肝之募穴。在胸部，当乳头直下，第6肋间隙，前正中线旁开4寸。

③ 过经：此指阳明经罢。

三阳合病，腹满身重，难以转侧，口不仁①面垢②，谵语遗尿。发汗则谵语，下之则额上生汗，手足逆冷。若自汗出者，白虎汤主之。

腹满身重，难以反侧，口不仁谵语者，阳明也。《针经》曰：少阳病甚则面微尘。此面垢者，少阳也；遗尿者，太阳也。三阳以阳明证多，故出阳明篇中。三阳合病，为表里有邪，若发汗攻表，则燥热益甚，必愈谵语；若下之攻里，表热乘虚内陷，必额上汗出，手足逆冷；其自汗出者，三阳经热甚也。《内经》曰：热则腠理开，荣卫通，汗大泄，与白虎汤，以解内外之热。

二阳并病，太阳证罢，但发潮热，手足漐漐③汗出，大便难而谵语者，下之则愈，宜大承气汤。

本太阳病并于阳明，名曰并病④。太阳证罢，是无表证；但发潮热，是热并阳明。一身汗出为热越，今手足漐漐汗出，是热聚于胃也，必大便难而谵语。经曰：手足漐然汗出者，必大便已硬也，与大承气汤，以下胃中实热。

阳明病，脉浮而紧，咽燥口苦，腹满而喘，发热汗出，不恶寒，反恶热，身重。若发热则躁，心愦愦⑤，反谵语。若加温针，必怵惕⑥烦躁，不得眠；若下之，则胃中空虚，客气动膈，心中懊
侬，舌上胎者，栀子豉汤主之。

脉浮发热，为邪在表；咽燥口苦，为热在经；脉紧腹满而喘，汗出，不恶寒，反恶热，身重，为邪在里。此表里俱有邪，犹当和解之。若发汗攻表，表热虽除，而内热益甚，故躁而愦愦，反谵语。愦愦者，心乱。经曰：荣气⑦微者，加烧针则血不行，更发热而躁烦。此表里有热，若加烧针，则损动阴气，故怵惕烦躁不得眠也；若下之，里热虽去，则胃中空虚，表中客邪之气乘虚陷于上焦，烦动于膈，使心中懊侬而不了了也。舌上胎黄者，热气客于胃中；舌上胎白，知热气客于胸中，与栀子豉汤，以吐胸中之邪。

若渴欲饮水，口干舌燥者，白虎加人参汤主之。

若下后，邪热客于上焦者为虚烦；此下后，邪热不客于上焦而客于中焦者，是为干燥烦渴，与白虎加人参汤，散热润燥。

若脉浮发热，渴欲饮水，小便不利者，猪苓汤主之。

此下后，客热客于下焦者也。邪气自表入里，客于下焦，三焦俱带热也。脉浮发热者，上焦热也；渴欲饮水者，中焦热也；小便不利者，邪客下焦，津液不得下通也。与猪苓汤利小便，以泻

---

① 口不仁：口舌麻木，食不知味，言语不利。
② 面垢：面部如蒙油垢。
③ 漐漐：微微汗出潮润之状。
④ 并病：指伤寒一经证候未解，而另一经证候已见。
⑤ 心愦愦：形容心中烦乱不安指状。
⑥ 怵惕：恐惧不安的样子。
⑦ 荣气：即血气。

下焦之热也。

猪苓汤方

猪苓去皮。甘平　茯苓甘平　阿胶甘平　滑石碎。甘寒　泽泻各一两。甘咸寒

甘甚而反淡，淡味渗泄为阳，猪苓、茯苓之甘，以行小便；咸味涌泄为阴，泽泻之咸，以泄伏水；滑利窍，阿胶、滑石之滑，以利水道。

上五味，以水四升，先煮四味，取二升，去滓，内下阿胶烊消，温服七合，日三服。

阳明病，汗出多而渴者，不可与猪苓汤，以汗多胃中燥，猪苓汤复利其小便故也。

《针经》曰：水谷入于口，输于肠胃，其液别为五，天寒衣薄则为溺，天热衣厚则为汗，是汗溺一液也。汗多为津液外泄，胃中干燥，故不可与猪苓汤利小便也。

脉浮而迟，表热里寒，下利清谷者，四逆汤主之。

浮为表热，迟为里寒。下利清谷者，里寒甚也，与四逆汤，温里散寒。

若胃中虚冷，不能食者，饮水则哕。

哕者，咳逆是也。《千金》曰：咳逆者，哕逆之名。胃中虚冷，得水则水寒相搏，胃气逆而哕。

脉浮发热，口干鼻燥，能食者则衄。

脉浮发热，口干鼻燥者，热在经也；能食者里和也。热甚于经，迫血为衄。胃中虚冷阴胜也，水入于经，其血乃成，饮水者助阴，气逆为哕。发热口干阳胜也，食入于阴，长气于阳，能

食者助阳，血妄为衄。三者偏阴偏阳之疾也。

阳明病下之，其外有热，手足温，不结胸，心中懊憹，饥不能食，但头汗出者，栀子豉汤主之。

表未罢而下者，应邪热内陷也。热内陷者，则外热而无手足寒；今外有热而手足温者，热虽内陷，然而不深，故不作结胸也。心中懊憹，饥不能食者，热客胸中为虚烦也。热自胸中熏蒸于上，故但头汗出而身无汗。与栀子豉汤，以吐胸中之虚烦。

阳明病，发潮热，大便溏，小便自可，胸胁满不去者，小柴胡汤主之。

阳明病潮热，为胃实，大便硬而小便数；今大便溏，小便自可，则胃热未实，而水谷不别也。大便溏者，应气降而胸胁满去；今反不去者，邪气犹在半表半里之间，与小柴胡汤，以去表里之邪。

阳明病，胁下硬满，不大便而呕，舌上白胎者，可与小柴胡汤。上焦得通，津液得下，胃气因和，身濈然而汗出解也。

阳明病，腹满，不大便，舌上胎黄者，为邪热入府可下；若胁下硬满，虽不大便而呕，舌上白胎者，为邪未入府，在表里之间，与小柴胡汤以和解之。上焦得通，则呕止；津液得下，则胃气因和，汗出而解。

阳明中风，脉弦浮大而短气，腹部满，胁下及心痛，久按之气不通，鼻干不得汗，嗜卧，一身及面目悉黄，小便

难，有潮热，时时哕，耳前后肿，刺之小差①。外不解，病过十日，脉续浮者，与小柴胡汤。

脉但浮，无余证者，与麻黄汤；若不尿，腹满加哕者，不治。

浮大为阳，风在表也；弦则为阴，风在里也。短气腹满，胁下及心痛，风热壅于腹中而不通也。若寒客于内而痛者，按之则寒气散而痛止。此以风热内壅，故虽久按而气亦不通。阳明病，鼻干不得卧，自汗出者，邪在表也。此鼻干不得汗而嗜卧者，风热内攻，不干表也。一身面目悉黄，小便难，有潮热，时时哕者，风热攻于胃也。阳明之脉出大迎②，循颊车，上耳前过客主人③，热胜则肿，此风热在经，故耳前后肿，刺之经气通，肿则小差。如此者，外证罢则可攻。若外证不解，虽过十日，脉续浮者，邪气犹在半表半里，与小柴胡汤以和解之；若其脉但浮而不弦大，无诸里证者，是邪但在表也，可与麻黄汤以发其汗；若不尿腹满加哕者，关格④之疾也，故云不治，《难经》曰：关格者，不得尽其命而死。

阳明病，自汗出，若发汗，小便自利者，此为津液内竭，虽硬不可攻之，当须自欲大便，宜蜜煎导⑤而通之。若土瓜根⑥及大猪胆汁，皆可为导。

津液内竭，肠胃干燥，大便因硬，此非结热，故不可攻，宜以药外治而导引之。

蜜煎导方

蜜七合一味，内铜器中微火煎之，稍凝似饴状赵本作"上一味，于铜器内，微火煎，当须凝如饴状"，搅之勿令焦著，欲可丸，并手捻作挺，令头锐，大如指，长二寸许，当热时急作，冷则硬。以内谷道⑦中，以手急抱，欲大便时乃去之赵本有"疑非仲景意，已试甚良"九字。

猪胆汁方

大猪胆一枚，泻汁，和醋少许，以灌谷道中赵本作"和少许法醋，以灌谷道内"，如一食顷⑧，当大便出赵本有"宿食恶物，甚效"六字。

阳明病脉迟，汗出多，微恶寒者，表未解也，可发汗，宜桂枝汤。

阳明病脉迟，汗出多，当责邪在里，以微恶寒知表未解，与桂枝汤和表。

阳明病脉浮，无汗而喘者，发汗则愈，宜麻黄汤。

阳明伤寒表实，脉浮，无汗而喘

---

① 刺之小差：针刺后稍微好点。

② 大迎：经穴名，别名髓孔，属足阳明胃经。在面部，下颌角前方咬肌附着部前缘，当面动脉搏动处。

③ 过客主人：从上关穴经过，是足阳明胃经的循行。客主人，指上关穴。

④ 关格：中医病名，是指以脾肾虚衰，气化不利，浊邪壅塞三焦而致小便不通与呕吐并见为临床特征的危重病证。分而言之，小便不通谓之关，呕吐时作谓之格。

⑤ 导：有因势利导之意。对津伤便秘者，以润滑类药物纳入肛门，引起排便，即为导法。

⑥ 土瓜根：土瓜，有名王瓜，气味苦寒无毒，其根呈长块状，富于汁液。

⑦ 谷道：肛门。

⑧ 一食顷：大约吃一顿饭的时间。

也，与麻黄汤以发汗。

阳明病，发热汗出，此为热越，不能发黄也。但头汗出，身无汗，剂颈而还①，小便不利，渴引水浆者，此为瘀热在里，身必发黄，茵陈蒿汤主之。

但头汗出，身无汗，剂颈而还者，热不得越也；小便不利，渴引水浆者，热甚于胃，津液内竭也；胃为土而色黄，胃为热蒸赵本作"烝"，则色夺于外，必发黄也。与茵陈汤，逐热退黄。

茵陈蒿汤方

茵陈蒿六两。苦微寒　栀子十四枚，擘。苦寒　大黄二两，去皮。苦寒

小热之气，凉以和之；大热之气，寒以取之。茵陈、栀子之苦寒，以逐胃燥；宜下必以苦，宜补必以酸。大黄之苦寒，以下瘀热。

上三味，以水一斗，先煮茵陈，减六升，内二味，煮取三升，去滓，分温三服，小便当利，尿如皂荚汁状，色正赤，一宿腹减，黄从小便去也。

阳明证，其人喜忘②者，必有畜血③。所以然者，本有久瘀血，故令喜忘，屎虽硬，大便反易，其色必黑者，宜抵当汤下之。

《内经》曰：血并于下，乱而喜忘，此下本有久瘀血，所以喜忘也。津液少，大便硬，以畜血在内。屎虽硬，大便反易，其色黑也。与抵当汤，以下瘀血。

阳明病，下之，心中懊𢙐而烦，胃中有燥屎者可攻。腹微满，初头硬，后必溏，不可攻之。若有燥屎者，宜大承气汤。

下后，心中懊𢙐而烦者，虚烦也，当与栀子豉汤。若胃中有燥屎者，非虚烦也，可与大承气汤下之。其腹微满，初硬后溏，是无燥屎，此热不在胃而在上也，故不可攻。

病人不大便五六日，绕脐痛，烦躁，发作有时者，此有燥屎，故使不大便也。

不大便五六日者，则大便必结为燥屎也。胃中燥实，其气不得下通，故绕脐痛，烦躁，发作有时也。

病人烦热，汗出则解，又如疟状，日晡所发热者，属阳明也。脉实者宜下之；脉浮虚者，宜发汗。下之与大承气汤，发汗宜桂枝汤。

虽得阳明证，未可便为里实，审看脉候，以别内外。其脉实者，热已入府为实，可与大承气汤下之；其脉浮虚者，是热未入府，犹在表也，可与桂枝汤，发汗则愈。

大下后，六七日不大便，烦不解，腹满痛者，此有燥屎也。所以然者，本有宿食④故也，宜大承气汤。

大下之后，则胃弱不能消谷，至六七日不大便，则宿食已结不消，故使烦热不解而腹满痛，是知有燥屎也。与大承气汤以下除之。

病人小便不利，大便乍难乍易，时

---

① 剂颈而还：指头部汗出，到颈部而止，颈部以下无汗。剂，通齐。
② 喜忘：喜就是"善"的意思。喜忘，即健忘。
③ 畜血：畜同蓄，指瘀血停留。
④ 宿食：久积于体内未能完全消化的食物。

有微热，喘冒①不能卧者，有燥屎也，宜大承气汤。

小便利，则大便硬；此以有燥屎，故小便不利，而大便乍难乍易。胃热者，发热，喘冒无时及嗜卧也；此燥屎在胃，故时有微热，喘冒不得卧也，与大承气汤以下燥屎。

食谷欲呕者，属阳明也，吴茱萸汤主之。得汤反剧者，属上焦也。

上焦主内，胃为之市，食谷欲呕者，胃不受也，与吴茱萸汤以温胃气。得汤反剧者，上焦不内也，以治上焦法治之。

吴茱萸汤方

吴茱萸一升，洗。辛热　人参三两。甘温
生姜六两，切。辛温　大枣十二枚，擘。甘温

《内经》曰：寒淫于内，治以甘热，佐以苦辛。吴茱萸、生姜之辛以温胃，人参、大枣之甘以缓脾。

上四味，以水七升，煮取二升，去滓，温服七合，日三服。

太阳病，寸缓、关浮、尺弱，其人发热汗出，复恶寒，不呕，但心下痞者，此以医下之也。如其不下者，病人不恶寒而渴者，此转属阳明也。小便数者，大便必硬，不更衣十日，无所苦也。渴欲饮水，少少与之，但以法救之。渴者，宜五苓散。

太阳病脉阳浮阴弱，为邪在表；今寸缓、关浮、尺弱，邪气渐传里，则发热汗出，复恶寒者，表未解也。传经之邪入里，里不和者必呕。此不呕但心下痞者，医下之早，邪气留于心下也。如其不下者，必渐不恶寒而渴，太阳之邪转属阳明也。若吐、若下、若发汗后，小便数，大便硬者，当与小承气汤和之。此不因吐下、发汗后，小便数，大便硬，茗是无满实，虽不更衣十日无所苦也，候津液还入胃中，小便数少。大便必自出也。渴欲饮水者，少少与之，以润胃气，但审邪气所在，以法救之。如渴不止，与五苓散是也。

脉阳微②而汗出少者，为自和也；汗出多者，为太过。

脉阳微者，邪气少，汗出少者为适当，故自和；汗出多者，反损正气，是汗出太过也。

阳脉实③，因发其汗出多者，亦为太过。太过者为阳绝于里④，亡津液，大便因硬也。

阳脉实者，表热甚也。因发汗，热乘虚蒸津液外泄，致汗出太过。汗出多者，亡其阳，阳绝于里，肠胃干燥，大便因硬也。

脉浮而芤，浮为阳，芤为阴，浮芤相搏，胃气生热，其阳则绝。

浮芤相搏，阴阳不谐，胃气独治，郁而生热，消灼津液，其阳为绝。

趺阳脉浮而涩，浮则胃气强，涩则小便数，浮涩相搏，大便则硬，其脾为约，麻子仁丸主之。

趺阳者，脾胃之脉，诊脉浮为阳，

---

① 喘冒：实邪壅滞，呼吸不畅则作喘；浊气上逆，头目昏眩而为冒。
② 阳脉微：指脉浮取时虚幻无力。
③ 阳脉实：指脉浮取时紧实有力。
④ 阳绝于里：指阳气独盛于内。

知胃气强；涩为阴，知脾为约。约者，俭约之约，又约束之约。《内经》曰：饮入于胃，游溢精气，上输于脾，脾气散精，上归于肺，通调水道，下输于膀胱，水精四布，五经并行，是脾主为胃行其津液者也。今胃强脾弱，约束津液，不得四布，但输膀胱，致小便数，大便难，与脾约丸，通肠润燥。

麻子仁丸方

麻子仁二升。甘平　芍药半斤。酸平　枳实半斤，炙。苦寒　大黄一斤，去皮。苦寒　厚朴一尺，炙，去皮。苦寒　杏仁一升，去皮尖，熬，别作脂。甘温

《内经》曰：脾欲缓，急食甘以缓之。麻子仁、杏仁之甘，缓脾而润燥；津液不足，以酸收之，芍药之酸，以敛津液；肠燥胃强，以苦泄之，枳实、厚朴、大黄之苦，下燥结而泄胃强也。

上六味，为末，炼蜜为丸，桐子大，饮服十丸，日三服，渐加，以知①为度。

太阳病三日，发汗不解②，蒸蒸发热③者，属胃也，调胃承气汤主之。

蒸蒸者，如热熏蒸，言甚热也。太阳病三日，发汗不解，则表邪已罢，蒸蒸发热，胃热为甚，与调胃承气汤下胃热。

伤寒吐后，腹胀满者，与调胃承气汤。

《内经》曰：诸胀腹大，皆属于热。热在上焦则吐，吐后不解，复腹胀满者，邪热入胃也，与调胃承气汤下其胃热。

太阳病，若吐、若下、若发汗后，微烦，小便数，大便因硬者，与小承气汤和之愈。

吐下发汗，皆损津液，表邪乘虚传里。大烦者，邪在表也；微烦者，邪入里也。小便数，大便因硬者，其脾为约也。小承气汤和之愈。

得病二三日，脉弱，无太阳柴胡证，烦躁，心下硬，至四五日，虽能食，以小承气汤少少与，微和之，令小安，至六日，与承气汤一升。若不大便六七日，小便少者，虽不能食，但初头硬，后必溏，未定成硬，攻之必溏，须小便利，屎定硬，乃可攻之，宜大承气汤。

《针经》曰：脉软者，病将下。弱为阴脉。当责邪在里，得病二三日脉弱，是日数虽浅，而邪气已入里也。无太阳证，为表证已罢；无柴胡证，为无半表半里之证。烦躁心下硬者，邪气内甚也。胃实热甚，则不能食；胃虚热甚，至四五日虽能食，亦当与小承气汤微和之，至六七日则热甚，与大承气汤一升。若不大便六七日，小便多者，为津液内竭，大便必硬，则可下之。小便少者，则胃中水谷不别，必初头硬后溏，虽不能食，为胃实，以小便少则未定成硬，亦不可攻，须小便利，屎定硬，乃可攻之。

伤寒六七日，目中不了了④，晴不

① 知：痊愈。
② 发汗不解：指经用汗法后病仍未愈，非指太阳表证不解。
③ 蒸蒸发热：形容发热多由内达外，如蒸笼中热气向外蒸腾一般。
④ 目中不了了：即视物不清。

和①，无表里证，大便难，身微热者，此为实也。急下之，宜大承气汤。

《内经》曰：诸脉者，皆属于目。伤寒六七日，邪气入里之时，目中不了了，睛不和者，邪热内甚上熏于目也。无表里证，大便难者，里实也。身大热者，表热也，身微热者，里热也。《针经》曰：热病目不明，热不已者死。此目中不了了，睛不和，则证近危恶也，须急与大承气汤下之。

阳明病，发热汗多者，急下之，宜大承气汤。

邪热入府，外发热汗多者，热迫津液将竭，急与大承气汤以下其府热。

发汗不解，腹满痛者，急下之，宜大承气汤。

发汗不解，邪热传入府，而成腹满痛者，传之迅也，是须急下之。

腹满不减，减不足言，当下之，宜大承气汤。

腹满不减，邪气实也。经曰：大满大实，自可除下之。大承气汤，下其满实。若腹满时减，非内实也，则不可下。《金匮要略》曰：腹满时减复如故，此为寒，当与温药。是减不足言也。

阳明少阳合病，必下利，其脉不负者，为顺也；负者，失也。互相克贼②，名为负也。脉滑而数者，有宿食也，当下之，宜大承气汤。

阳明土，少阳木，二经合病，气不相和，则必下利。少阳脉不胜，阳明不负，是不相克为顺也；若少阳脉胜，阳明脉负者，是鬼贼相克，为正气失也。《脉经》曰：脉滑者，为病食也。又曰：滑数则胃气实。下利者，脉当微厥；今脉滑数，知胃有宿食，与大承气汤以下除之。

病人无表里证，发热七八日，虽脉浮数者，可下之。假令已下，脉数不解，合热则消谷善饥，至六七日，不大便者，有瘀血，宜抵当汤。

七八日，邪入府之时，病人无表里证，但发热，虽脉浮数，亦可与大承气汤下之。浮为热客于气，数为热客于血，下之邪热去，而浮数之脉，俱当解。若下后，数脉去而脉但浮，则是荣血间热并于卫气间也，当为邪气独留，心中则饥，邪热不杀谷，潮热发渴之证。此下之后，浮脉去而数不解，则是卫气间热合于荣血间也，热气合并，迫血下行，胃虚协热，消谷善饥。血至下焦，若大便利者，下血乃愈。若六七日不大便，则血不得行，蓄积于下为瘀血，与抵当汤以下去之。

若脉数不解，而下不止，必协热便脓血也。

下后，脉数不解，而不大便者，是热不得泄，畜血于下，为瘀血也。若下后，脉数不解而下利不止者，为热得下泄，迫血下行，必便脓血。

伤寒，发汗已，身目为黄，所以然者，以寒湿在里，不解故也。以为不可下也，于寒湿中求之。

《金匮要略》曰：黄家所起，从湿

---

① 睛不和：指眼珠转动不灵活。

② 克贼：克伐，戕害。

得之。汗出热去，则不能发黄。发汗已，身目为黄者，风气去湿气在也。脾恶湿，湿气内著，脾色外夺者，身目为黄。若瘀血在里发黄者，则可下；此以寒湿在里，故不可下，当从寒湿法治之。

伤寒七八日，身黄如橘子色，小便不利，腹微满者，茵陈蒿汤主之。

当热甚之时，身黄如橘子色，是热毒发泄于外。《内经》曰：膀胱者，津液藏焉，气化则能出。小便不利，小腹满者，热气甚于外而津液不得下行也，与茵陈汤，利小便，退黄逐热。

伤寒身黄发热者，栀子柏皮汤主之。

伤寒身黄，胃有瘀热，当须下去之；此以发热，为热未实，与栀子柏皮汤解散之。

栀子柏皮汤

栀子一十五个。苦寒　甘草一两，炙。甘平　黄柏二两

上三味，以水四升，煮取一升半，去滓，分温再服。

伤寒瘀热在里，身必发黄，麻黄连轺赤小豆汤主之。

湿热相交，民多病瘅。瘅，黄也。伤寒为寒湿在表，发黄为瘀热在里，与麻黄连轺赤小豆汤除热散湿。

麻黄连轺赤小豆汤方

麻黄二两，去节。甘温　赤小豆一升。甘平　连轺二两，连翘根也。苦寒　杏仁四十个，去皮尖。甘温　大枣十二枚，擘。甘温　生梓白皮[1]一升，切。苦寒　生姜二两，切。辛温　甘草二两，炙。甘平

《内经》曰：湿上甚而热，治以苦温，佐以甘辛，以汗为故止。此之谓也。又煎用潦水者，亦取其水味薄，则不助湿气。

以上八味，以潦水[2]一斗，先煮麻黄再沸，去上沫，内诸药，煮取三升，去滓，分温三服，半日服尽。

辨少阳病脉证并治法第九

少阳之_{赵本、医统本皆有"为"字}病，口苦、咽干、目眩也。

足少阳胆经也。《内经》曰：有病口苦者，名曰胆瘅[3]。《甲乙经》曰：胆者中精之府，五藏取决于胆，咽为之使。少阳之脉，起于目锐眦。少阳受邪，故口苦、咽干、目眩。

少阳中风，两耳无所闻，目赤，胸中满而烦者，不可吐下，吐下则悸而惊。

少阳之脉，起于目眦，走于耳中；其支者，下胸中贯膈。风伤气，风则为热。少阳中风，气壅而热，故耳聋，目赤，胸满而烦。邪在少阳，为半表半

---

① 生梓白皮：指梓树的韧皮部，可代以桑白皮。
② 潦（lǎo 老）水：指地面流动的雨水，取其味薄不助湿之用。
③ 瘅（dān 丹）：指火湿热证。

里。以吐除烦，吐则伤气，气虚者悸；以下除满，下则亡血，血虚者惊。

伤寒，脉弦细，头痛，发热者，属少阳。少阳不可发汗，发汗则谵语。此属胃，胃和则愈，胃不和，则烦而悸赵

本注："一云躁"。

经曰：三部俱弦者，少阳受病。脉细者，邪渐传里，虽头痛、发热，为表未解。以邪客少阳，为半在表半在里，则不可发汗，发汗亡津液，胃中干燥。少阳之邪，因传入胃，必发谵语，当与调胃承气汤下之，胃和则愈；不下，则胃为少阳木邪干之，故烦而悸。

本太阳病不解，转入少阳者，胁下硬满，干呕不能食，往来寒热，尚未吐下，脉沉紧者，与小柴胡汤。

太阳转入少阳，是表邪入于里。胁下硬满，不能食，往来寒热者，邪在半表半里之间。若已经吐下，脉沉紧者，邪陷入府为里实；尚未经吐下，而脉沉紧为传里，虽深，未全入府，外犹未解也，与小柴胡汤以和解之。

若已吐、下、发汗、温针，谵语，柴胡汤证罢，此为坏病，知犯何逆，以法治之。

少阳之邪，在表里之间，若妄吐、下、发汗、温针，损耗津液，胃中干燥，木邪干胃，必发谵语。若柴胡证不罢者，则不为逆；柴胡证罢者，坏病

也，详其因何治之逆，以法救之。

三阳合病，脉浮大，上关上①，但欲眠睡，目合则汗。

关脉②，以候少阳之气，太阳之脉浮，阳明之脉大。脉浮大，上关上，知三阳合病。胆热则睡，少阴病但欲眠睡，目合则无汗，以阴不得有汗。但欲眠睡，目合则汗，知三阳合病，胆有热也。

伤寒六七日，无大热，其人躁烦者，此为阳去入阴③故也。

表为阳，里为阴。邪在表则外有热。六七日，邪气入里之时，外无大热，内有躁烦者，表邪传里也，故曰阳去入阴。

伤寒三日，三阳为尽，三阴当受邪。其人反能食而不呕，此为三阴不受邪也。

伤寒四日，表邪传里，里不和，则不能食而呕；今反能食而不呕，是邪不传阴，但在阳也。

伤寒三日，少阳脉小者，欲已也。

《内经》曰：大则邪至，小则平。伤寒三日，邪传少阳，脉当弦紧；今脉小者，邪气微而欲已也。

少阳病，欲解时，从寅至辰上④。

《内经》曰：阳中之少阳，通于春气。寅、卯、辰、少阳木王之时。

---

① 上关上：指脉端直以长，即弦脉，为少阳主脉。

② 关脉：寸口脉三部之一。寸口脉分寸、关、尺三部，桡骨茎突处为关，关之前（腕端）为寸，关之后（肘端）为尺。

③ 阳去入阴：表为阳，里为阴，即邪气去表入里之意。

④ 从寅至辰上：指寅、卯、辰3个时辰，即现在的凌晨3点到上午9点。

释音

厕 初吏切，圊溷也　瘕 音假，腹中久　作恐）也　惕 音踢，敬也。又忧惧也
病　疸 音旦，黄病　　　　　　　　　　　　　　瘅 丁贺切，劳病也

愦 古对切，心乱也　怵 敕律切，悷（医统本

辨太阴病脉证并治法第十

太阴之为病，腹满而吐，食不下，自利①益甚，时腹自痛。若下之，心胸下结硬②。

太阴为病，阳邪传里也。太阴之脉，布胃中，邪气壅而为腹满。上不得降者，呕吐而食不下；下不得升者，自利益甚，时腹自痛。阴寒在内而为腹痛者，则为常痛；此阳邪干里，虽痛而亦不常痛，但时时腹自痛也。若下之，则阴邪留于胸下为结硬。经曰：病发于阴，而反下之，因作痞。

太阴中风，四肢烦疼，阳微阴涩③而长者，为欲愈。

太阴，脾也，主营四末。太阴中风，四肢烦疼者，风淫末疾也。表邪少则微，里向和则涩而长。长者阳也，阴病见阳脉则生，以阴得阳则解，故云愈欲。

太阴病欲解时，从亥至丑上④。

脾为阴土，王于丑、亥、子，向阳，故云解时。

太阴病脉浮者，可发汗，宜桂枝汤。

经曰：浮为在表，沉为在里。太阴病脉浮者，邪在经也，故当汗散之。

自利不渴者，属太阴，以其藏有寒⑤故也。当温之，宜服四逆辈⑥。

自利而渴者，属少阴，为寒在下焦；自利不渴者，属太阴，为寒在中焦，与四逆等汤，以温其藏。

伤寒脉浮而缓，手足自温者，系在太阴。太阴当发身黄；若小便自利者，不能发黄。至七八日，虽暴烦，下利日十余行，必自止，以脾家实⑦，腐秽⑧当去故也。

太阴病至七八日，大便硬者，为太阴入府，传于阳明也。今至七八日，暴烦，下利十余行者，脾家实，腐秽去

① 自利：不经人为的泻下而腹泻不止。
② 心胸下结硬：心胸下即胃脘部，指胃脘部痞塞胀满。
③ 阳微阴涩：此处阴阳指脉之浮取、沉取，即脉浮取微，沉取涩。
④ 从亥至丑上：指亥、子、丑3个时辰，即晚9点到次日凌晨3点。
⑤ 藏有寒：指太阴脾脏虚寒。
⑥ 四逆辈：指四逆汤、理中汤之类温中散寒的方剂。
⑦ 脾家实：实乃正气充实，此指脾阳恢复之意。
⑧ 腐秽：指肠中腐败秽浊之物。

也。下利烦躁者死；此以脾气和，遂邪下泄，故虽暴烦，下利日十余行，而利必自止。

本太阳病，医反下之，因而腹满时痛者，属太阴也，桂枝加芍药汤主之。

表邪未罢，医下之，邪因乘虚传于太阴，里气不和，故腹满时痛，与桂枝汤以解表，加芍药以和里。

大实痛者，桂枝加大黄汤主之。

大实大满，自可除下之，故加大黄

以下赵本作"除"大实。

太阴为病脉弱，其人续自便利，设当行大黄芍药者，宜减之，以其人胃气弱，易动故也赵本注："下利者，先煎芍药三沸"。

腹满痛者，太阴病也。脉弱，其人续自便利，则邪虽在里，未成大实。欲与大黄、芍药攻满痛者，宜少与之，以胃气尚弱，易为动利也。

辨少阴病脉证并治法第十一

少阴之为病，脉微细，但欲寐也。

少阴为病，脉微细，为邪气传里深也。卫气行于阳则寤[①]，行于阴则寐。邪传少阴，则气行于阴而不行于阳，故但欲寐。

少阴病，欲吐不吐[②]，心烦，但欲寐，五六日，自利而渴者，属少阴也，虚故引水自救。若小便色白者，少阴病形悉具。小便白者，以下焦虚有寒，不能制水，故令色白也。

欲吐不吐，心烦者，表邪传里也。若腹满痛，则属太阴；此但欲寐，则知属少阴。五六日，邪传少阴之时。自利不渴者，寒在中焦，属太阴；此自利而渴，为寒在下焦，属少阴。肾虚水燥，

渴欲引水自救。下焦虚寒，不能制水，小便色白也。经曰：下利欲饮水者，以有热故也。此下利虽渴，然以小便色白，明非里热，不可不察。

病人脉阴阳俱紧，反汗出者，亡阳也，此属少阴，法当咽痛，而复吐利。

脉阴阳俱紧，为少阴伤寒，法当无汗；反汗出者，阳虚不固也，故云亡阳。以无阳阴独，是属少阴。《内经》曰：邪客少阴之络，令人嗌痛[③]，不可内食。少阴寒甚，是当咽痛而复吐利。

少阴病，咳而下利谵语者，被火气劫[④]故也，小便必难，以强责[⑤]少阴汗也。

咳而下利，里寒而亡津液也，反以火劫，强责少阴汗者，津液内竭，加火

---

① 寤（wù 物）：睡醒。

② 欲吐不吐：指欲吐又不得吐的状态。

③ 嗌（ài 爱）痛：指咽喉痛。《灵枢·经脉》："小肠手太阳之脉，则动则嗌痛、颔痛。"嗌，咽喉被食物等塞住。

④ 火气劫：指用火法强迫发汗。劫，指强求。

⑤ 强责：过分要求。此指不应发汗而强用发汗之法。

气烦之，故谵语、小便难也。

少阴病，脉细沉数，病为在里，不可发汗。

少阴病，始得之，反发热脉沉者，为邪在经，可与麻黄附子细辛汤发汗。此少阴病，脉细沉数，为病在里，故不可发汗。

少阴病，脉微，不可发汗，亡阳故也。阳已虚，尺脉弱涩者，复不可下之。

脉微为亡阳表虚，不可发汗；脉弱涩为亡阳里虚，复不可下。

少阴病脉紧，至七八日，自下利，脉暴微，手足反温，脉紧反去者，为欲解也，虽烦下利，必自愈。

少阴病，脉紧者，寒甚也。至七八日传经尽，欲解之时，自下利，脉暴微者，寒气得泄也。若阴寒胜正，阳虚而泄者，则手足厥，而脉紧不去；今手足反温，脉紧反去，知阳气复，寒气去，故为欲解。下利烦躁者逆；此正胜邪微，虽烦下利，必自止。

少阴病，下利，若利自止，恶寒而蜷卧，手足温者，可治。

少阴病下利，恶寒，蜷卧，寒极而阴胜也；利自止，手足温者，里和阳气得复，故为可治。

少阴病，恶寒而蜷，时自烦，欲去衣被者可治。

恶寒而蜷，阴寒甚也；时时自烦，欲去衣被，为阳气得复，故云可治。

少阴中风，脉阳微阴浮[1]者，为欲愈。

少阴中风，阳脉当浮，而阳脉微者，表邪缓也；阴脉当沉，而阴脉浮者，里气和也。阳中有阴，阴中有阳，阴阳调和，故为欲愈。

少阴病欲解时，从子至寅上[2]。

阳生于子。子为一阳，丑为二阳，寅为三阳，少阴解于此者，阴得阳则解也。

少阴病，吐利，手足不逆冷，反发热者，不死。脉不至赵本注："一作足"**者，灸少阴七壮[3]。**

经曰：少阴病，吐利躁烦四逆者，死；吐利，手足不厥冷者，则阳气不衰，虽反发热，不死。脉不至者，吐利，暴虚也，灸少阴七壮，以通其脉。

少阴病，八九日，一身手足尽热者，以热在膀胱，必便血也。

膀胱，太阳也。少阴太阳为表里。少阴病至八九日，寒邪变热，复传太阳。太阳为诸阳主气，热在太阳，故一身手足尽热；太阳经多血少气，为热所乘，则血散下行，必便血也。

少阴病，但厥无汗，而强发之，必动其血，未知从何道出，或从口鼻，或从目出者，是名下厥上竭[4]，为难治。

但厥无汗，热行于里也，而强发汗，虚其经络，热乘经虚，迫血妄行，从虚而出，或从口鼻，或从目出。诸厥者，皆属于下，但厥为下厥，血亡于上为上竭，伤气损血，邪甚正虚，故为难治。

---

① 阳微阴浮：意指寸脉微而尺脉浮。阴、阳，是就寸脉和尺脉而言。
② 从子至寅上：指子、丑、寅3个时辰，即11点到次日凌晨5点。
③ 七壮：艾灸一炷为一壮。七壮，即灸完7个艾炷。
④ 下厥上竭：阳气衰于下而厥逆，是为下厥；阴血出于上而耗竭，是为上竭。

少阴病，恶寒身蜷而利，手足逆冷者，不治。

《针经》曰：多热者易已，多寒者难已。此内外寒极，纯阴无阳，故云不治。

少阴病，吐利，躁烦，四逆者死。

吐利者，寒甚于里；四逆者，寒甚于表。躁烦则阳气欲绝，是知死矣。

少阴病，下利止而头眩，时时自冒①者死。

下利止，则水谷竭，眩冒②则阳气脱，故死。

少阴病，四逆恶寒而蜷卧，脉不至，不烦而躁者，死赵本注："一作吐利而躁逆者死"。

四逆恶寒而身蜷，则寒甚。脉不至则真气绝。烦，热也；躁，乱也。若烦躁之躁，从烦至躁，为热来有渐则犹可；不烦而躁，是气欲脱而争也，譬犹灯将减而暴明，其能久乎。

少阴病，六七日，息高③者，死。

肾为生气之源，呼吸之门。少阴病六七日不愈而息高者，生气断绝也。

少阴病，脉微细沉，但欲寐，汗出不烦，自欲吐，至五六日，自利，复烦躁。不得卧寐者，死。

阴气方盛，至五六日传经尽，阳气得复则愈；反更自利，烦躁，不得卧寐，则正气弱，阳不能复，病胜藏，故死。

少阴病，始得之，反发热，脉沉者，麻黄附子细辛汤主之。

少阴病，当无热，恶寒；反发热者，邪在表也。虽脉沉，以始得，则邪气未深，亦当温剂发汗以散之。

麻黄附子细辛汤方

麻黄二两，去节。甘热 细辛二两。辛热 附子一枚，炮，去皮，破八片。辛热

《内经》曰：寒淫于内，治以甘热，佐以苦辛，以辛润之。麻黄之甘，以解少阴之寒；细辛、附子之辛，以温少阴之经。

上三味，以水一斗，先煮麻黄，减二升，去上沫，内诸药，煮取三升，去滓，温服一升，日三服。

少阴病，得之二三日，麻黄附子甘草汤微发汗。以二三日无里证，故发微汗也。

二三日，邪未深也。既无吐利厥逆诸里证，则可与麻黄附子甘草汤，微汗以散之。

麻黄附子甘草汤方

麻黄二两，去节 甘草二两，炙 附子一枚，炮，去皮，破八片

麻黄、甘草之甘，以散表寒；附子之辛，以温经气。

上三味，以水七升，先煮麻黄一两沸，去上沫，内诸药，煮取三升，去滓，温服一升，日三服。

少阴病，得之二三日以上，心中烦，不得卧，黄连阿胶汤主之。

《脉经》曰：风伤阳，寒伤阴。少阴受病，则得之于寒，二三日以上，寒

---

① 自冒：形容眼前发黑，目无所见的状态。冒，如以物蔽首之状。

② 眩冒：头晕目眩，甚至昏厥之证。眩，眼前发黑；冒，头觉昏蒙，甚至昏厥。

③ 息高：吸气不能下达，指呼吸表浅。

极变热之时，热烦于内，心中烦，不得卧也。与黄连阿胶汤，扶阴散热。

黄连阿胶汤方

黄连四两。苦寒　黄芩二两。苦寒　芍药二两。酸平　鸡子黄二枚。甘温　阿胶三两。甘温

阳有余，以苦除之，黄芩、黄连之苦，以除热；阴不足，以甘补之，鸡黄、阿胶之甘，以补血；酸，收也，泄也，芍药之酸，收阴气而泄邪热。

上五味，以水五升，先煮三物，取二升，去滓，内胶烊①**尽，小冷，内鸡子黄，搅令相得，温服七合，日三服。**

少阴病，得之一二日，口中和②**，其背恶寒者，当灸之，附子汤主之。**

少阴客热，则口燥舌干而渴。口中和者，不苦不燥，是无热也。背为阳，背恶寒者，阳气弱，阴气胜也。经曰：无热恶寒者，发于阴也。灸之，助阳消阴；与附子汤，温经散寒。

附子汤方

附子二枚，炮，破八片，去皮。辛热　茯苓三两。甘平　人参二两。甘温　白术四两。甘温　芍药三两。酸平

辛以散之，附子之辛以散寒；甘以缓之，茯苓、人参、白术之甘以补阳；酸以收之，芍药之酸以扶阴。所以然者，偏阴偏阳则为病，火欲实，水当平之，不欲偏胜也。

上五味，以水八升，煮取三升，去滓，温服一升，日三服。

少阴病，身体痛，手足寒，骨节痛，脉沉者，附子汤主之。

少阴肾水而主骨节，身体疼痛，支冷，脉沉者，寒盛于阴也。身疼骨痛，若脉浮，手足热，则可发汗；此手足寒，脉沉，故当与附子汤温经。

少阴病，下利便脓血者，桃花汤主之。

阳病下利便脓血者，协热也；少阴病下利便脓血者，下焦不约而里寒也。与桃花汤，固下散寒。

桃花汤方

赤石脂一斤，一半全用，一半筛末。甘温　干姜一两。辛热　粳米一升。甘平

涩可去脱，赤石脂涩以固肠胃；辛以散之，干姜之辛，以散里寒；粳米之甘以补正气。

上三味，以水七升，煮米令熟，去滓，温服七合，内赤石脂末，方寸匕，日三服。若一服愈，余勿服。

少阴病，二三日至四五日，腹痛，小便不利，下利不止便脓血者，桃花汤主之。

二三日以至四五日，寒邪入里深也。腹痛者，里寒也；小便不利者，水谷不别也；下利不止便脓血者，肠胃虚弱下焦不固也。与桃花汤，固肠止利也。

少阴病，下痢赵本、医统本并作"训"**便脓血者，可刺。**

下焦血气留聚，腐化则为脓血。刺之，以利下焦，宜通血气。

---

①　烊（yáng 样）：指烊化，将胶类药物放入水中或已煎好的药液中溶化，再倒入已煎好的药液中和匀内服。可使胶类药物不黏附于其他药物或药罐上，避免烧焦。

②　口中和：指口中不苦，亦不燥渴。

少阴病，吐利，手足厥赵本作"逆"**冷，烦躁欲死者，吴茱萸汤主之。**

吐利手足厥冷，则阴寒气甚；烦躁欲死者，阳气内争。与吴茱萸汤，助阳散寒。

少阴病，下痢，咽痛，胸满心烦者赵本无"者"字**，猪肤汤主之。**

少阴之脉，从肾上贯肝膈，入肺中，则循喉咙；其支别者，从肺出，络心注胸中。邪自阳经传于少阴，阴虚客热，下利，咽痛，胸满、心烦也，与猪肤汤，调阴散热。

猪肤汤方

猪肤一斤。甘寒

猪，水畜也，其气先入肾。少阴客热，是以猪肤解之。加白蜜以润燥除烦，白粉[1]以益气断利。

上一味，以水一斗，煮取五升，取滓，加白蜜一升，白粉五合，熬香，和令相得，温分六服。

少阴病，二三日咽痛者，可与甘草汤；不差，与桔梗汤。

阳邪传于少阴，邪热为咽痛，服甘草汤则差；若寒热相搏为咽痛者，服甘草汤，若不差，与桔梗汤，以和少阴之气。

甘草汤方

甘草二两

上一味，以水三升，煮取一升半，去滓，温服七合，日二服。

桔梗汤方

桔梗一两。辛甘，微温 甘草二两。甘平

桔梗辛温以散寒，甘草味甘平以除热，甘梗相合，以调寒热。

上二味，以水三升，煮取一升，去滓，分温再服。

少阴病，咽中伤，生疮[2]，不能语言，声不出者，苦酒汤主之。

热伤于络，则经络干燥，使咽中伤，生疮，不能言语，声不出者，与苦酒汤，以解络热，愈咽疮。

苦酒汤方

半夏洗，破，如枣核大十四枚。辛温 鸡子黄一枚，去黄，内上苦酒著鸡子壳中。甘，微寒

辛以散之，半夏之辛，以发声音，甘以缓之，鸡子之甘，以缓咽痛；酸以收之，苦酒之酸，以敛咽疮。

上二味，内半夏，著苦酒中，以鸡子壳，置刀鐶赵本作"环"**中，安火上，令三沸，去滓，少少含咽之。不差，更作三剂。**

少阴病咽中痛，半夏散及汤主之。

甘草汤，主少阴客热咽痛；桔梗汤，主少阴寒热相搏咽痛；半夏散及汤，主少阴客寒咽痛也。

半夏散及汤方

半夏洗。辛温 桂枝去皮。辛热 甘草炙。甘平。

以上各等分。

《内经》曰：寒淫所胜，平以辛热，佐以甘苦。半夏、桂枝之辛，以散经寒；甘草之甘，以缓正气。

以上三味赵本作"上三味等分"**，各别捣筛已，合治之，白饮和，服方寸匕，日**

---

① 白粉：指米粉。

② 生疮：指咽部损伤，局部发生肿胀或溃烂。

三服。若不能散服者，以水一升，煎七沸，内散两方寸匕，更煎赵本作"煮"三沸，下火令小冷，少少咽之赵本有"半夏有毒，不当散服"二句。

少阴病，下利，白通汤主之。

少阴主水。少阴客寒，不能制水，故自利也。白通汤温里散寒。

白通汤方

葱白四茎。辛温　干姜一两。辛热　附子一枚，生用，去皮，破八片。辛热

《内经》曰：肾苦燥，急食辛以润之。葱白之辛，以通阳气；姜附之辛，以散阴寒。

上三味，以水三升，煮取一升，去滓，分温再服。

少阴病，下利脉微者，与白通汤；利不止，厥逆无脉，干呕烦者，白通加猪胆汁汤主之。服汤脉暴出①者死，微续②者生。

少阴病，下利，脉微，为寒极阴胜，与白通汤复阳散寒。服汤利不止，厥逆无脉，干呕烦者，寒气太甚，内为格拒③，阳气逆乱也，与白通汤加猪胆汁汤以和之。《内经》曰：逆而从之，从而逆之。又曰：逆者正治，从者反治。此之谓也。服汤脉暴出者，正气因发泄而脱也，故死；脉微续者，阳气渐复也，故生。

白通加猪胆汁汤方

葱白四茎　干姜一两　附子一枚，生，去皮，破八片　人尿五合。咸寒　猪胆汁一合。苦寒

《内经》曰：若调寒热之逆，冷热必行，则热物冷服，下嗌之后，冷体既消，热性便发，由是病气随愈，呕哕皆除，情且不违，而致大益。此和人尿、猪胆汁咸苦寒物于白通汤热剂中，要其气相从，则可以去格拒之寒也。

以上二味，以水三升，煮取一升，去滓，内胆汁、人尿，和令相得，分温再服，若无胆亦可用。

少阴病，二三日不已，至四五日，腹痛，小便不利，四肢沉重疼痛，自下利者，此为有水气，其人或咳，或小便利，或下利，或呕者，真武汤主之。

少阴病二三日，则邪气犹浅，至四五日邪气已深。肾主水，肾病不能制水，水饮停为水气。腹痛者，寒湿内甚也；四肢沉重疼痛，寒湿外甚也；小便不利，自下利者，湿胜而水谷不别也。《内经》曰：湿胜则濡泄④。与真武汤，益阳气散寒湿。

真武汤方

茯苓三两。甘平　芍药三两。酸平　生姜三两，切。辛温　白术二两。甘温　附子一枚，炮，去皮，破八片。辛热

脾恶湿，甘先入脾。茯苓、白术之甘，以益脾逐水。寒淫所胜，平以辛热；湿淫所胜，佐以酸平。附子、芍药、生姜之酸辛，以温经散湿。

上五味，以水八升，煮取三升，去滓，温服七合，日三服。加减法：

若咳者，加五味赵本、医统本并有"子"

---

① 脉暴出：指脉搏突然浮大。
② 微续：指脉搏从无至有，由小到大，逐渐浮起。
③ 格拒：抵抗格斗。
④ 濡泄：指湿盛伤脾的泄泻。

字半升，细辛、干姜各一两。

气逆咳者，五味子之酸，以收逆气。水寒相搏则咳，细辛、干姜之辛，以散水寒。

若小便利者，去茯苓。

小便利，则无伏水，故去茯苓。

若下利者，去芍药，加干姜二两。

芍药之酸泄气，干姜之辛散寒。

若呕者，去附子，加生姜，足前为半斤。

气逆则呕，附子补气，生姜散气。《千金》曰：呕家多服生姜。此为呕家圣药。

少阴病，下利清谷，里寒外热，手足厥逆，脉微欲绝，身反不恶寒，其人面色赤，或腹痛，或干呕，或咽痛，或利止，脉不出者，通脉四逆汤主之。

下利清谷，手足厥逆，脉微欲绝，为里寒；身热，不恶寒，面色赤为外热。此阴甚于内，格阳于外，不相通也，与通脉四逆汤，散阴通阳。

通脉四逆汤方

甘草二两，炙　附子大者一枚，生用，去皮，破八片　干姜三两，强人可四两

上三味，以水三升，煮取一升二合，去滓，分温再服。其脉即出者愈。

面色赤者，加葱九茎。

葱味辛，以通阳气。

腹中痛者，去葱，加芍药二两。

芍药之酸，通寒利。腹中痛，为气不通也。

呕者，加生姜二两。

辛以散之，呕为气不散也。

---

① 泄利下重：泄泻且有里急后重之感。

咽痛者，去芍药，加桔梗一两。

咽中如结，加桔梗则能散之。

利止脉不出者，去桔梗，加人参二两赵本有"病皆与方相应者，乃服之"十字。

利止脉不出者，亡血也，加人参以补之。经曰：脉微而利，亡血也。四逆加人参汤主之，脉熊校记：口病皆与方相应者，乃可服之。汪本病上增脉字。按旧钞本赵本，此二句皆属正文，直接加人参二两两句下，惟乃下无可字，计凡十字，并非成氏注语也。元人开版时漏写，随改作小字，添入夹行，特于上空格以区别，初无缺字病皆与方相应者，乃可服之。

少阴病，四逆，其人或咳，或悸，或小便不利，或腹中痛，或泄利下重①者，四逆散主之。

四逆者，四肢不温也。伤寒邪在三阳，则手足必热；传到太阴，手足自温；至少阴则邪热渐深，故四肢逆而不温也；及至厥阴，则手足厥冷，是又甚于逆。四逆散以散传阴之热也。

四逆散方

甘草炙。甘平　枳实破，水渍炙干。苦寒　柴胡苦寒　芍药酸微寒

《内经》曰：热淫于内，佐以甘苦，以酸收之，以苦发之。枳实、甘草之甘苦，以泄里热；芍药之酸，以收阴气；柴胡之苦，以发表热。

上四味，各十分，捣筛，白饮和，服方寸匕，日三服。

咳者，加五味子、干姜各五分，并主下痢。

肺寒气逆则咳。五味子之酸，收逆气；干姜之辛，散肺寒。并主下痢

者，肺与大肠为表里，上咳下痢，治则颇同。

悸者，加桂枝五分。

悸者，气虚而不能通行，心下筑筑然^①悸动也。桂，犹圭^②也。引导阳气，若热_{熊校记：若执以使，汪本执改热，于义不通。按注意，言加桂以导阳，犹之执圭以为使，故上言桂犹圭也，此执字即圭字来，使读去声，明桂为散中之佐使药，主引导也以使。}

小便不利者，加茯苓五分。

茯苓味甘而淡，用以渗泄。

腹中痛者，加附子一枚，炮令坼^③。

里虚遇邪则痛，加附子以补虚。

泄利下重者，先以水五升，煮薤白三升，煮取三升，去滓，以散三方寸匕，内汤中，煮取一升半，分温再服。

泄利下重者，下焦气滞也，加薤白以泄气滞。

少阴病，下利六七日，咳而呕渴，心烦，不得眠者，猪苓汤主之。

下利不渴者，里寒也。经曰：自利不渴者，属太阴，以其藏寒故也。此下利呕渴，知非里寒；心烦不得眠，知协热也。与猪苓汤渗泄小便，分别水谷。经曰：复不止，当利其小便。此之谓欤。

少阴病，得之二三日，口燥咽干者，急下之，宜大承气汤。

伤寒传经五六日，邪传少阴，则口燥舌干而渴，为邪渐深也。今少阴病得之二三日，邪气未深入之时，便作口燥

咽干者，是邪热已甚，肾水干也，急与大承气汤下之，以全肾也。

少阴病，自利清水，色纯青，心下必痛，口干燥者，急_{赵本作"可"}**下之，宜大承气汤**_{赵本注："一法用大柴胡"。}

少阴，肾水也。青，肝色也。自利色青，为肝邪乘肾。《难经》曰：从前来者为实邪。以肾蕴实邪，必心下痛，口干燥也，与大承气汤以下实邪。

少阴病，六七日，腹胀不大便者，急下之，宜大承气汤。

此少阴入府也，六七日，少阴之邪入府之时，阳明内热壅甚，腹满，不大便也。阳明病，土胜肾水则干，急与大承气汤下之，以救肾水。

少阴病，脉沉者，急温之，宜四逆汤。

既吐且利，小便复利，而大汗出，下利清谷，内寒外热，脉微欲绝者，不云急温；此少阴病脉沉而云急温者，彼虽寒甚，然而证已形见于外，治之则有成法；此初头脉沉，未有形证，不知邪气所之，将发何病，是急与四逆汤温之。

少阴病，饮食入口则吐，心中温温欲吐^④，复不能吐，始得之，手足寒，脉弦迟者，此胸中实，不可下也，当吐之。若膈上有寒饮，干呕者，不可吐也，当温之，宜四逆汤。

伤寒表邪传里，至于少阴。少阴之脉，从肺出，络心注胸中。邪既留于胸

---

① 筑筑然：指跳动急速状。
② 圭（gūi 龟）：古代测日影的仪器。
③ 坼（chè 彻）：裂开。
④ 温温欲吐：形容想吐的感觉，即恶心。

中而不散者，饮食入口则吐，心中温温欲吐，阳气受于胸中，邪既留于胸中，则阳气不得宣发于外，是以始得之，手足寒，脉弦迟，此是胸中实，不可下，而当吐。其膈上有寒饮，亦使人心中温温而手足寒，吐则物出，呕则物不出，吐与呕别焉。胸中实，则吐而物出；若膈上有寒饮，则但干呕而不吐也，此不可吐，可与四逆汤以温其膈。

少阴病，下利，脉微涩，呕而汗出，必数更衣；反少者，当温其上灸之 赵本注："《脉经》云：灸厥阴，可五十壮"。

脉微为亡阳，涩为亡血。下利呕而汗出，亡阳亡血也。津液不足，里有虚寒，必数更衣；反少者，温其上，以助其阳也，灸之以消其阴。

辨厥阴病脉证并治法第十二

厥阴之为病，消渴[1]，气上撞心[2]，心中疼热[3]，饥而不欲食，食则吐蛔[4]，下之利不止。

邪传厥阴，则热已深也。邪自太阳传至太阴，则腹满而嗌干[5]，未成渴也；邪至少阴者，口燥舌干而渴，未成消也；至厥阴成消渴者，热甚能消水故也。饮水多而小便少者，谓之消渴。木生于火，肝气通心，厥阴客热，气上撞心，心中疼热。伤寒六七日，厥阴受病之时，为传经尽，则当入府，胃虚客热，饥不欲食，蛔在胃中，无食则动，闻食嗅 医统本作"臭" 而出，得食吐蛔，此热在厥阴经也。若便下之，虚其胃气，厥阴木邪相乘，必吐下不止。

厥阴中风[6]，脉微浮，为欲愈；不浮，为未愈。

经曰：阴病见阳脉而生，浮者阳也。厥阴中风，脉微浮，为邪气还表，向汗之时，故云欲愈。

厥阴病，欲解时，从寅 赵本、医统本赵本并作"丑" **至卯上[7]。**

厥阴，木也，王于卯丑寅，向王，故为解时。

厥阴病，渴欲饮水者，少少[8]与之，愈。

邪至厥阴，为传经尽，欲汗之时，渴欲得水者，少少与之，胃气得润则愈。

---

① 消渴：为厥阴病的一个症状，与"消渴病"不同。消，指水分的消失、排泄；渴，指口渴，大量饮水而不解，兼有小便多。

② 气上撞心：指病人自觉有一股气由下而上冲逆心胸。心，泛指心胸部位。

③ 心中疼热：指病人自觉胃脘部或心胸部位有灼热感。心中，指胃脘部。

④ 吐蛔：指病人食入则吐，有蛔吐蛔，无蛔则吐食。蛔，指蛔虫。

⑤ 嗌干：指咽干。

⑥ 厥阴中风：指厥阴经感受风邪，通常伴有低热、汗出等中风症状。

⑦ 从寅指卯上：指寅、卯二时，即凌晨3点到上午7点。

⑧ 少少：即稍稍，稍微的意思。

诸四逆厥①者，不可下之，虚家②亦然。

四逆者，四肢不温也。厥者，手足冷也。皆阳气少而阴气多，故不可下，虚家亦然。下之是为重虚，《金匮玉函》曰：虚者十补，勿一泻之。

伤寒先厥，后发热而利者，必自利。见厥复利。

阴气胜，则厥逆而利；阳气复，则发热，利必自止。见厥，则阴气还胜而复利也。

伤寒始发热，六日，厥反九日而利。凡厥利者，当不能食，今反能食者，恐为除中③赵本注："一云消中"，食以索饼④，不发热者，知胃气尚在，必愈，恐暴热⑤来出而复去也。后三赵本无"三"字日脉之，其热续在者，期之旦日⑥夜半愈。所以然者，本发热六日，厥反九日，复发热三日，并前六日，亦为九日，与厥相应，故期之旦日夜半愈。后三日脉之而脉数，其热不罢者，此为热气有余，必发痈脓也。

始发热，邪在表也。至六日，邪传厥阴，阴气胜者，作厥而利，厥反九日，阴寒气多，当不能食，而反能食者，恐为除中。除，去也；中，胃气也。言邪气太甚，除去胃气，胃欲引食自救，故暴能食，此欲胜也。食以索饼试之，若胃气绝，得面则必发热；若不发热者，胃气尚在也。《金匮要略》曰：病人素不能食，而反暴思之，必发热。后三日脉之，其热续在者，阳气胜也，期之旦日或夜半愈；若旦日不愈，后三日脉数而热不罢者，为热气有余，必发痈脓。经曰：数脉不时，则生恶疮。

伤寒脉迟，六七日，而反与黄芩汤彻其热⑦。脉迟为寒，今与黄芩汤，复除其热，腹中应冷，当不能食；今反能食，此名除中，必死。

伤寒脉迟，六七日，为寒气已深，反与黄芩汤寒药，两寒相搏，腹中当冷，冷不消谷，则不能食；反能食者，除中也。四时皆以胃气为本，胃气已绝，故云必死。

伤寒先厥后发热，下利必自止，而反汗出，咽中痛者，其喉为痹⑧。发热无汗而利必自止，若不止，必便脓血。便脓血者，其喉不痹。

伤寒先厥而利，阴寒气胜也。寒极变热后发热，下利必自止，而反汗出，咽中痛，其喉为痹者，热气上行也。发热无汗而利必自止，利不止，必便脓血者，热气下行也。热气下而不上，其喉亦不痹也。

---

① 四逆厥：指手足逆冷，由手足上至肘膝。厥，指厥冷。

② 虚家：指平素正气不足，体质弱的人。

③ 除中：脾胃大伤，胃气败绝，而反饮食自救的反常病证。此为回光返照之象，为病情恶化的表现。

④ 索饼：指麦粉做成的条状食物，类似于今之面条。

⑤ 暴热：突然发热。由胃气败绝，真阳外泄所致。

⑥ 旦日：明日。

⑦ 彻其热：退热。彻，指除，治疗。

⑧ 其喉为痹：即咽喉红肿疼痛。痹通闭，指闭塞不通。

伤寒一二日，至四五日而厥者，必发热，前热者，后必厥，厥深者，热亦深，厥微者，热亦微，厥应下之，而反发汗者，必口伤烂赤①。

前厥后发热者，寒极生热也；前热后厥者，阳气内陷也；厥深热深，厥微热微，随阳气陷之深浅也。热之伏深，必须下去之，反发汗者，引热上行，必口伤烂赤。《内经》曰：火气内发，上为口糜。

伤寒病，厥五日，热亦五日，设六日当复厥，不厥者，自愈。厥终不过五日，以热五日，故知自愈。

阴胜则厥，阳胜则热。先厥五日为阴胜，至六日阳复胜，热亦五日，后复厥者，阴复胜；若不厥为阳全胜，故自愈。经曰：发热四日，厥反三日，复热四日，厥少热多，其病为愈。

凡厥者，阴阳气不相顺接，便为厥。厥者，手足逆冷者是也。

手之三阴三阳，相接于手十指；足之三阴三阳，相接于足十指。阳气内陷，阳不与阴相接顺接，故手足为之厥冷也。

伤寒，脉微而厥，至七八日，肤冷，其人躁，无暂安时者，此为藏厥②，非为蛔厥③也。蛔厥者，其人当吐蛔。今病者静，而复时烦者，此为藏寒④。蛔上入其膈，故烦，须臾复止，得食而呕，又烦者，蛔闻食臭⑤出，其人当自吐蛔。蛔厥者，乌梅丸主之。又主久利。

藏厥者死，阳气绝也。蛔厥，虽厥而烦，吐蛔已则静，不若藏厥而躁无暂安时也。病人藏寒胃虚，蛔动上膈，闻食臭出，因而吐蛔，与乌梅丸，温藏安虫。

乌梅丸方

乌梅三百个。味酸温　细辛六两。辛热　干姜十两。辛热　黄连一斤。苦寒　当归四两。辛温　附子六两，炮，去皮。辛热　蜀椒四两，去子。辛热　桂枝六两。辛热　人参六两。甘温　黄柏六两，苦寒

肺主气，肺欲收，急食酸以收之，乌梅之酸，以收肺气；脾欲缓，急食甘以缓之，人参之甘，以缓脾气；寒淫于内，以辛润之，以苦坚之，当归、桂、椒、细辛之辛，以润内寒；寒淫所胜，平以辛热，姜、附之辛热，以胜寒；蛔得甘则动，得苦则安，黄连、黄柏之苦，以安蛔。

上十味，异捣筛，合治之，以苦酒⑥渍乌梅一宿，去核，蒸之五升米下，饭熟，捣成泥，和药令相得，内臼中，与蜜，杵二千下，丸如梧桐子大，先食饮，服十丸，日三服，稍加至二十丸。禁生冷、滑物、臭食等。

伤寒，热少厥微，指赵本注："一作稍"头寒，默默赵本作"嘿嘿"不欲食，烦躁数

---

① 口伤烂赤：指口舌生疮，糜烂红肿疼痛，即口疮。
② 藏厥：真阳火盛，脏气垂绝而致的四肢厥冷。
③ 蛔厥：指胃肠有寒，蛔虫窜扰而致的手足逆冷。
④ 藏寒：指脾胃虚寒。
⑤ 食臭：指食物的味道。臭，通嗅。
⑥ 苦酒：指米醋。

日，小便利，色白者，此热除也，欲得食，其病为愈；若厥而呕，胸胁烦满①者，其后必便血。

指头寒者，是厥微热少也；默默不欲食烦躁者，邪热初传里也；数日之后，小便色白，里热去，欲得食，为胃气已和，其病为愈。厥阴之脉，挟胃贯膈，布胁肋。厥而呕，胸胁烦满者，传邪之热，甚于里也。厥阴肝主血，后数日热不去，又不得外泄，迫血下行，必致便血。

病者手足厥冷，言我不结胸，小腹满，按之痛者，此冷结在膀胱关元也。

手足厥不结胸者，无热也；小腹满，按之痛，下焦冷结也。

伤寒发热四日，厥反三日，复热四日，厥少热多，其病当愈。四日至七日，热不除者，其后必便脓血。

先热后厥者，阳气邪传里也。发热为邪气在表。至四日厥者，传之阴也。后三日复传阳经，则复热。厥少则邪微，热多为阳胜，其病为愈。至七日传经尽，热除则愈；热不除者，为热气有余，内搏厥阴之血，其后必便脓血。

伤寒厥四日，热反三日，复厥五日，其病为进，寒多热少，阳气退，故为进也。

伤寒阴胜者先厥，至四日邪传里，重阴必阳却，热三日，七日传经尽，当愈。若不愈而复厥者，传作再经，至四日则当复热；若不复热，至五日厥不除者，阴胜于阳，其病进也。

伤寒六七日，脉微，手足厥冷，烦躁，灸厥阴，厥不还者，死。

伤寒六七日，则正气当复，邪气当罢，脉浮身热为欲解；若反脉微而厥，则阴胜阳也。烦躁者，阳虚而争也。灸厥阴，以复其阳，厥不还，则阳气已绝，不能复正而死。

伤寒发热，下利，厥逆，躁不得卧者，死。

伤寒发热，邪在表也；下利厥逆，阳气虚也；躁不得卧者，病胜藏也。故死。

伤寒发热，下利至甚，厥不止者，死。

《金匮要略》曰：六府气绝于外者，手足寒；五藏气绝于内者，利下不禁。伤寒发热，为邪气独甚，下利至甚，厥不止，为府藏气绝，故死。

伤寒六七日，不利，便②发热而利，其人汗出不止者，死。有阴无阳故也。

伤寒至七日，为邪正争之时，正胜则生，邪胜则死。始不下利，而暴忽发热，下利汗出不止者，邪气胜，正阳气脱也，故死。

伤寒五六日，不结胸，腹濡③，脉虚，复厥者，不可下，此为亡血，下之死。

伤寒五六日，邪气当作里实之时。若不结胸，而腹濡者，里无热也；脉虚者，亡血也；复厥者，阳气少也。不可下，下之为重虚，故死。《金匮玉函》曰：虚者重泻，真气乃绝。

---

① 满（mèn 闷）：指自觉胸中堵塞不畅，烦闷不舒。
② 便：忽然。
③ 腹濡（ruǎn 软）：腹部柔软，与结胸的腹部硬满相对。

发热而厥，七日，下利者，为难治。

发热而厥，邪传里也。至七日传经尽，则正气胜邪，当汗出而解，反下利，则邪气胜，里气虚，则为难治。

伤寒脉促赵本注："一作纵"，**手足厥逆者，可灸之。**

脉促，则为阳虚不相续；厥逆，则为阳虚不相接。灸之，以助阳气。

伤寒脉滑而厥者，里有热也，白虎汤主之。

滑为阳厥，气内陷，是里热也，与白虎汤以散里热也。

手足厥寒，脉细欲绝者，当归四逆汤主之。

手足厥寒者，阳气外虚，不温四末；脉细欲绝者，阴血内弱，脉行不利。与当归四逆汤，助阳生阴也。

当归四逆汤方

当归三两。辛温　桂枝三两。辛热　芍药三两。酸寒　细辛三两。辛热　大枣二十五枚，擘。甘温　甘草二两，炙。甘平　通草二两。甘平

《内经》曰：脉者，血之府也。诸血者，皆属心。通脉者，必先补心益血。苦先入心，当归之苦，以助心血；心苦缓，急食酸以收之，芍药之酸，以收心气；肝苦急，急食甘以缓之，大枣、甘草、通草之甘，以缓阴血。

上七味，以水八升，煮取三升，去滓，温服一升，日三服。

若其人内有久寒者，宜当归四逆加吴茱萸生姜汤。

茱萸温以散久寒；生姜辛温，以行阳气。

大汗出，热不去，内拘急，四肢疼，又下利，厥逆而恶寒者，四逆汤主之。

大汗出，则热当去；热反不去者，亡阳也。内拘急下利者，寒甚于里。四肢疼，厥逆而恶寒者，寒甚于表。与四逆汤，复阳散寒。

大汗，若大下利而厥冷者，四逆汤主之。

大汗，若大下利，内外虽殊，其亡津液、损阳气则一也。阳虚阴胜，故生厥逆，与四逆汤，固阳退阴。

病人手足厥冷，脉乍紧者，邪结在胸中。心中满而烦，饥不能食者，病在胸中，当须吐之，宜瓜蒂散。

手足厥冷者，邪气内陷也。脉紧牢者，为实；邪气入府，则脉沉。今脉乍紧，知邪结在胸中为实，故心下满而烦，胃中无邪则喜饥，以病在胸中，虽饥而不能食，与瓜蒂散，以吐胸中之邪。

伤寒厥而心下悸者，宜先治水，当服茯苓甘草汤，却治其厥；不尔[①]，水渍入胃，必作利也。

《金匮要略》曰：水停心下，甚者则悸。厥虽寒胜，然以心下悸，为水饮内甚，先与茯苓甘草汤，治其水，而后治其厥；若先治厥，则水饮浸渍入胃，必作下利。

伤寒六七日，大下后，寸脉沉而迟，手足厥逆，下部脉不至，咽喉不利，唾脓血，泄利不止者，为难治。麻

---

① 不尔：否则。

黄升麻汤主之。

伤寒六七日，邪传厥阴之时。大下之后，下焦气虚，阳气内陷，寸脉迟而手足厥逆，下部脉不至。厥阴之脉，贯膈上注肺，循喉咙。在厥阴随经射肺，因亡津液，遂成肺痿，咽喉不利而唾脓血也。《金匮要略》曰：肺痿之病，从何得之，被快药下利，重亡津液，故得之。若泄利不止者，为里气大虚，故云难治。与麻黄升麻汤，以调肝肺之气。

麻黄升麻汤方

麻黄二两半，去节。甘温　升麻一两一分。甘平　当归一两一分。辛温　知母苦寒　黄芩苦寒　萎蕤各十八铢（赵本一作"菖蒲"），甘平　石膏碎，绵裹。甘寒（赵本作"六铢"）　白术甘温　干姜辛热　芍药酸平　天门冬去心。甘平（赵本作"六铢"）　桂枝辛热　茯苓甘平（赵本作"六铢"）　甘草炙，各六铢。甘，平

《玉函》曰：大热之气，寒以取之；甚热之气，以汗发之。麻黄、升麻之甘，以发浮热；正气虚者，以辛润之，当归桂姜之辛以散寒；上热者，以苦泄之，知母、黄芩之苦，凉心去热；津液少者，以甘润之，茯苓、白术之甘，缓脾生津；肺燥气热，以酸收之，以甘缓之，芍药之酸，以敛逆气，萎蕤、天门冬、石膏、甘草之甘，润肺除热。

上十四味，以水一斗，先煮麻黄一两沸，去上沫，内诸药，煮取三升，去滓，分温三服，相去如炊三斗米顷[1]，令尽，汗出愈。

伤寒四五日，腹中痛，若转气下趣[2]少腹者，此欲自利也。

伤寒四五日，邪气传里之时。腹中痛，转气下趣少腹者，里虚遇寒，寒气下行，欲作自利也。

伤寒本自寒下[3]，医复吐卜之，寒格[4]，更逆吐下；若食入口即吐，干姜黄连黄芩人参汤主之。

伤寒邪自传表，为本自寒下，医反吐下，损伤正气，寒气内为格拒。经曰：格则吐逆。食入口即吐，谓之寒格，更复吐下，则重虚而死，是更逆吐下，与干姜黄连黄芩人参汤以通寒格。

干姜黄连黄芩人参汤方

干姜辛热　黄连苦寒　黄芩苦寒　人参各三两。甘温

辛以散之，甘以缓之，干姜、人参之甘平，以补正气；苦以泄之，黄连、黄芩之苦，以通寒格。

上四味，以水六升，煮取二升，去滓，分温再服。

下利，有微热而渴，脉弱者，今自愈。

下利阴寒之疾，反大热者逆。有微热而渴，里气方温也。经曰：诸弱发热，脉弱者，阳气得复也，今必自愈。

下利，脉数，有微热汗出，今自愈；设复紧，为未解。

下利，阴病也。脉数，阳脉也。阴

---

① 相去如炊三斗米顷：服药的间隔时间大概是煮熟三斗米饭的时间。去，间隔。
② 趣：通"趋"，趋势，趋向。
③ 寒下：寒性腹泻。
④ 寒格：指上热下寒，寒热格拒之证。

病见阳脉者生，微热汗出，阳气得通也，利必自愈。诸紧为寒，设复脉紧，阴气犹胜，故云未解。

下利，手足厥冷无脉者，灸之不温，若脉不还，反微喘者，死。

下利，手足厥逆无脉者，阴气独胜，阳气大虚也。灸之，阳气复，手足温而脉还，为欲愈；若手足不温，脉不还者，阳已绝也，反微喘者，阳气脱也。

少阴负趺阳者①，为顺也。

少阴肾水；趺阳脾土。下利，为肾邪干脾，水不胜土，则为微邪，故为顺也。

下利，寸脉反浮数，尺中自涩者，必清②脓血。

下利者，脉当沉而迟，反浮数者，里有热也。涩为无血，尺中自涩者，肠胃血散也，随利下，必便脓血。清与圊通，《脉经》曰：清者厕也。

下利清谷，不可攻表，汗出，必腹胀满。

下利者，脾胃虚也。胃为津液之主，发汗亡津液，则胃气愈虚，必胀满。

下利，脉沉弦者，下重也；脉大者，为未止；脉微弱数者，为欲自止，虽发热不死。

沉为在里，弦为拘急，里气不足，是主下重；大则病进，此利未止；脉微弱数者，邪气微而阳气复，为欲自止，虽发热止由阳胜，非大逆也。

下利，脉沉而迟，其人面少赤，身有微热，下利清谷者，必郁冒③，汗出而解，病人必微厥。所以然者，其面戴阳④，下虚故也。

下利清谷，脉沉而迟，里有寒也。面少赤，身有微热，表未解也。病人微厥，《针经》曰：下虚则厥。表邪欲解，临汗之时，以里先虚，必郁冒，然后汗出而解也。

下利，脉数而渴者，今自愈；设不差，必清脓血，以有热故也。

经曰：脉数不解，而下不止，必协热便脓血也。

下利后脉绝，手足厥冷，晬时脉还，手足温者生，脉不还者死。

下利后，脉绝，手足厥冷者，无阳也，晬时，周时⑤也。周时厥愈，脉出，为阳气复则生；若手足不温，脉不还者，为阳气绝则死。

伤寒下利，日十余行，脉反实者死。

下利者，里虚也。脉当微弱反实者，病胜藏也，故死。《难经》曰：脉不应病，病不应脉，是为死病。

下利清谷，里寒外热，汗出而厥者，通脉四逆汤主之。

下利清谷，为里寒；身热不解为外热。汗出阳气通行于外，则未当厥；其

---

① 少阴负趺阳者：即太溪脉小于冲阳脉，是胃气尚存的表现。少阴，即太溪脉；趺阳，即冲阳脉。

② 清：如厕。

③ 郁冒：病证名，指头晕目眩，眼前发黑，一时不能视物。即为眩晕。

④ 戴阳：病证名，指阴寒阳虚，虚阳上越，而致面色发红。其特点为两颧面赤如妆。

⑤ 周时：指一昼夜。

汗出而厥者，阳气大虚也，与通脉四逆汤，以固阳气。

热利①下重②者，白头翁汤主之。

利则津液少，热则伤气，气虚下利，致后重也。与白头翁汤，散热厚肠。

白头翁汤方

白头翁二两。苦寒　黄柏苦寒　黄连苦寒　秦皮各三两。苦寒

《内经》曰：肾欲坚，急食苦以坚之。利则下焦虚，是以纯苦之剂坚之。

上四味，以水七升，煮取二升，去滓，温服一升；不愈，更服一升。

下利，腹胀满，身体疼痛者，先温其里，乃攻其表。温里宜四逆汤；攻表宜桂枝汤。

下利腹满者，里有虚寒，先与四逆汤温里；身疼痛，为表未解，利止里和，与桂枝汤攻表。

下利，欲饮水者，以有热故也，白头翁汤主之。

自利不渴，为藏寒，与四逆汤以温藏；下利饮水为有热，与白头翁汤以凉中。

下利，谵语者，有燥屎也，宜小承气汤。

经曰：实则谵语。有燥屎为胃实，下利为肠虚，与小承气汤以下燥屎。

下利后更烦，按之心下濡者，为虚烦也，宜栀子豉汤。

下利后不烦，为欲解；若更烦而心下坚者，恐为谷烦。此烦而心下濡者，是邪热乘虚，客于胸中，为虚烦也，与栀子豉汤，吐之则愈。

呕家有痈脓者，不可治，呕脓尽自愈。

胃脘有痈，则呕而吐脓，不可治呕，得脓尽，呕即自愈。

呕而脉弱，小便复利，身有微热见厥者难治。四逆汤主之。

呕而脉弱，为邪气传里。呕则气上逆，而小便当不利；小便复利者，里虚也。身有微热见厥者，阴胜阳也，为难治。与四逆汤温里助阳。

干呕③，吐涎沫④，头痛者，吴茱萸汤主之。

干呕，吐涎沫者，里寒也；头痛者，寒气上攻也。与吴茱萸汤温里散寒。

呕而发热者，小柴胡汤主之。

经曰：呕而发热者，柴胡证具。

伤寒大吐大下之，极虚，复极汗出者，以其人外气怫郁，复与之水，以发其汗，因得哕。所以然者，胃中寒故也。

大吐大下，胃气极虚，复极发汗，又亡阳气。外邪怫郁于表，则身热，医与之水，以发其汗，胃虚得水，虚寒相搏成哕也。

伤寒，哕而腹满，视其前后⑤，知何部不利，利之则愈。

哕而腹满，气上而不下也。视其前

① 热利：湿热性质的腹泻。其特点为下利臭秽，或便脓血，舌红苔黄，脉滑数等。
② 下重：指大便时有肛门坠胀感，大便不易排出。
③ 干呕：有声无物者，为干呕。
④ 涎沫：唾沫，即口水。
⑤ 前后：指前后二阴，代指大小便。

后部，有不利者即利之，以降其气。前　部，小便也；后部，大便也。

释音

蜷音拳，不伸也　愤扶粉切，懑也

恶湿上乌路切，耻也，憎也　撞宅江切，

击也

辨霍乱病脉证并治法第十三

问曰：病有霍乱者何？答曰：呕吐而利，名曰霍乱。

三焦者，水谷之道路。邪在上焦，则吐而不利；邪在下焦，则利而不吐；邪在中焦，则既吐且利。以饮食不节，寒热不调，清浊相干，阴阳乖隔，遂成霍乱。轻者，止曰吐利；重者，挥霍撩乱，名曰霍乱。

问曰：病发热，头痛，身疼，恶寒，吐利者，此属何病？答曰：此名霍乱。霍乱自吐下，又利止，复更发热也。

发热，头痛，身疼，恶寒者，本是伤寒，因邪入里，伤于脾胃，上吐下利，令为霍乱。利止里和，复更发热者，还是伤寒。必汗出而解。

伤寒，其脉微涩者，本是霍乱，今是伤寒，却四五日，至阴经上，转入阴必利，本呕下利者，不可治也。欲似大便而反矢气，仍不利者，此属阳明也，便必硬，十三日愈，所以然者，经尽故也。

微为亡阳，涩为亡血。伤寒脉微涩，则本是霍乱，吐利亡阳，亡血，吐利止，伤寒之邪未已，还是伤寒，却四五日邪传阴经之时，里虚遇邪，必作自利，本呕者，邪甚于上，又利者，邪甚于下，先霍乱里气大虚，又伤寒之邪，再传为吐利，是重虚也，故为不治。若欲似大便，而反矢气仍不利者，利为虚，不利为实，欲大便而反矢气，里气热也，此属阳明，便必硬也。十三日愈者，伤寒六日，传遍三阴三阳，后六日再传经尽，则阴阳之气和，大邪之气去而愈也。

下利后，当便硬，硬则能食者愈；今反不能食，到后经中，颇能食，复过一经能食，过之一日，当愈。不愈者，不属阳明也。

下利后，亡津液，当便硬。能食为胃和，必自愈；不能食者，为未和。到后经中，为复过一经，言七日后再经也。颇能食者，胃气方和，过一日当愈。不愈者，暴热使之能食，非阳明气和也。

恶寒脉微，而复利，利止，亡血也，四逆加人参汤主之。

恶寒脉微而利者，阳虚阴胜也，利止则津液内竭，故云亡血。《金匮要略》曰：水竭则无血，与四逆汤温经助阳，加人参生津液益血。

霍乱，头痛，发热，身疼痛，热多

欲饮水者，五苓散主之；寒多不用水者，理中丸主之。

头痛发热，则邪自风寒而来。中焦为寒热相半之分，邪稍高者，居阳分，则为热，热多欲饮水者，与五苓散以散之；邪稍下者，居阴分，则为寒，寒多不用水者，与理中丸温之。

理中丸方

人参甘，温　甘草炙。甘，平　白术甘，温　干姜以上各三两。辛热

《内经》曰：脾欲缓，急食甘以缓之。用甘补之，人参、白术、甘草之甘，以缓脾气调中。寒淫所胜，平以辛热。干姜之辛，以温胃散寒。

上四味，捣筛为末，蜜和丸，如鸡黄大，以沸汤数合，和一丸，研碎，温服之。日三四服，夜二服，腹中未热，益至三四丸，然不及汤。汤法，以四物依两数切，用水八升，煮取三升，去滓，温服一升，日三服。加减法：

若脐上筑^①者，肾气动也，去术加桂四两。

脾虚肾气动者，脐上筑动。《内经》曰：甘者，令人中满^②。术甘壅补，桂泄奔豚，是相易也。

吐多者，去术，加生姜三两。

呕家不喜甘，故去术；呕家多服生姜，以辛散之。

下多者，还用术；悸者，加茯苓二两。

下多者，用术以去湿；悸加茯苓以导气。

渴欲得水者，加术，足前成四两半。

津液不足则渴，术甘以缓之。

腹中痛者，加人参，足前成四两半。

里虚则痛，加人参以补之。

寒者，加干姜，足前成四两半。

寒淫所胜，平以辛热。

腹满者，去术，加附子一枚。服汤后，如食顷，饮热粥一升许，微自温，勿发揭衣被。

胃虚则气壅腹满，甘令人中满，是去术也；附子之辛，以补阳散壅。

吐利止而身痛不休者，当消息^③和解其外，宜桂枝汤小和之。

吐利止，里和也；身痛不休，表未解也。与桂枝汤小和之。《外台》云：里和表病，汗之则愈。

吐利汗出，发热恶寒，四肢拘急，手足厥冷者，四逆汤主之。

上吐下利，里虚汗出，发热恶寒，表未解也；四肢拘急，手足厥冷，阳虚阴胜也。与四逆汤助阳退阴。

既吐且利，小便复利而大汗出，下利清谷，内寒外热，脉微欲绝者，四逆汤主之。

吐利亡津液，则小便当少，小便复利而大汗出，津液不禁，阳气大虚也。脉微为亡阳，若无外热，但内寒，下利清谷，为纯阴；此以外热，为阳未绝，犹可与四逆汤救之。

吐已下断，汗出而厥，四肢拘急不解，脉微欲绝者，通脉四逆汤加猪胆汁

---

① 脐上筑：形容脐上跳动不安，如有物捶捣。

② 中满：指腹中胀满。

③ 消息：斟酌。

汤主之。

吐已下断，津液内竭，则不当汗出，汗出者，不当厥；今汗出而厥，四肢拘急不解，脉微欲绝者，阳气大虚，阴气独胜也。若纯与阳药，恐阴为格拒，或呕或躁，不得复入也；与通脉四逆汤加猪胆汁，胆苦入心而通脉，胆寒补肝而和阴，引置阳药不被格拒。《内经》曰：微者逆之，甚者从之。此之谓也。

吐利发汗，脉平，小烦者，以新[①]**虚不胜谷气故也。**

《内经》曰：食入于阴，长气于阳。新虚不胜谷气，是生小烦。

辨阴阳易差后劳复病脉证并治法第十四

伤寒，阴阳易之为病，其人身体重，少气，少腹里急，或引阴中拘挛，热上冲胸，头重。不欲举，眼中生花赵本注："一作眹"**，膝胫拘急者，烧裩**赵本作**"裈"**[②]**散主之。**

大病新差，血气未复，余热未尽，强合阴阳，得病者名曰易。男子病新差未平复，而妇人与之交，得病，名曰阳易；妇人新病，差未平复，男子与之交，得病，名曰阴易。以阴阳相感动，其余毒相染著，如换易也。其人病身体重，少气者，损动真气也；少腹里急，引阴中拘挛，膝胫拘急，阴气极也；热上冲胸，头重不欲举，眼中生花者，感动之毒，所易之气，熏蒸于上也。与烧裩散以道阴气。

烧裩散方

上取妇人中裩近隐处，剪烧赵本有**"作"**字**灰，以水和服方寸匕，日三服。小便即利，阴头微肿，则愈。妇人病，取男子裩当烧灰服。**

大病差后，劳复者，枳实栀子豉汤主之。若有宿食者，加大黄如博棋子[③]**大五六枚**赵本作**"内加大黄，如博棋子五六枚，服之愈"。**

病有劳复，有食复。伤寒新差，血气未平，余热未尽，早作劳动病者，名曰劳复。病热少愈而强食之，热有所藏，因其谷气留搏，两阳相合而病者，名曰食复。劳复，则热气浮越，与枳实栀子豉汤以解之；食复，则胃有宿食，加大黄以下之。

枳实栀子豉汤方

枳实三枚，炙。苦寒　栀子十四枚，擘。苦寒　豉一升，绵裹。苦寒

枳实栀子豉汤，则应吐剂。此云复令微似汗出者，以其热聚于上，苦则吐之；热散于表者，苦则发之。《内经》曰：火淫所胜，以苦发之。此之谓也。

上三味，以清浆水七升，空煮取四升，内枳实、栀子，煮取二升，下豉，更煮五六沸，去滓，温分再服，复令微

---

① 新：可理解为才，刚刚。
② 裩（kūn 昆）：满裆裤，此处指内裤。
③ 博棋子：指较大的围棋子。

似汗。

伤寒差以后，更发热者，小柴胡汤主之。脉浮者，以汗解之；脉沉实者，以下解之。

差后余热未尽，更发热者，与小柴胡汤以和解之。脉浮者，热在表也，故以汗解；脉沉者，热在里也，故以下解之。

大病差后，从腰以下有水气者，牡蛎泽泻散主之。

大病差后，脾胃气虚，不能制约肾水，水溢下焦，腰以下为肿也。《金匮要略》曰：腰以下肿，当利小便。与牡蛎泽泻散，利小便而散水也。

牡蛎泽泻散方

牡蛎熬。咸，平　泽泻咸寒　栝蒌根苦寒　蜀漆洗，去腥。辛，平　葶苈子熬。苦寒　商陆根熬。辛酸，咸，平　海藻洗去咸，咸，寒。以上各等分。

咸味涌泄，牡蛎、泽泻、海藻之咸以泄水气。《内经》曰：湿淫于内，平以苦，佐以酸辛，以苦泄之。蜀漆、葶苈、栝蒌、商陆之酸辛与苦，以导肿湿。

上七味，异捣下筛为散，更入臼中治之，白饮和，服方寸匕。小便利，止后服，日三服。

大病差后，喜唾，久不了了者，胃上有寒，当以丸药温之，宜理中丸。

汗后，阳气不足，胃中虚寒，不内津液，故喜唾，不了了。与理中丸以温其胃。

伤寒解后，虚羸少气，气逆欲吐者，竹叶石膏汤主之。

伤寒解后，津液不足而虚羸，余热未尽，热则伤气，故少气，气逆欲吐，与竹叶石膏汤，调胃散热。

竹叶石膏汤方

竹叶二把。辛平　石膏一斤。甘寒　半夏半升，洗。辛温　人参三两。甘温　甘草二两，炙。甘平　粳米半升。甘微寒　麦门冬一升，去心。甘平

辛甘发散而除热，竹叶、石膏、甘草之甘辛，以发散余热；甘缓脾而益气，麦门冬、人参、粳米之甘，以补不足；辛者散也，气逆者，欲其散，半夏之辛，以散逆气。

上七味，以水一斗，煮取六升，去滓，内粳米，煮米熟，汤成，去米，温服一升，日三服。

病人脉已解，而日暮微烦，以病新差，人强与谷，脾胃气尚弱，不能消谷，故令微烦，损谷则愈。

阳明王于申酉戌，宿食在胃，故日暮微烦，当小下之，以损宿谷。

辨不可发汗病脉证并治法第十五

夫以为疾病至急，仓卒①寻按，要　者难得，故重集诸可与不可方治，比之

①　仓卒（cù 促）：意为匆忙急迫。

三阴三阳篇中，此易见也。又时有不止是三阴三阳，出在诸可与不可中也。

诸不可汗、不可下，病证药方，前三阴三阳篇中，经注已具者，更不复出；其余无者，于此已后经注备见_{医统本}作"于此已后，复注备见"。

脉濡而弱，弱反在关，濡反在巅，微反在上，涩反在下。微则阳气不足，涩则无血。阳气反微，中风汗出而反躁烦。涩则无血，厥而且寒。阳微发汗，躁不得眠。

寸关为阳，脉当浮盛，弱反在关，则里气不及；濡反在巅，则表气不逮。卫行脉外，浮为在上以候卫；微反在上，是阳气不足；荣行脉中，沉为在下以候荣；涩反在下，是无血也。阳微不能固外，腠理开疏，风因客之，故令汗出而躁烦；无血则阴虚，不与阳相顺接，故厥而且寒；阳微无津液，则不能作汗，若发汗则必亡阳而躁。经曰：汗多亡阳，遂虚，恶风烦躁，不得眠也。

动气在右，不可发汗，发汗则衄而渴，心苦烦，饮即吐水。

动气者，筑筑然气动也。在右者，在脐之右也。《难经》曰：肺内证，脐右有动气，按之牢若痛。肺气不治，正气内虚，气动于脐之右也。发汗则动肺气，肺主气，开窍于鼻，气虚则不能卫血，血溢妄行，随气出于鼻为衄。亡津液，胃燥，则烦渴而心苦烦。肺恶寒，饮冷则伤肺，故饮即吐水。

动气在左，不可发汗，发汗则头眩，汗不止，筋惕肉瞤。

《难经》曰：肝内证，脐左有动气，按之牢若痛。肝气不治，正气内虚，气动于脐之左也。肝为阴之主，发汗，汗不止，则亡阳外虚，故头眩、筋惕肉瞤。《针经》曰：上虚则眩。

动气在上，不可发汗，发汗则气上冲，止在心端。

《难经》曰：心内证，脐上有动气，按之牢苦痛。心气不治，正气内虚，气动于脐之上也。心为阳，发汗亡阳，则愈损心气，肾乘心虚，欲上凌心，故气上冲，正在心端。

动气在下，不可发汗，发汗则无汗，心中大烦，骨节苦疼，目运^①，恶寒，食则反吐，谷不得前。

《难经》曰：肾内证，脐下有动气，按之牢苦痛。肾气不治，正气内虚，动气发于脐之下也。肾者主水，发汗则无汗者，水不足也；心中大烦者，肾虚不能制心火也；骨节苦疼者，肾主骨也；目运者，肾病则目䀮䀮如无所见；恶寒者，肾主寒也；食则反吐，谷不得前者，肾水干也。王冰曰：病呕而吐，食久反出，是无水也。

咽中闭塞，不可发汗，发汗则吐血，气微绝，手足厥冷，欲得蜷卧，不能自温。

咽门者，胃之系。胃经不和，则咽内不利。发汗攻阳，血随发散而上，必吐血也。胃经不和而反攻表，则阳虚于外，故气欲绝，手足冷，欲蜷而不能自温。

诸脉得数动微弱者，不可发汗，发

———

① 目运：指眼目昏花眩晕。

汗则大便难，胞中干，胃燥而烦，其形相象，根本异源。

动数之脉，为热在表；微弱之脉，为热在里。发汗亡津液，则热气愈甚，胃中干燥，故大便难，腹中干，胃燥而烦。根本虽有表里之异，逆治之后，热传之则一，是以病形相象也。

脉微赵本作"濡"**而弱，弱反在关，濡反在巅；弦反在上，微反在下。弦为阳运，微为阴寒。上实下虚，意欲得温。微弦为虚，不可发汗，发汗则寒栗，不能自还。**

弦在上，则风伤气，风胜者，阳为之运动；微在下，则寒伤血，血伤者，里为之阴寒。外气怫郁为上实，里有阴寒为下虚。表热里寒，意欲得温。若反发汗，亡阳阴独，故寒栗不能自还。

咳者则剧，数吐涎沫，咽中必干，小便不利，心中饥烦，晬时而发，其形似疟，有寒无热，虚而寒栗，咳而发汗，蜷而苦满，腹中复坚。

肺寒气逆，咳者则剧；吐涎沫，亡津液，咽中必干，小便不利；膈中阳气虚，心中饥而烦。一日一夜，气大会于肺，邪正相击，晬时而发，形如寒疟，但寒无热，虚而寒栗。发汗攻阳，则阳气愈甚故蜷而苦满，腹中复坚。

厥，脉紧，不可发汗，发汗则声乱，咽嘶、舌萎、声不得前。

厥而脉紧，则少阴伤寒也，法当温里，而反发汗，则损少阴之气。少阴之脉，入肺中，循喉咙，挟舌本。肾为之本，肺为之标，本虚则标弱，故声乱、咽嘶、舌萎、声不得前。

诸逆发汗，病微者难差；剧者言乱、目眩者死赵本注："一云：谵言目眩睛乱者死"，**命将难全。**

不可发汗而强发之，轻者因发汗重而难差；重者脱其阴阳之气，言乱目眩而死。《难经》曰：脱阳者，见鬼，是此言乱也；脱阴者，目盲，是此目眩也。眩非玄而见玄，是近于盲也。

咳而小便利，若失小便者，不可发汗，汗出则四肢厥逆冷。

肺经虚冷，上虚不能治下者，咳而小便利，或失小便。上虚发汗，则阳气外亡。四肢者，诸阳之本，阳虚则不与阴相接，故四肢厥逆冷。

伤寒头痛，翕翕发热，形象中风，常微汗出自呕者，下之益烦，心中懊侬如饥；发汗则致痓①，**身强，难以屈伸；熏之则发黄，不得小便；灸则发咳唾。**

伤寒当无汗、恶寒，今头痛、发热、微汗出，自呕，则伤寒之邪传而为热，欲行于里；若反下之，邪热乘虚流于胸中为虚烦，心中懊侬如饥；若发汗，则虚表，热归经络，热甚生风，故身强直而成痓；若熏之，则火热相合，消烁津液，故小便不利而发黄；肺恶火，灸则火热伤肺，必发咳嗽而唾脓。

---

① 痓（chì 赤）：指筋脉痉挛、强直的病症。

辨可发汗病脉证并治法第十六

大法，春夏宜发汗。

春夏阳气在外，邪气亦在外，故可发汗。

凡发汗，欲令手足俱周，时出以漐漐然，一时间许，益佳。不可令如水流漓①。若病不解，当重发汗。汗多者必亡阳，阳虚，不得重发汗也。

汗缓缓出，则表里之邪悉去；汗大出，则邪气不除，但亡阳也。阳虚为无津液，故不可重发汗。

凡服汤发汗，中病便止，不必尽剂。

汗多则亡阳。

凡云可发汗，无汤者，丸散亦可用；要以汗出为解，然不如汤，随证良验。

《圣济经》曰：汤液主治，本乎腠理壅郁。除邪气者，于汤为宜。《金匮玉函》曰：水能净万物，故用汤也。

夫病脉浮大，问病者言，但便硬尔。设利者，为大逆。硬为实，汗出而解。何以故？脉浮当以汗解。

经曰：脉浮大应发汗，医反下之，为大逆。便硬难，虽为里实，亦当先解其外，若行利药，是为大逆。结胸虽急，脉浮大，犹不可下，下之即死，况此便难乎。经曰：本发汗而复下之，此为逆；若先发汗，治不为逆。

下利后，身疼痛，清便自调者，急当救表，宜桂枝汤发汗。

《外台》云：里和表病，汗之则愈。

---

① 流漓：指大汗淋漓。

卷 八

辨发汗后病脉证并治法第十七

发汗多，亡阳谵语者，不可下，与柴胡桂枝汤和其荣卫，以通津液，后自愈。

胃为水谷之海，津液之主。发汗多，亡津液，胃中燥，必发谵语；此非实热，则不可下，与柴胡桂枝汤，和其荣卫，通行津液，生则胃润，谵语自止。

此一卷，第十七篇，凡三十一证，前有详说。

辨不可吐第十八

合四证，已具太阳篇中。

辨可吐第十九

大法，春宜吐。

春时阳气在上，邪气亦在上，故宜吐。

凡用吐汤，中病即止，不必尽剂也。

要在适当，不欲过也。

病胸上诸实赵本注："一作寒"，胸中郁郁而痛①，不能食，欲使人按之，而反有涎唾，下利日十余行，其脉反迟，寸口脉微滑，此可吐之，吐之，利则止。

胸上诸实，或痰实，或热郁，或寒结胸中，郁而痛，不能食，欲使人按之，反有涎唾者，邪在下，按之气下而无涎唾，此按之反有涎唾者，知邪在胸中。经曰：下利脉迟而滑者，内实也。今下利日十余行，其脉反迟，寸口脉微滑，是上实也，故可吐之。《玉函》曰：上盛不已，吐而夺之。

宿食，在上脘者，当吐之。

宿食在中下脘者，则宜下；宿食在上脘，则当吐。《内经》曰：其高者因

①　郁郁而痛：指隐隐作痛。

而越之，其下者引而竭之。

病人手足厥冷，脉乍结，以客气在胸中；心下满而烦，欲食不能食者，病在胸中，当吐之。

此与第六卷厥阴门瓜蒂散证同。彼云，脉乍紧，此云脉乍结，惟此有异。紧为内实，乍紧则实未深，是邪在胸中；结为结实，乍结则结未深，是邪在胸中。所以证治俱同也。

释音

拒 音巨，抑也　函 音含，又音咸，书函
眊 音荒，目不明也

脘 音管，胃府也　竭 渠孽切，尽也
蒂 音帝，瓜蒂也

辨不可下病脉证并治法第二十

脉濡而弱，弱反在关，濡反在巅；微反在上，涩反在下。微则阳气不足，涩则无血。阳气反微，中风、汗出而反躁烦；涩则无血，厥而且寒。阳微则不可下，下之则心下痞硬。

阳微下之，阳气已虚，阴气内甚，故心下痞硬。

动气在右，不可下。下之则津液内竭，咽燥、鼻干、头眩、心悸也。

动气在右，肺之动也。下之伤胃动肺，津液内竭。咽燥鼻干者，肺属金主燥也；头眩心悸者，肺主气而虚也。

动气在左，不可下。下之则腹内拘急，食不下，动气更剧。虽有身热，卧则欲蜷。

动气在左，肝之动也。下之损脾而肝气益胜，复行于脾，故腹内拘急，食不下，动气更剧也。虽有身热，以里气不足，故卧则欲蜷。

动气在上，不可下。下之则掌握热烦，身上浮冷①，热汗自泄，欲得水自灌②。

动气在上，心之动也。下之则伤胃，内动心气。心为火主热，《针经》曰：心所生病者，掌中热。肝为藏中之阴，病则虽有身热，卧则欲蜷，作表热里寒也；心为藏中之阳，病则身上浮冷，热汗自泄，欲得水自灌，作表寒里热也。二藏阴阳寒热，明可见焉。

动气在下，不可下。下之则腹胀满，卒起头眩，食则下清谷，心下痞也。

动气在下，肾之动也。下之则伤脾，肾气则动，肾寒乘脾，故有腹满、头眩、下利清谷则心下痞之证也。

咽中闭塞，不可下。下之则上轻下重，水浆不下，卧则欲蜷，身急痛，下利日数十行。

咽中闭塞，胃已不和也。下之则闭塞之邪为上轻，复伤胃气为下重，至水浆不下，卧则欲蜷，身急痛，下利日数十行，知虚寒也。

诸外实者，不可下。下之则发微热，亡脉厥者，当脐握热③。

外实者，表热也，汗之则愈，下

---

① 浮冷：体表发冷。

② 欲得水自灌：想要用水浇洗。

③ 当脐握热：脐部有握拳大小的一处发热。

之为逆。下后里虚，表热内陷，故发微热。厥深者，热亦深，亡脉厥者，则阳气深陷，客于下焦，故当脐握热。

诸虚者，不可下。下之则大渴，求水者易愈；恶水者剧。

《金匮玉函》曰：虚者十补，勿一泻之。虚家下之为重虚，内竭津液，故令大渴。求水者，阳气未竭，而犹可愈；恶水者，阳气已竭，则难可制。

脉濡而弱，弱反在关，濡反在巅；弦反在上，微反在下。弦为阳运，微为阴寒。上实下虚，意欲得温。微弦为虚，虚者不可下也。

虚家下之是为重虚。《难经》曰：实实虚虚，损不足益有余。此者，是中工所害也。

微则为咳，咳则吐涎，下之则咳止，而利因不休，利不休，则胸中如虫啮，粥入则出，小便不利，两胁拘急，喘息为难，颈背相引，臂则不仁，极寒反汗出，身冷若冰，眼睛不慧，语言不休，而谷气多入，此为除中，口虽欲言，舌不得前。

《内经》曰：感于寒，则受病。微则为咳，甚则为泄、为痛。肺感微寒为咳，则脉亦微也。下之，气下咳虽止，而因利不休，利不休则夺正气，而成危恶。胸中如虫啮，粥入则出，小便不利，两胁拘急，喘息为难者，里气损也。颈背相引，臂为不仁，极寒反汗出，身冷如冰者，表气损也。表里损极，至阴阳俱脱，眼睛不慧，语言不

休。《难经》曰：脱阳者见鬼，脱阴者目盲。阴阳脱者，应不能食，而谷多入者，此为除中，是胃气除去也，口虽欲言，舌不得前，气已衰脱，不能运也。

脉濡而弱，弱反在关，濡反在巅；浮反在上，数反在下。浮为阳虚，数为亡血，浮为虚，数为生热。浮为虚，自汗出而恶寒；数为痛，振栗而寒。微弱在关，胸下为急，喘汗而不得呼吸，呼吸之中，痛在于胁，振寒相搏，形如疟状，医反下之，故令脉数、发热、狂走见鬼，心下为痞，小便淋沥，少腹甚硬，小便则尿血也。

弱在关，则阴气内弱；濡在巅，则阳气外弱。浮为虚，浮在上，则卫不足也，故云阳虚。阳虚不固，故腠理汗出、恶寒；数亦为虚，数在下则荣不及，故云亡血。亡血则不能温润府藏，脉数而痛，振而寒栗。微弱在关，邪气传里也，里虚遇邪，胸下为急，喘而汗出，胁下引痛，振寒如疟。此里邪未实，表邪未解，医反下之，里气益虚，邪热内陷，故脉数、发热、狂走见鬼，心下为痞，此热陷于中焦者也。若热气深陷，则客于下焦，使小便淋沥，小腹甚硬，小便尿血也。

脉濡而紧，濡则卫气微，紧则荣中寒。阳微卫中风，发热而恶寒；荣紧胃气冷，微呕心内烦。医为赵本作"谓"**有大热，解肌而发汗。亡阳虚烦躁，心下苦痞坚**[①]**。表里俱虚竭，卒起而头眩。客热在皮肤，怅怏**[②]**不得眠。不知胃气**

---

① 心下苦痞坚：胃脘部痞胀硬结。
② 怅怏：失意不乐的神态

冷，紧寒在关元。技巧无所施，汲水灌其身。客热应时罢，栗栗而振寒。重被而复之，汗出而冒巅。体惕而又振，小便为微难。寒气因水发，清谷不容间。呕变①反肠出②，颠倒不得安。手足为微逆，身冷而内烦。迟欲从后救，安可复追还。

胃冷荣寒，阳微中风，发热恶寒，微呕心烦。医不温胃，反为有热，解肌发汗，则表虚亡阳，烦躁，心下痞坚。先里不足，发汗又虚其表，表里俱虚竭，卒起头眩。客热在表，怅怏不得眠。医不救里，但责表热，汲水灌洗以却热，客热易罢，里寒益增，栗而振寒。复以重被覆之，表虚遂汗出，愈使阳气虚也。巅，顶也。颠冒而体振寒，小便难者，亡阳也。寒因水发，下为清谷，上为呕吐，外有厥逆，内为躁烦，颠倒不安，虽欲拯救不可得也。《本草》曰：病势已过，命将难全。

脉浮而大，浮为气实，大为血虚。血虚为无阴，孤阳独下阴部者，小便当赤而难，胞中当虚，今反小便利，而大汗出，法应卫家当微，今反更实，津液四射，荣竭血尽，干烦而不得眠，血搏肉消，而成黑液。医复以毒药攻其胃，此为重虚，客阳去有期，必下如污泥而死。

卫为阳，荣为阴。卫气强实，阴血虚弱，阳乘阴虚，下至阴部。阴部，下焦也。阳为热则消津液，当小便赤而难；今反小便利而大汗出者，阴气内弱也。经曰：阴弱者，汗自出。是以卫家不微而反更实，荣竭血尽，干烦而不眠，血薄则肉消，而成暴液者，津液四射也。医反下之，又虚其里，是为重虚，孤阳因下而又脱去，气血皆竭，胃气内尽，必下如污泥而死也。

脉数者，久数不止，止则邪结，正气不能复，正气却结于藏，故邪气浮之，与皮毛相得。脉数者，不可下，下之则必烦利不止。

数为热，止则邪气结于经络之间，正气不得复行于表，则却结于藏，邪气独浮于皮毛。下之虚其里，邪热乘虚而入，里虚协热，必烦利不止。

脉浮大，应发汗，医反下之，此为大逆。

浮大属表，故不可下。病欲吐者，不可下。

呕多，虽有阳明证，不可攻之。

为邪犹在胸中也。

太阳病，外证未解，不可下，下之为逆。

表未解者，虽有里证亦不可下，当先解外为顺；若反下之，则为逆也。经曰：本发汗而复下之，此为逆也。若先发汗，治不为逆。

夫病阳多者热，下之则硬。

阳热证多，则津液少，下之虽除热，复损津液，必便难也。或谓阳多者表热也，下之则心下硬。

无阳阴强，大便硬者，下之必清谷腹满。

---

① 呕变：呕吐带有异味。
② 反肠出：直肠脱出，即脱肛。

无阳者，亡津液也；阴强者，寒多也。大便硬则为阴结，下之虚胃，阴寒内甚，必清谷腹满。

伤寒发热，头痛，微汗出。发汗，则不识人；熏之则喘，不得小便，心腹满；下之则短气，小便难，头痛，背强；加温针则衄。

伤寒则无汗，发热，头痛，微汗出者，寒邪变热，欲传于里也。发汗则亡阳，增热，故不识人；若以火熏之，则火热伤气，内消津液，结为里实，故喘，不得小便，心腹满；若反下之，则内虚津液，邪欲入里，外动经络，故短气，小便难，头痛，背强；若加温针，益阳增热，必动其血而为衄也。

伤寒，脉阴阳俱紧，恶寒发热，则脉欲厥。厥者，脉初来大，渐渐小，更来渐渐大，是其候也。如此者恶寒，甚者，翕翕汗出，喉中痛；若热多者，目赤脉多，睛不慧，医复发之，咽中则伤；若复下之，则两目闭，寒多者，便清谷，热多者，便脓血；若熏①之，则身发黄；若熨②之，则咽燥。若小便利者，可救之；若小便难者，为危殆。

脉阴阳俱紧，则清邪中上，浊邪中下，太阳少阴俱感邪也。恶寒者少阴，发热者太阳，脉欲厥者，表邪欲传里也。恶寒甚者，则变热，翕翕汗出，喉中痛，以少阴之脉循喉咙故也。热多者，太阳多也；目赤脉多者，睛不慧，以太阳之脉起于目故也。发汗攻阳，则少阴之热因发而上行，故咽中伤。若复

下之，则太阳之邪，因虚而内陷，故两目闭。阴邪下行为寒多，必便清谷；阳邪下行为热多，必便脓血。熏之，则火热甚，身必发黄。熨之，则火热轻，必为咽燥。小便利者，为津液未竭，犹可救之；小便难者，津液已绝，则难可制而危殆矣。

伤寒发热，口中勃勃气出，头痛，目黄，衄不可制，贪水者必呕，恶水者厥。若下之，咽中生疮，假令手足温者，必下重便脓血。头痛目黄者，若下之，则两目闭。贪水者，若下之其脉必厥，其声嘤，咽喉塞；若发汗，则战栗，阴阳俱虚。恶水者，若下之，则里冷不嗜食，大便完谷出；若发汗，则口中伤，舌上白胎，烦躁，脉数实，不大便，六七日后，必便血；若发汗，则小便自利也。

伤寒发热，寒变热也。口中勃勃气出，热客上膈也。头痛目黄，血医统本作"衄"不可制者，热烝于上也。《千金》曰：无阳即厥，无阴即呕。贪水者必呕，则阴虚也。恶水者厥，则阳虚也。发热口中勃勃气出者，咽中已热也，若下之亡津液，则咽中生疮，热因里虚而下，若热气内结，则手足必厥。设手足温者，热气不结而下行，作协热利，下重便脓血也。头痛目黄者，下之，热气内伏，则目闭也。贪水为阴虚，下之又虚其里，阳气内陷，故脉厥声嘤，咽喉闭塞。阴虚发汗，又虚其阳，使阴阳俱虚则战栗也。恶水为阳虚，下之又虚胃

---

① 熏：指火熏法。
② 熨：指火熨法。

气，虚寒内甚，故里冷不嗜食。阳虚发汗，则上焦虚燥，故口中伤烂，舌上白胎而烦躁也。经曰：脉数不解，合热则消谷喜饥。至六七日不大便者，此有瘀血，此脉数实，不大便六七日，热畜血于内也。七日之后，邪热渐解，迫血下行，必便血也。便血发汗，阴阳俱虚，故小便利。

下利，脉大者，虚也。以其赵本无"其"字**强下之故也。设脉浮革，固而肠鸣者，属当归四逆汤。**

脉大为虚，以未应下而下之，利因不休也。浮者，按之不足也；革者，实大而长微弦也。浮为虚，革为寒，寒虚相搏，则肠鸣，与当归四逆汤，补虚散寒。

辨可下病脉证并治法第二十一

大法，秋宜下。

秋时阳气下行，则邪亦在下，故宜下。

凡服下药，用汤胜丸，中病即止，不必尽剂也。

汤之为言荡也，涤荡肠胃，灌溉藏府。推陈燥结，却热下寒，破散邪疫，理导润泽枯槁，悦人皮肤，益人血气。水能净万物，故胜丸散。中病即止者，如承气汤证云：若一服，利而止后服。又曰：若一服，谵语止，更莫复服。是不尽剂也。

下利，三部脉皆平，按之心下硬者，急下之，宜大承气汤。

下利者，脉当微厥，今反和者，此为内实也。下利三部脉平者，已为实，而又按之心下硬者，则知邪甚也，故宜大承气汤下之。

下利，脉迟而滑者，内实也。利未欲止，当下之，宜大承气汤。

经曰：脉迟者，食干物得之。《金匮要略》曰：滑则谷气实。下利脉迟而滑者，胃有宿食也。脾胃伤食，不消水谷，是致下利者，为内实，若但以温中厚肠之药，利必不止，可与大承气汤，下去宿食，利自止矣。

问曰：人病有宿食，何以别之？师曰：寸口脉浮而大，按之反涩，尺中亦微而涩，故知有宿食，当下之，宜大承气汤。

寸以候外，尺以候内；浮以候表，沉以候里。寸口脉浮大者，气实血虚也；按之反涩，尺中亦微而涩者，胃有宿食里气不和也。与大承气汤，以下宿食。

下利，不欲食者，以有宿食故也，当下之，宜大承气汤。

伤食则恶食，故不欲食，如伤风恶风，伤寒恶寒之类也。

下利差后，至其年月日复发者；以病不尽故也，当下之，宜大承气汤。

乘春，则肝先受之；乘夏，则心先受之；乘至阴，则脾先受之；乘秋，则肺先受之。假令春时受病，气必伤肝，治之难愈，邪有不尽者，至春时元受月日，内外相感，邪必复动而病也。下利为肠胃疾，宿积不尽，故当下去之。

下利，脉反滑，当有所去，下之乃愈，宜大承气汤。

《脉经》曰：滑脉者，为病食也。下利脉滑，则内有宿食，故云当有所去，与大承气汤，以下宿食。

病腹中满痛者，此为实也，当下之，宜大承气汤。

《金匮要略》曰：病者腹满，按之不痛为虚，痛为实，可下之。腹中满痛者，里气壅实也，故可下之。

伤寒后，脉沉沉者，内实也，下之解，宜大柴胡汤。

伤寒后，为表已解，脉沉为里未和，与大柴胡汤，以下内实。经曰：伤寒差以后更发热，脉沉实者，以下解之。

脉双弦而迟者，必心下硬；脉大而紧者，阳中有阴也，可下之，宜大承气汤。

《金匮要略》曰：脉双弦者寒也。经曰：迟为在藏。脉双弦而迟者，阴中伏阳也，必心下硬。大则为阳，紧则为寒，脉大而紧者，阳中伏阴也，与大承气汤以分阴阳。

释音

啮鱼结切，啮也　盥音贯，澡手也

怅怏上丑亮切，望恨也。下于亮切，不服也

嘤于耕切，鸟鸣也

溉灌上居代切，下音贯，注也

卷 十

辨发汗吐下后病脉证并治法第二十二

此第十卷，第二十二篇，凡四十八证，前三阴三阳篇中，悉具载之。

卷内音释，上卷已有。

此以下诸方，于随卷本证下虽已有，缘止以加减言之，未甚明白，似于览者检阅未便，今复校勘，备列于后。

桂枝加葛根汤方

葛根四两　芍药二两　甘草二两　生姜三两，切　大枣十二枚，擘　桂枝二两，去皮　麻黄三两，去节

上七味，以水一斗，先煮麻黄、葛根减二升，去上沫，内诸药，煮取三升，去滓，温服一升，覆取微似汗，不须啜粥，余如桂枝法赵本卷二载此方，句下有"将息及禁忌"五字。

桂枝加厚朴杏子汤方

于桂枝汤方内，加厚朴二两，杏仁五十个，去皮尖，余依前法。

桂枝加附子汤方

于桂枝汤方内，加附子一枚，炮，去皮，破八片，余依前法。术附汤方，附于此方内，去桂枝，加白术四两，依前法。

桂枝去芍药汤方

于桂枝汤方内，去芍药，余依前法。

桂枝去芍药加附子汤方

于桂枝汤方内，去芍药，加附子一枚，炮，去皮，破八片，余依前法。

桂枝麻黄各半汤方

桂枝一两，十六铢，去皮　芍药　生姜切　甘草炙　麻黄各一两，去节　大枣四枚，擘　杏仁二十四个，汤浸，去皮尖及两仁者

上七味，以水五升，先煮麻黄一二沸，去上沫，内诸药，煮取一升八合，去滓，温服六合。

桂枝二麻黄一汤方

桂枝一两十七铢，去皮　芍药一两六铢　麻黄十六铢，去节　生姜一两六铢，切　杏仁十六个，去皮尖　甘草一两二铢，炙　大枣五枚，擘

上七味，以水五升，先煮麻黄一二沸，去上沫，内诸药，煮取二升，去滓，温服一升，日再。

白虎加人参汤方

于白虎汤方内，加人参三两，余依白虎汤法。

桂枝去桂加茯苓白术汤方

于桂枝汤方内，去桂枝，加茯苓、白术各三两，余依前法，煎服。小便利，则愈。

以上九方，病证并在第二卷内。

葛根加半夏汤方

于葛根汤方内，加入半夏半升，余依葛根汤法。

桂枝加芍药生姜人参新加汤方

于第二卷桂枝汤方内，更加芍药、生姜各一两，人参三两，余依桂枝汤法服。

栀子甘草豉汤方

于栀子豉汤方内，加入甘草二两，余依前法。得吐，止后服。

栀子生姜豉汤方

于栀子豉汤方内，加生姜五两，余依前法。得吐，止后服。

柴胡加芒硝汤方

于小柴胡汤方内，加芒硝六两，余依前法。服不解，更服。

桂枝加桂汤方

于第二卷桂枝汤方内，更加桂二两，共五两，余依前法。

以上六方，病证并在第三卷内。

柴胡桂枝汤方

桂枝去皮　黄芩　人参各一两半　甘草一两，炙　半夏二合半　芍药一两半　大枣六枚，擘　生姜一两半，切　柴胡四两

上九味，以水七升，煮取三升，去滓，温服。

附子泻心汤方

大黄二两　黄连　黄芩各一两　附子一枚，炮，去皮，破，别煮取汁

上四味，切三味，以麻沸汤二升渍之，须臾，绞去滓，内附子汁，分温再服。

生姜泻心汤方

生姜四两，切　甘草三两，炙　人参三两　干姜一两　黄芩三两　半夏半升，洗

黄连一两　大枣十二枚，擘

上八味，以水一斗，煮取六升，去滓，再煎取三升，温服一升，日三服。

甘草泻心汤方

甘草四两　黄芩三两　干姜三两　半夏半升，洗　黄连一两　大枣十二枚，擘

上六味，以水一斗，煮取六升，去滓，再煎取三升，温服一升，日三服。

黄芩加半夏生姜汤方

于黄芩汤方内，加半夏半升，生姜一两半，余依黄芩汤方法服。

以上五方，病证并在第四卷内。

桂枝加大黄汤方

桂枝三两，去皮　大黄一两　芍药六两　生姜三两，切　甘草二两，炙　大枣十二枚，擘

上六味，以水七升，煮取三升，取滓，温服一升，日三服。

桂枝加芍药汤方

于第二卷桂枝汤方内，更加芍药三两，通前共六两，余依桂枝汤法服。

当归四逆加吴茱萸生姜汤方

当归二两　芍药三两　甘草二两，炙　通草二两　桂枝三两，去皮　细辛三两　生姜半斤，切　大枣二十五枚，擘　吴茱萸二升

上九味，以水六升，清酒六升，和煮取五升，去滓，温分五服。一方水酒各四升。

以上三方，病证并在第六卷内。

四逆加人参汤方

于四逆汤方内，加人参一两，余依四逆汤法服。

四逆加猪胆汁汤方

于四逆汤方内，加入猪胆汁半合，余依前法服；如无猪胆，以羊胆代之。

以上二方，病证并在第七卷内。

伤寒明理论

金·成无己　著

田思胜　刘　毅　张书钰　校注

《伤寒明理论》序 | ⬤

　　余尝思历代明医，回骸起死，祛邪愈疾，非曰生而知之，必也祖述前圣之经，才高识妙，探微索隐，研究义理，得其旨趣，故无施而不可。且百病之急，无急于伤寒，或死或愈，止于六七日之间十日以上。故汉张长沙感往昔之沦丧，伤横夭之莫救，撰为《伤寒论》一十卷，三百九十七法，一百一十三方，为医门之规绳，治病之宗本。然自汉逮今，千有余年，惟王叔和得其旨趣，后人皆不得其门而入，是以其间少于注释，阙于讲义。自宋以来，名医间有著述者，如庞安常作《卒病论》，朱肱作《活人书》，韩祗和作《微旨》，王寔作《证治》，虽皆互有阐明之义，然而未能尽张长沙之深意。聊摄成公，家世儒医，性识明敏，记问该博。撰述伤寒义，皆前人未经道者，指在定体分形析证，若同而异者明之，似是而非者辨之。释战栗有内外之诊，论烦躁有阴阳之别。谵语、郑声，令虚实之灼知；四逆与厥，使浅深之类明。始于发热，终于劳复，凡五十篇，目之曰"明理论"，所谓真得长沙公之旨趣也。使习医之流，读其论而知其理，识其证而别其病，胸次了然而无惑，顾不博哉？余家医业五十载，究旨穷经，自幼迄老，凡古今医书，无不涉猎。观此书义理灿然，不能默默，因序其略。

　　　　　　　　　　　　　　　　岁在壬戌八月望日锦屏山严器之序

⊛ |《伤寒明理药方论》序

制方之体，宣、通、补、泻、轻、重、涩、滑、燥、湿，十剂是也；制方之用，大、小、缓、急、奇、偶、复，七方是也。是以制方之体，欲成七方之用者，必本于气味生成，而制方成焉。其寒、热、温、凉四气者，生乎天；酸、苦、辛、咸、甘、淡六味者，成乎地，生成而阴阳造化之机存焉。是以一物之内，气味兼有；一药之中，理性具矣。主对治疗，由是而出；斟酌其宜，参合为用。君臣佐使，各以相宜；宣摄变化，不可胜量。一千四百五十三病之方，悉自此而始矣。其所谓君臣佐使者，非特谓上药一百二十种为君，中药一百二十种为臣，下药二百二十五种为佐使，三品之君臣也，制方之妙，的与病相对。有毒无毒，所治为病主。主病之谓君，佐君之谓臣，应臣之谓使，择其相须、相使，制其相畏、相恶，去其相反、相杀，君臣有序，而方道备矣。方宜一君、二臣、三佐、五使，又可一君、三臣、九佐使也。多君少臣，多臣少佐，则气力不全。君一、臣二，制之小也；君一、臣三、佐五，制之中也；君一、臣三、佐九，制之大也。君一、臣二，奇之制也；君二、臣四，偶之制也。君二、臣三，奇之制也；君二、臣六，偶之制也。近者奇之，远者偶之。所谓远近者，身之远近也。在外者，身半以上，同天之阳，其气为近；在内者，身半以下，同地之阴，其气为远。心肺位膈上，其藏[①]为近；肾肝位膈下，其藏为远。近而奇偶，制小其服；远而奇偶，制大其服。肾肝位远，数多则其气缓，不能速达于下，必剂大而数少，取其气迅急，可以走下也；心肺位近，数少则其气急，不能发散于上，必剂少而数多，取其气易散，可以补上也。所谓数者，肾一、肝三、脾五、心七、肺九，为五藏之常制，不得越者。补上治上制以缓，补下治下制以急。又急则气味厚，缓则气味薄，随其攸利而施之，远近得其宜矣。奇方之制，大而数少，以取迅走于下，所谓下药不以偶；偶方之制，少而数多，以取发散于上，所谓汗药不以奇。《经》曰：汗者不以奇，下者不以偶。处方之制，无逾是也。然自古诸方，历岁浸远，难可考评，惟张仲景方一部，最为众方之祖。是以仲景本伊尹之法，伊尹本神农之经。医帙之中，特为枢要，参今法古，不越毫末，实乃大圣之所作也。一百一十二方之内，择其医门常用者方二十首，因以方制之法明之，庶几少发古人之用心焉。

---

① 藏：同"脏"。下同。

伤寒明理论目录 | ❀

发热第一

伤寒发热，何以明之？发热者，谓怫怫然发于皮肤之间，熇熇然散而成热者是也。与潮热、寒热若同而异，与烦躁相类而非。烦躁者，在内者也。潮热之热，有时而热，不失其时；寒热之热，寒已而热，相继而发。至于发热，则无时而发也。

有谓翕翕发热者，有谓蒸蒸发热者，此则轻重不同，表里之区别尔。所谓翕翕发热者，谓若合羽所覆，明其热在外也，故与桂枝汤发汗以散之。所谓蒸蒸发热者，谓若熏蒸之蒸，明其热在内也，故与调胃承气汤攻下以涤之。其发热属表者，即风寒客于皮肤，阳气怫郁所致也；其发热属里者，即阳气下陷，入于阴中所致也。观其热所从来，而汗下之证，明其辨焉。若热先自皮肤而发者，知邪气之在外也；若热先自里生而发达于表者，知邪气之在里也。举斯二者，为邪气在表在里而发热也。惟其在表、在里，俱有发热，故邪在半表半里者，亦有发热之证，何者？以表证未罢，邪气传里，里未作实，是为半表半里。其发热者，或始自皮肤而渐传里热，或始自内热而外连于表。盖邪气在表发热者，则表热里不热也；邪气在里发热者，则里热甚而达于表也；其在半表半里发热者，则表里俱发热，而但热又轻于纯在表者也。

经虽云：发热恶寒者，发于阳也；无热恶寒者，发于阴也。然少阴病始得之，亦有反发热者，盖亦属其表也，特与麻黄细辛附子汤发汗者。是已发热为伤寒之常也，一或阴阳俱虚，与其下利、新汗后，又皆恶其发热也。经云：脉阴阳俱虚，热不止者死，下利发热亦死。《内经》云：汗出辄复热，而脉躁疾，不为汗衰，狂言不能食，此名阴阳交，交者死也。斯亦发热也，讵可与寻常发热一概而论耶？医者当更明辨之。

恶寒第二

伤寒恶寒，何以明之？恶寒者，风　寒客于荣卫之中也。惟其风寒客于荣卫，则洒淅然恶寒也；惟其荣卫之受风寒，则啬啬然不欲舒也。其恶寒者，非寒热之寒也，又非恶风也。且恶风者，见风至则恶矣，得以居密室之内，帏帐之中，则坦然自舒也。至于恶寒者，则不待风而寒，虽身大热而不欲去衣者是也。寒热之寒，谓寒热更作，热至则寒无矣。其恶寒，虽发热而不欲去衣也，甚则至于向火被覆，而犹不能遏其寒也。所以然者，由阴气上入阳中，或阳微，或风虚相搏之所致也。

恶寒一切属表，虽里证悉具，而微恶寒者，亦是表未解也，犹当先解其外，俟不恶寒，为外解，乃可攻里也。经曰：发热而恶寒者，发于阳也；无热而恶寒者，发于阴也。谓如伤寒，或已发热，或未发热，必恶寒者，谓继之以发热，此则发于阳也；若恶寒而蜷，脉沉细而紧者，此则发于阴也。在阳者可发汗，在阴者可温里。恶寒虽悉属表，而在表者亦有虚实之别。若汗出而恶寒者，则为表虚；无汗而恶寒者，则为表实。表虚可解肌，表实可发汗。又有止称背恶寒者，背者，胸中之府，诸阳受气于胸中，而转行于背。《内经》曰：人身之阴阳者，背为阳，腹为阴。阳气不足，阴寒气盛，则背为之恶寒。若风寒在表而恶寒者，则一身尽寒矣；但背恶寒者，阴寒气盛可知也。经所谓少阴病一二日，口中和，而背恶寒者，当灸之，处以附子汤者是矣。又或乘阴气不足，阳气内陷入阴中，表阳新虚，有背微恶寒者，经所谓伤寒无大热，口燥渴，心烦，背微恶寒者，白虎加人参汤主之者是也。二者一为阴寒气盛，一为阳气内陷，又何以明之也？且阴寒为病，则不能消耗津液，故于少阴病，则曰口中和；如阳气内陷，则热烁津液为干，故于太阳病，则口燥舌干而渴也。二者均是背恶寒，要辨明阴阳寒热不同者，亦于口中润燥可知。

恶风第三

伤寒恶风，何以明之？《黄帝针经》曰：卫气者，所以温分肉，充皮肤，肥腠理，司开阖者也。风邪中于卫也，则必恶风，何者？以风则伤卫，寒则伤荣，为风邪所中，于分肉不温而热矣，皮毛不充而缓矣，腠理失其肥，则疏而不密；开阖失其司，则泄而不固，是以恶风也。

是恶风、恶寒，二者均为表证。其恶风则比之恶寒而轻也。恶寒者，啬啬然憎寒也，虽不当风，而自然寒矣；恶风者，谓常居密室之中，帏帐之内，则舒缓而无所畏也，一或用扇，一或当风，淅淅然而恶者，此为恶风者也。恶寒则有属于阳者，有属于阴者，及其恶风者，悉属于阳，非若恶寒之有阴阳也。三阴之证，并无恶风，盖以此也。恶风虽悉在表，而发散又自不同。若无汗而恶风者，则为伤寒也，当发其汗；若汗出而恶风者，则为中风也，当解其肌。里证虽具，而恶风未罢者，皆当先解其外也。又有发汗多亡阳，与其风湿，皆有恶风之证。盖以发汗多，漏不止，则亡阳，外不固，是以恶风也，必以桂枝加附子汤温其经，而固其卫。风湿相搏，骨节疼烦，湿胜自汗而皮腠不密，是以恶风也，必以甘草附子汤散其湿，而实其卫。由是观之，恶风属乎卫者可知矣。

寒热第四

伤寒寒热，何以明之？寒热者，谓往来寒热也。经曰：邪正分争，往来寒热者，言邪气之入也，而正气不为之争，则但热而无寒也。乃有热而寒者，谓其正气与邪气分争，于是寒热作矣。争则气郁不发于外，而寒热争焉，争甚则愤然而热，故寒已而热作焉，兹乃寒热之理也。

或以谓寒热者，阴阳争胜也，阳胜则热，阴胜则寒，此阴阳也争也。何则？盖以寒为阴而热为阳，里为阴而表为阳，邪之客于表者为寒，邪与阳相争，则为寒矣；邪之入于里者为热，邪与阴相争，而为热矣。表里之不拘，内外之不定，或出或入，由是而寒热且往且来也。是以往来寒热，属半表半里之证。邪居表多则多寒，邪居里多则多热，邪气半在表半在里，则寒热亦半矣。审其寒热多少，见其邪气浅深矣。小柴胡汤，专主往来寒热，而又立成诸加减法，亦为邪气在半表半里，未有定处，往来不常。又寒热如疟，与夫发热恶寒，皆似而非也。然寒热如疟者，作止有时者也。及往来寒热，则作止无时，或往或来，日有至于三五发者，甚者十数发，与其疟状有以异也。至于发热恶寒者，为发热时恶寒并不见，不恶寒时热不见也，不若此热已而寒，寒已而热者。

虽然，应往来寒热，属半表半里，当和解之。又有病至十余日，而结热在里，复往来寒热者，亦可与大柴胡汤下之，不可不知也。

潮热第五

伤寒潮热，何以明之？若潮水之潮，其来不失其时也。一日一发，指时而发者，谓之潮热。若日三五发者，即是发热，非潮热也。

潮热属阳明，必于日晡时发者，乃为潮热。阳明者胃，属土，应时则王于四时，应日则发于未申。经曰：阳明居中，土也。万物所归，无所复传。盖邪气入胃，谓之入府，府之为言聚也，若府库之府焉。邪气入于胃，而不复传，邪气郁而为实热，随王而潮，是以日晡所发潮热者，属阳明也。惟其属阳明，故潮热为可下之证。经曰：潮热者，实也。又曰：潮热者，此外欲解也，可攻其里焉。又曰：其热不潮，未可与承气汤。即此观之，潮热属于胃者，昭然可见焉。虽然，潮热为里实可下之证，一或脉浮而紧，与其潮热而利，或小便难，大便溏者，皆热未全入府。犹带表邪，当和解其外，外解已而小便利，大便硬者，乃可攻之。或谓：潮热有属太阳、少阳者乎？少阳王于寅卯，太阳王于巳午，若热于此时发者，为邪未入胃，岂得谓之潮热？必待日晡所发者，乃谓之潮热，见其邪在胃也。遇疾值病，详而验之，始见得真也。

自汗第六

伤寒自汗，何以明之？自汗者，谓不因发散而自然汗出者是也。《内经》曰：阳气卫外而为固也。卫为阳，言卫护皮肤，肥实腠理，禁固津液，不得妄泄。汗者，干之而出。邪气干于卫气，气不能卫固于外，则皮肤为之缓，腠理为之疏，由是而津液妄泄，漐漐然润，黪黪然出，谓之自汗也。

如发热自汗，出而不愈，此卫气不和，风邪干于卫也；太阳中暍，汗出恶寒，身热而渴者，暑邪干于卫也；多汗出而濡，此其风湿甚者，湿邪干于卫者也。是知卫气固护津液，不令妄泄，必为邪气干之而出也。风寒暑湿之毒，为四时之气，中人则为伤寒。风与暑湿为邪，皆令自汗，惟寒邪伤人，独不汗出。寒伤荣而不伤卫，卫无邪气所干，则皮腠得以密，津液得以固，是以汗不出也。及其寒渐入里，传而为热，则亦使自汗出也。盖热则荣卫通，腠理开而汗泄矣。然自汗之证，又有表里之别焉，虚实之异焉。若汗出恶风，及微恶寒者，皆表未解也，必待发散而后愈；至于漏不止而恶风，及发汗后恶寒者，又皆表之虚也，必待温经而后愈。诸如此，皆邪气在表也。若汗出不恶寒者，此为表解而里未和也。经曰：阳明发热汗出，此为热越。又曰：阳明病，发热汗多者，急下之。又非若邪气在表而汗出之可缓也。

伤寒自汗之证为常也，设或汗出发润，与其出之如油，或大如贯珠，着身出而不流，皆为不治之证也。必手足俱周，遍身悉润，黪黪然一时间许，烦热已而身凉和，乃为佳矣。此则阴阳气和，水升火降，荣卫流通，邪气出而解着也。《内经》曰：阳之汗，以天地之雨名之，此之谓也。

盗汗第七

伤寒盗汗，何以明之？盗汗者，谓睡而汗出者也。自汗则不或睡与不睡，自然而出也。及盗汗者，不睡而不能汗出，方其睡也，濈濈然出焉，觉则止而不复出矣。

杂病盗汗者，责其阳虚也；伤寒盗汗者，非若杂病之虚，是由邪气在半表半里使然也。何者？若邪气一切在表，干于卫，则自然汗出也。此则邪气侵行于里，外连于表邪，及睡则卫气行于里，乘表中阳气不致，津液得泄，故但睡而汗出，觉则气散于表，而汗止矣。

经曰：微盗汗出，反恶寒者，表未解也；又阳明病，当作里实，而脉浮者，云必盗汗，是犹有表邪故也；又三阳合病，目合自汗，是知盗汗为邪气在半表半里之间明矣。且自汗有为之虚者，有为之实者，其于盗汗之证，非若自汗有实者，悉当和表而已，不可不知也。

头汗第八

伤寒头汗，何以明之？头者，诸阳之会也。邪搏诸阳，津液上凑，则汗见于头也。邪热内蓄，蒸发腠理，遍身汗出者，谓之热越。若身无汗，则热不得越；热蒸于阳，故但头汗出也。何者？以三阴之经，皆上至颈、胸中而还，不循于头，独诸阳脉上循于头尔。

经曰：但头汗出，身无汗，剂颈而还，小便不利，渴饮水浆，此为瘀热在里，身必发黄。为热不得越而上达者也。又热入血室，与其虚烦，或阳明被火，及水结胸，皆但头汗出也，俱是热郁于内，而不得越者也。此数者，或吐或下，皆欲除其热也。或谓：头汗之证，悉属阳明，而为里热也，而有不属阳明，属表者乎？且邪但在表者，则无头汗之证，必也寒湿相搏，与邪气半在表半在里者，乃有头汗也。伤寒五六日，已发汗而复下之，胸胁满微结，小便不利，渴而不呕，但头汗出，往来寒热，心烦；及伤寒五六日，头汗出，微恶寒，手足冷，心下满，口不欲食，大便硬，脉细者，皆邪气半在表半在里，令头汗出也。湿家但头汗出，欲得被覆向火者，寒湿相搏，令头汗出也。兹数者，皆邪气所干，令头额自然汗出，又不谓之逆。其小便不利，则恶见头汗出也。湿家下后，亦恶见头汗出也。兹二者，乃为头汗之逆者也。何则？以小便不利而成关格，若头汗出，阳脱也。经云：关格不通，不得尿，头无汗者生，有汗者死；湿家下后，若额上汗出而微喘者，亦阳脱也。经云：湿家下之，额上汗出，小便不利者死，下利不止者亦死。《脉经》曰：阳气上出，汗见于头者，盖阳脱也。则知可治而治，知其不可治而不治，皆得十全之工者，在于明辨而审的也。

手足汗第九

伤寒手足汗出，何以明之？四肢者，诸阳之本，而胃主四肢。手足汗出者，阳明之证也。阳经邪热，传并阳明，则手足为之汗出。

阳明为津液之主，病则自汗出。其有自汗出者，有但头汗出者，有手足汗出者，悉属阳明也。何以使之然也？若一身自汗出者，谓之热越，是热外达者也；但头汗出者，是热不得越，而热气上达者也；及手足汗出者，为热聚于胃，是津液之旁达也。经曰：手足濈然汗出者，此大便必硬也；手足漐漐汗出，大便难而谵[①]语者，下之则愈。由此观之，手足汗出，为热聚于胃可知矣。或谓热聚于胃，而手足为之汗出，其寒聚于胃，而有手足汗出者乎？经曰：阳明中寒者，不能食，小便不利，手足濈然汗出，此欲作痼瘕，即是中寒者也。且热聚于胃，为可下之证；其寒聚于胃，为不可下，又何以明之？要明于此二者，必曰大便初硬后溏，于胃中冷，水谷不别故也，是以不可下者也。若大便难、谵语者，为阳明病证具，则是可下之证。临病之际，宜须两审。

无汗第十

伤寒无汗，何以明之？腠理者，津液凑泄之所为腠，文理缝会之中为理。津液为风暑湿气所干，外凑皮腠者，则为自汗出。若寒邪中经，腠理致密，津液内渗，则无汗。无汗之由，又有数种。如伤寒在表，及邪行于里，或水饮内蓄，与亡阳久虚，皆令无汗。其伤寒无汗，则腠理致密也。风中于卫，则腠理开而自汗。寒中于荣，则无汗，谓腠理闭也。经所谓太阳病，恶风无汗而喘；及脉浮紧，无汗发热；及不汗出而烦躁；阳明病，反无汗而小便利，二三日呕而咳，手足厥，苦头痛，鼻干不得汗，脉浮无汗而喘，与其刚痉无汗，是数者，皆寒邪在表而无汗者也。其邪气行于里，无汗者，为邪气在表，熏发腠

---

① 谵（zhán）：病中或梦中呓语。谵，病中胡言乱语。二字不同，但义相类

理则汗出，邪气内传，不外熏发者则无汗。经所谓阳明病，无汗，小便不利，心中懊憹者，身必发黄；及伤寒发热无汗，渴欲饮水，无表证者，白虎加人参汤主之。与夫三阴为病，不得有汗，是数者，皆邪行于里而无汗者也。其水饮内蓄而无汗者，为水饮散而为津液，津液布渗而为汗，既水饮内蓄而不行，则津液不足而无汗。经所谓服桂枝汤，或下之，仍头项强痛，翕翕发热，无汗，心下满微痛，小便不利者，桂枝去桂加茯苓白术汤主之，是津液内渗而无汗者也，其阳虚无汗者，诸阳为津液之主，阳虚则津液虚少，故无汗。经所谓脉浮而迟，迟为无阳，不能作汗，其身必痒；阳明病，反无汗，其身如虫行皮中之状，此以久虚故也，皆阳虚而无汗者也。如是者病之常也，又焉得为异哉？一或当汗而不汗，服汤一剂，病证仍在，至于服三剂而不汗者，死病也。又热病脉躁盛而不得汗者，黄帝谓阳脉之极也，死。兹二者，以无汗为真病，讵可与其余无汗者，同日而语也？

头痛第十一

伤寒头痛，何以明之？头痛为邪气外在经络，上攻于头所致也。《难经》曰：三阳经受风寒，伏留而不去，则名厥头痛，言三阳之经上于头尔。

然伤寒头痛者，太阳专主也，何者？以太阳之经起于目内眦，上额交巅，上入络脑，经所谓太阳受病者，头项痛，腰脊强，又曰七日病衰，头痛少愈。虽然，阳明、少阳亦有头痛，不若太阳之专主也。盖太阳为病属表，而头痛专为主表证，虽有风寒之不同，必待发散而后已。太阳病，头痛、发热、身疼、腰痛、骨节疼痛、恶风、无汗而喘者，伤寒也，麻黄汤主之；太阳病，头痛发热，汗出恶风者，中风也，桂枝汤主之。虽有伤寒六七日不大便，头痛有热者，而与调胃承气汤下之者。又云：

若小便清者，知热不在里，仍在表也，当与桂枝汤。以头痛未去，虽不大便六七日，其小便清者，犹为在表。是知头痛属乎表者明矣。

头痛一切属三阳经也，而阴病亦有头痛乎？太阴、少阴二经之脉，皆上至颈胸中而还，不上循头，则无头痛之证。惟厥阴之脉，循喉咙之后，上入颃颡，连目系，上出额，与督脉会于巅，病亦有头痛。经曰：干呕，吐涎沫者，吴茱萸汤主之者是矣。

夫头者，精明之府也，神明居之，小小邪气作为头痛者，必曰发散而可也。其或痛甚，入连于脑，而手足寒者，又为真病，岂能发散而已哉？呜呼！头痛为外疾，犹有不可治者，又矧藏府之疾乎？

项强第十二

伤寒项强，何以明之？太阳脉起于目内眦，上额交巅，上入络脑，还出别下项，循肩臂内，夹脊，抵腰中。经曰：太阳之病，项背强痛而恶寒。以太阳感受风寒，则经脉不利，而项为之急，颈为之强尔。伤寒颈项强急者，太阳表证也，必发散而解之可也。太阳病，项背强几几，反汗出恶风者，桂枝加葛根汤主之；太阳病，项背强几几，无汗恶风者，葛根汤主之。是皆发散之剂也。二者均是项背强而发散，又有轻重者。盖发热汗出恶风者为表虚，表虚者可解肌；无汗恶风者为表实，表实者可发汗。是以为治不同也。桂枝加葛根汤方，是桂枝加麻黄、葛根；又葛根汤方，亦是桂枝汤中加麻黄、葛根。深详究之，无汗恶风为表实，正可发汗，则于桂枝汤中加葛根、麻黄为当矣。汗出恶风为表虚，表虚者可解肌，恐是桂枝汤中但加葛根，而不加麻黄也。

几音殊。几，引颈之貌；几，短羽鸟也。短羽之鸟，不能飞腾，动则先伸引其头尔。项背强者，动亦如之，非若几案之几而偃屈也。

太阳伤寒项背强，其或太阳中风，加之寒湿而成痉者，亦项强也。经曰：病者身热足寒，颈项强急，恶寒时头热，面赤，目脉赤，独头面摇动，卒口噤，背反张者，痉病也。《金匮要略》曰：太阳病，其证项背强几几然，脉反沉迟者，此为痉，桂枝加栝蒌汤主之。虽项背强，然太阳病表证，悉当发散。又有结胸病者，项亦强如柔痉状，下之则和，宜大陷胸汤圆主之。临病之际，审其表里，可汗可下，随证投汤，则万全矣。

头眩第十三

伤寒头眩，何以明之？眊非毛而见其毛，眩非玄而见其玄。眊为眼花，眩为眼黑。眩也，运也，冒也，三者形俱相近。有谓之眩运者，有谓之眩冒者。运为运转之运，世谓之头旋者是矣；冒为蒙冒之冒，世谓之昏冒者是矣。

少阳之为病，口苦、咽干、目眩。以少阳居表里之间，表邪所传，渐行于里，表中阳虚，故时时目眩也。二阳并病，头项强痛，或眩运、眩冒者，以少阳与太阳并病，故眩者，责其虚也。伤寒有起则头眩与眩冒者，皆发汗、吐、下后所致，是知其阳虚也。故《针经》有曰：上虚则眩，下虚则厥。眩虽为虚，而风家亦有眩者，盖风主运动故尔。伤寒阳明病，但头眩，不恶寒者，故能食而咳，其人必咽痛，为阳明中风，是风亦主头眩也。

诸如此者，皆非逆也。及其诸逆发汗剧者，言乱，目眩者死，命将难全。呜呼！病势已成，可得半愈。及病势已深，虽神医其能已之耶？

胸胁满第十四

伤寒胸胁满，何以明之？胸胁满者，谓胸膈间气塞满闷也，非心下满者也；胸满者，谓胁肋下气胀填满也，非腹满者也。邪气自表传里，必先自胸胁，已次经心肋而入胃。邪气入胃，为入府也。是以胸满多带表症；胁满者，当半表半里症也。

经曰：下后脉促胸满者，桂枝去芍药汤主之。又曰：太阳与阳明合病，喘而胸满者，不可下，宜麻黄汤。是胸满属表，而须发汗者也。盖胸中至表犹近也，及胁者，则更不言发汗，但和解而已。经曰：设胸满胁痛者，与小柴胡汤。又曰：胸胁满不去者，小柴胡汤主之。本太阳病不解，传入少阳者，胁下硬满，干呕不能食，往来寒热，脉沉紧者，小柴胡汤主之。是知胁满属半表半里明矣。大抵胸胁满，以邪气初入里，未停留为实，气郁积而不行，致生满也，和解而可矣。

若邪气留于胸中，聚而为实者，非涌吐则不可已。故华佗曰：四日在胸，吐之则愈。是邪气已收敛而不散漫者，则可吐之。《内经》曰：其高者因而越之。病在胸膈之上为高，越之为吐也。经曰：病在胸中当吐之，发汗若下之。而烦热、胸中窒者，则以栀子豉汤吐之。若胸中痞硬，气上冲咽喉，不得息者，此为胸中有寒也，则以瓜蒂散吐之。二者均是吐剂，栀子豉汤吐胸中虚烦客热也，瓜蒂散吐胸中痰实宿寒也。若能审明药剂之轻重，辨别邪气之浅深，对证投汤，不为效者，未之有也。

心下满第十五

伤寒心下满，何以明之？心下满者，谓正当心下高起满硬者是矣。不经下后而满者，则有吐下之殊；若下后心下满者，又有结胸、痞气之别。经曰：病人手足厥冷，脉乍紧，邪结在胸中，心中满而烦，饥不能食者，病在胸中，当须吐之。又曰：脉浮而大，心下反硬有热，属藏者攻之，不令发汗；属府者不令攻之。兹二者，为不经汗下而心下满者。或吐之，或下之，看其邪气之高下，高者则因而越之，下者则因而竭之，要在泄其邪也。

至如阳明病，虽心下硬满，又未可攻。经曰：阳明病，心下硬满者，不可攻之。攻之利遂不止者死，利止者愈。是邪气自表传里，至于心下，留结为实者，则不可下，乃吐之可也；若未全为实者，则不可下，故有此戒也。又邪气在表，未应下而强下之，邪气乘虚结于心下，实者硬满而痛为结胸；虚者满而不痛为虚痞。经曰：呕而发热者，柴胡汤证具，而以他药下之，柴胡证仍在者，复与柴胡汤。此虽已下之，不为逆，必蒸蒸而振，却复发热，汗出而解。若心下满而硬痛者，此为结胸也。但满而不痛者，此为虚痞。盖实邪留结，则为硬为痛；虚邪留滞，则但满而不硬痛也。结胸热实，脉沉而紧，心下痛，按之石硬者，大陷胸汤主之，明其邪实可知矣。脉浮而紧，而反下之，紧反入里，则作痞，按之自濡，但气痞耳，明其邪虚可知矣。病发于阳，而反下之，热入因作结胸；病发于阴，而反下之，因作痞。表邪未罢，医反下之，胃中空虚，客气动膈，阳气内陷，心中因硬，则为结胸，须陷胸汤圆攻之可也。伤寒中风，医反下之，心下痞硬而满。医见心下痞，谓病不尽，而复下之，其痞益甚，此非结热，但以胃中空虚，客气上逆，故使硬也，须诸泻心汤散可也。二者俱是心下满硬，一为虚，一为实，凡投汤者，大须详审。

结胸虽为实邪，众皆共知，当用陷胸汤圆下之。或脉浮大者，则不可下，下之则死。即是犹带表邪，未全结实，下之重虚其里，邪深结则死。设或结胸形证悉具，而加之烦躁者，又为不治之疾。药之所以能胜邪者，必待胃气施布，药力始能温、汗、吐、下之，以逐其邪气。邪气胜，胃气绝者，汤药纵下，胃气不能施布，虽神丹其何能为效也？

腹满第十六

伤寒腹满，何以明之？腹满者，俗谓之肚胀是也。华佗曰：伤寒一日在皮，二日在肤，三日在肌，四日在胸，五日在腹，六日入胃。入胃谓入府也，是在腹也，犹未全入里者。虽腹满为里证，故亦有浅深之别。经曰：表已解而内不消，非大满，犹生寒热，则病不除，是其未全入府。若大满大实，坚有燥屎，自可除下之。虽四五日，不能为祸，谓之邪气已入府也。

伤寒邪入腹，是里证已深，故腹满乃可下之者多矣。如经曰：其热不潮，未可与承气汤；若腹大满不通者，可与小承气汤；发汗不解，腹满痛者，急下之。本太阳病，医反下之，因而腹满时痛者，属太阴也，桂枝加芍药汤主之；大实痛者，桂枝加大黄汤主之；少阴病腹胀，不大便者，急下之。诸如此者，皆为里证是也。

虽曰腹中满痛者，此为实也，当

下去之。然腹满不减者，则为实也；若腹满时减者，又为虚也，则不可下。经曰：腹满不减，减不足言，当下之。《金匮要略》曰：腹满时减，复如故，此虚寒从下上也，当以温药和之。盖虚气留滞，亦为之胀，但比之实者，不至坚痛也。大抵腹满属太阴证也。阳热为邪者，则腹满而咽干；阴寒为邪者，则腹满而吐，食不下，自利益甚，时腹自痛。太阴者脾土也，治中央，故专主腹满之候；又发汗吐下之后，因而成腹满者，皆邪气乘虚内客为之，而所主又各不同。经曰：发汗后，腹胀满者，厚朴生姜甘草半夏人参汤主之；伤寒吐后，腹胀满者，调胃承气汤主之；伤寒下后，心烦腹胀满，卧起不安者，栀子厚朴汤主之。三者有当温者，有当下者，有当吐者，何？邪气不一也。且发汗后腹满当温之，邪气在表，因发散则邪去，胃为津液之主，发汗亡阳，则胃气虚而不能敷布，诸气壅滞，而为胀满，是当温散可也。吐后腹满可下之，邪气在胸者，则可吐之，吐之邪去则安。若吐后邪气不去，加之腹胀满者，是胸中之邪，下传入胃，壅而为实，故生胀满，当须下之可也。下后腹满可吐者，邪气在表，未传入府，而妄下之，邪自表乘虚而入，郁于胸中，而为虚烦。气上下不得通利者，腹为之满，故当吐之可也。

凡为医者，要识邪气所起所在，审其所起，知邪气之由来；观其所在，知邪气之虚实。发汗吐下之不差，温补针艾之适当，则十全之功，自可得也。

少腹满第十七

伤寒少腹满者，何以明之？少腹满者，脐下满是也。少腹者，下焦所治。《难经》曰：下焦者，当膀胱上口，主分别清浊，其治在脐下。邪气自上而下，至于下焦，结而不利，故少腹满也。

胸中满、心下满皆气尔，即无物也。及腹满者，又有燥屎为之者。至于少腹满者，非止气也，必有物聚于此而为之满尔。所以然者，身半以上，同天之阳，清阳归之；身半以下，同地之阴，浊阴归之。清者在上，而浊者在下。《内经》谓清阳出上窍，浊阴出下窍。当出不出，积而为满。是在上而满者，气也；在下而满者，物也。所谓物者，溺与血尔。邪气聚于下焦，则津液不得通，血气不得行，或溺或血，留滞于下，是生胀满而硬痛也。

若从心下至少腹皆硬满而痛者，是邪实也，须大陷胸汤下之。若但少腹硬满而痛，小便利者，则是蓄血之证；小便不利者，则是溺涩之证。经曰：少腹满，应小便不利，今反利者，为有血也。又曰：少腹硬，小便不利者，为无血也；小便自利，其人如狂者，血证谛也。其小便利而少腹满者，为太阳随

经，瘀血在里，太阳自入府者也。经
曰：太阳病不解，热结膀胱，其人如
狂，血自下，下者愈。其外未解者，尚
未可攻，当先解外。外解已，但少腹急

结者，可攻之，桃仁承气汤主之，是少
腹硬满，为物聚于下可知矣，渗之利
之，参酌随宜，可为上工。

烦热第十八

伤寒烦热，何以明之？烦者，热
也，与其发热若同而异也。发热者，佛
怫然发于肌表，有时而已者是也；烦
者，为烦而热，无时而歇者是也。二者
均是表热，而烦热为热所烦，非若发热
而时发时止也，故谓之烦热。

经曰：病人烦热，汗出而解。又
曰：发汗已解，半日许复烦，脉浮数
者，再与桂枝汤。又曰：服桂枝汤，反
烦不解者，先刺风池、风府，却与桂枝
汤则愈。即此观之，烦为表热明矣。故

又有烦疼，即是热疼；又有烦渴，即是
热渴也。以烦为热，又何疑焉。至于
胸中烦、心中烦、内烦、虚烦，皆以烦
为热。

设伤寒至六七日，手足三部脉皆
至，大烦而口噤不能言，其人躁扰者，
与脉和大烦，目重，睑内际黄者，又皆
为欲解。所以言大烦者，以肌表大热，
则是邪热欲去，泄达于外也，故为欲
解。《内经》曰：谨熟阴阳，以意调之。

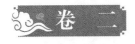

虚烦第十九

伤寒虚烦，何以明之？虚烦者，心中郁郁而烦也。有胸中烦，有心中烦，有虚烦，诸如此者，皆热也。若止云烦者，表热也，及其邪热传里，故有胸中烦、心中烦、虚烦之别。三者要在观其热所从来，审其虚实而治，为不同也。

如不经发汗、吐、下而烦者，则是传经之热，不作膈实者，但多和解而已。故经曰：心烦喜呕，或胸中烦而不呕者，小柴胡汤主之；少阴病二三日，心中烦，不得卧者，黄连阿胶汤主之；少阴病，胸满心烦者，猪肤汤主之。是皆和解而撤热者也。若因吐、下、发汗后而烦者，则是内陷之烦，但多涌吐而已。发汗吐下后，虚烦不得眠，若剧者，必反复颠倒，心中懊憹者，栀子豉汤主之；若少气者，栀子甘草豉汤主之；若呕者，栀子生姜豉汤主之；心烦腹满，卧起不安者，栀子厚朴汤主之；圆药大下后，身热不去，微烦者，栀子干姜汤主之。是皆取其吐而涌其热者也。

虚烦之状，心中温温然欲吐，愦愦然无奈，欲呕不呕，扰扰乱乱，是名烦也，非吐则不能已。经曰：下利后更烦，按之心下濡者，为虚烦也，宜栀子豉汤；脉乍结，心中满而烦，饥不能食者，病在胸中，瓜蒂散。二者症均是烦也，药均是吐也，而又轻重之不同。吐、下、发汗后，邪气乘虚而入为烦者，则谓之虚烦，与栀子豉汤，则是吐剂之轻者，不因吐、下、发汗后，邪气结于胸中，则为膈实，与瓜蒂散，则是吐剂之重者。又阳明病，不吐不下心烦者，则是烦之实者也，与调胃承气汤下之。伤寒二三日，心中悸而烦者，则是烦之虚者也，与小建中汤补之。烦为热也。悸而烦复为虚者，以悸为虚，悸甚而烦，故为虚也。少阳之邪入府者，烦而悸，则为热也。大抵先烦而悸者，是为热也；先悸而烦者，是为虚也。《内经》曰治病必求其本，诚哉是言也。

烦躁第二十

伤寒烦躁，何以明之？烦为扰扰而烦，躁为愤躁之躁。合而言之，烦躁为热也；析而分之，烦也躁也，有阳明之别焉。烦，阳也；躁，阴也。烦为热之轻者，躁为热之甚者。经有烦疼、烦满、烦渴、虚烦，皆以烦为热也。有不烦而躁者，为怫怫然便作躁闷，此为阴盛格阳也，虽大躁，欲于泥水中卧，但饮水不得入口者是矣。所谓烦躁者，谓先烦渐至躁也；所谓躁烦者，谓先发躁而迤逦复烦者也。

烦躁之由，又为不同。有邪气在表而烦躁者，有邪气在里而烦躁者，有因火劫而烦躁者，有阳虚而烦躁者，有阴盛而烦躁者，皆不同也。经曰：当汗不汗，其人烦躁；太阳中风，脉浮而紧，不汗出而烦躁，大青龙汤主之者，是邪气在表而烦躁者也。病人不大便五六日，绕脐痛，烦躁，发作有时，此有燥屎也，是邪气在里而烦躁者也。太阳病，以火熏之，不得汗，其人必躁；太

阳病二日，反躁，火熨其背，令人大汗出，大热入胃，躁烦者，火劫令烦躁者也。阳微发汗，躁不得眠；与之下后复发汗，昼日烦躁不得眠，夜而安静，不呕不渴，无表证，脉沉微，身无大热者，干姜附子汤主之者；及发汗者下之，病仍不去，烦躁者，茯苓四逆汤主之者，阳虚烦躁者也。少阴病，吐利，手足厥冷，烦躁欲死者，吴茱萸汤主之者，阴盛而烦躁者也。诸如此者，症之常也，非逆也。

设或结胸症悉具，烦躁者死；发热下利，厥逆，躁不得卧者，死；少阴病，吐利，烦躁四逆者，死；少阴病，四逆，恶寒而身蜷，脉不至，不烦而躁者，死；少阴病五六日，自利，复烦躁不得卧寐者，死。是数者，又皆为不治之症。呜呼！烦躁为常有之疾，复有诸不治之症。临病者之侧，又当熟审焉。

懊憹第二十一

伤寒懊憹，何以明之？懊者，懊恼之懊。憹者，郁闷之貌。即心中懊懊恼恼，烦烦憹憹，郁郁然不舒畅，愤愤然无奈，比之烦闷而甚者，懊憹也。由下后表中阳邪乘虚内陷，郁而不发，结伏

于胸心之间，故如是也。经曰：表未解，医反下之，胃中空虚，客气动膈，心中懊憹。又曰：下之益烦，心中懊憹如饥，即是阳气内陷，为诸懊憹也。

其治之法，或吐之，或下之。若

发汗吐下后，虚烦不得眠，剧者必反复颠倒，心中懊恼；与阳明病下之，其外有热，手足温而不结胸，心中懊恼，饥不能食，但头汗出，二者为邪热郁于以中，当须栀子豉汤吐之，以涌其结热也。阳明病下之，心中懊恼而烦，胃中有燥屎者，与阳明病无汗，小便不利，心中懊恼者，必发黄，二者为邪热结于胃中，当须大承气汤、茵陈汤攻之，以涤其内热也。

识诸此者，吐下之不差，汤剂之适当，则无不愈者。一或当汗反吐，疗热以温，则变证百出，斑出黄生者多矣。其为医者，请精究之。

舌上胎第二十二

伤寒舌上胎，何以明之？舌者心之官，法应南方火，本红而泽。伤寒三四日已后，舌上有膜，白滑如胎，甚者或燥，或涩，或黄，或黑，是数者，热气浅深之谓也。邪气在表者，舌上即无胎；及邪气传里，津液结搏，则舌上生胎也，寒邪初传，未全成熟，或在半表，或在半里，或邪气客于胸中者，皆舌上胎白而滑也。经曰：舌上如胎者，以丹田有热，胸中有寒，邪初传入里者也。阳明病，胁下硬满，不大便而呕，舌上白胎者，可与小柴胡汤，是邪气在半表半里者也。阳明病若下之，则胃中空虚，客气动膈，心中懊恼，舌上胎者，栀子豉汤主之，是邪客于胸中者也。藏结宜若可下，舌上胎滑者，则云不可攻也，是邪未全成热，犹带表寒故也。及其邪传为热，则舌之胎，不滑而涩也。经曰：伤寒七八日不解，热结在里，表里俱热，时时恶风，大渴，舌上干燥而烦，欲饮水数升者，白虎加人参汤主之，是热耗津液，而滑者已干也。若热聚于胃，则舌为之黄，是热已深也。《金匮要略》曰：舌黄未下者，下之黄自去。若舌上色黑者，又为热之急也。《黄帝针经》曰：热病口干舌黑者死。以心为君主之官，开窍于舌。黑为肾色，见于心部，心者火，肾者水，邪热已极，鬼贼相刑，故知必死。观其口舌，亦可见其逆顺也。

衄血第二十三

伤寒衄者，何以明之？鼻中血出者是也。杂病衄者，责热在里；伤寒衄者，责热在表。何以言之？《病源》曰：心主血，肝藏血，肺主气，开窍于鼻，血得热则散，随气上从鼻中出，则为衄。是杂病者，责其里热也。经曰：伤寒脉浮紧，不发汗，因致衄者，宜麻黄汤；伤寒不大便六七日，头痛有热者，与小承气汤；其小便清者，知不在里，仍在表也，当须发汗，若头痛者必衄，宜桂枝汤。以此观之，是伤寒衄者，责其表热也。

《千金翼》曰：吐血有三种，一曰肺疽，二曰伤胃，三曰内衄。既吐血家谓之内衄，则其鼻中出血者，可谓之外衄，是经络之血妄行也。经络热盛，阳气拥重，迫血妄行，出于鼻则为衄。经曰：其人发烦目瞑，剧者必衄，衄乃解。所以然者，阳气重故也。又曰：阳盛则欲衄，阴虚小便难。言衄为经中阳盛也。凡伤寒脉浮，鼻中燥、口燥，但欲漱水不欲咽者，是欲衄也。经曰：阳明病，口干鼻燥，能食者则衄。又有不应发汗而强发汗，因致衄者。经曰：少阴病，但厥无汗，而强发之，必动其血。未知从何道出，或从口鼻，或从目出，是名下厥上竭，为难治者是也。

衄家虽为邪热在经，而又不可发汗。经曰：衄家不可发汗，发汗则额上陷，脉急紧，直视不能眴，不得眠。前云桂枝汤、麻黄汤治衄者，非治衄也，即是发散经中邪气耳。若邪气不得发散，拥盛于经，逼迫于血，则因致衄也，即非桂枝、麻黄汤专治衄也。太阳病，脉浮紧，发热，身无汗，自衄者愈，是经中之邪，随血而散则解矣。故知衄者，不待桂枝汤、麻黄汤发散之也。

衄者，若但头汗出，身无汗，及汗出不至足者死。黄帝又皆以为不治之疾。临病之际，审而治之，则不失矣。

哕第二十四

伤寒哕者，何以明之？哕者，俗谓之咳逆者是也。哕，近于哕。哕者，但胸喉间气，哕塞不得下通，然而无声也；若哕，则吃吃然有声者是也。

哕者戊金也，胃受疾故哕。哕也，哕也，皆胃之疾，但轻重有差尔。虚寒相搏，反饮水令汗大出，水得寒气，冷必相搏，其人即哕，言胃气虚竭也。伤寒大吐大下之后，极虚，复极汗出者，其人外气怫郁，复与之水，以发其汗，因得哕。所以然者，胃中寒冷故也。又胃中虚冷，不能食者，饮水则哕。即是观之，哕、哕皆胃疾可知矣。经曰：趺阳脉浮，则为气哕，脉滑则为哕。此为医咎，责虚取实之过也。大抵妄下之后，胃虚气逆，则成哕也。经曰：湿家若下之太早则哕，本虚攻其热则哕，而阳明病，不能食，攻其热必哕。诸如此者，皆下之后，胃虚而哕者也。然哕者，正为水寒相搏，必曰小青龙汤去麻黄加附子而可矣。至于哕者，则又热气壅郁，气不得通而成者也。轻者有和解之证，重者有攻下之候。经曰：有潮热，时时哕，与小柴胡汤者，即是和解之证也；哕而腹满，视其前后，知何部不利，利之则愈，即可攻下之候也。

伤寒至于哕，则病已极也，非若渴、烦等轻缓之候。如太阳中风，以火劫发汗，阴阳俱虚竭，身体枯燥，但头汗出，剂颈而还，腹满微喘，口干咽烂，或不大便，久则谵语，甚者至哕，是言其极也；又不尿，腹满加哕者，不治，是为真病。其若是者，虽有神医之术，当斯脱绝之候，又何以措其手足哉？

咳第二十五

伤寒咳者，何以明之？咳者謦咳之咳，俗谓之嗽者是也。肺主气，形寒饮冷则伤之，使气上而不下，逆而不收，冲击膈咽，令喉中淫淫如痒，习习如梗，是令咳也。甚者续续不已，连连不止，坐卧不安，语言不竟，动引百骸，声闻四近矣。咳之由来，有肺寒而咳者，有停饮而咳者，有邪气在半表半里而咳者。虽同曰咳，而治各不同也。

《内经》曰：肺之令人咳，何也？皮毛者，肺之合也，皮毛先受寒气，寒气以从其合也。其寒饮食入胃，从肺脉上至于肺，肺寒则外内合邪，因而客之，则为咳嗽者，是肺寒而咳也。伤寒表不解，心下有水气，干呕，发热而咳，小青龙汤主之。少阴病，腹痛，水便不利，四肢沉重疼痛，自下利者，此为有水气，其人或咳者，真武汤加五味子、细辛、干姜主之。二者是停饮而咳者也。虽皆为水所作，而小表龙汤所主，为水饮与表寒相合而咳者；真武汤所主，为水饮与里寒相合而咳者，又不可不知也。伤寒中风，往来寒热，胸胁苦满，默默不欲饮食，心烦喜呕或咳者，小柴胡汤去人参、大枣、生姜，加干姜、五味子主之。少阴病，四逆，其人或咳者，四逆散加干姜、五味子主之。二者是邪气自表传里而咳者，虽皆为邪气传里，而小柴胡汤所主为阳邪传里，动肺而咳者；四逆散所主为阴邪传里，动肺而咳者，又不可不识也。表寒也，里寒也，挟水饮则必动肺，以形寒寒饮则伤肺故也；阳邪也，阴邪也，自表传里，则必动肺，以藏真高于肺故也。咳为肺疾，治之必发散而可矣，而又有不可发汗，发汗则四肢厥逆冷。又曰：咳而发汗，蜷而苦满，腹中复坚。兹虽逆也，又脉散者，为心火刑于肺金，鬼贼相刑必死。临病之侧，可不察之？

喘第二十六

伤寒喘者，何以明之？肺主气，形寒饮冷则伤肺，故其气逆而上行，冲冲而气急，喝喝而息数，张口抬肩，摇身滚肚，是为喘也。

伤寒喘者，为邪气在表，气不利而喘者；有水气之气射肺而喘者，各不同也。喘家作，桂枝加厚朴杏仁汤。太阳病，头痛发热，身疼腰痛，骨节疼痛，恶风无汗而喘者。发汗后，饮水多必喘，以水灌之亦喘。伤寒心下有水气，干呕，发热而咳，或喘者，小青龙汤去麻黄加杏仁主之，是欲发散水寒也。经曰：喘而汗出者，与葛根黄芩黄连汤以和之；汗出而喘者，与麻黄杏子甘草石膏汤以发之。二者如何而然也？且邪气内攻，气逆不利而喘者，因喘而汗出，见其邪气在里也，虽表未解，未可和之；若邪气外盛壅遏，使气不利而喘者，虽汗而喘不已，见其邪气在表也，虽经汗、下，亦可发之。此亦古人之奥义。伤寒止于邪在表而喘者，心腹必濡而不坚。设或腹满而喘，则又为可下之证。经曰：短气腹满而喘，有潮热者，此外欲解，可攻里也。为因满胀而喘矣；又或邪气内盛，正气欲脱，气壅上逆，亦主喘也。经曰：直视谵语，喘满者死。又汗出发润，喘不休者，此为肺绝。身汗如油，喘而不休，此为命绝。皆为不治之喘也。省疾问病，更宜消息。

呕吐第二十七

伤寒呕吐，何以明之？呕者，有声者也，俗谓之哕；吐者，吐出其物也。故有干呕，而无干吐。是以于呕则曰食谷欲呕，及吐则曰饮食入口即吐，则呕吐之有轻重可知矣。伤寒呕，有责于热者，有责于寒者，至于吐家，则悉言虚冷也。经曰：太阴之为病，腹满而吐，食不下，自利益甚，时腹自痛。又曰：胃中虚冷故吐也。呕家则不然，呕有热者，有寒者，有停饮者，有胃脘有脓者，皆当明辨之。呕而发热者，柴胡汤证具，与其呕不止，心下急，郁郁微烦，大柴胡汤主之者，是邪热为呕者也。膈上有寒饮，干呕者不可吐也，当温之；与其干呕，吐涎沫，头痛者，吴茱萸汤主之，是寒邪为呕者也。先呕后渴者，此为欲解；先渴后呕者，为水停心下，此属饮家，是停饮呕者。呕家有痈脓，不须治，脓尽自愈，是胃脘有脓而呕也。

诸如此者，虽有殊别，大抵伤寒表邪欲传里，里气上逆则为呕也。是以半表半里证，多云呕也。伤寒三日，三阳为尽，三阴当受邪，其人反能食而不呕，此为三阴不受邪，是知邪气传里者，必致呕也。至于干姜附子汤证云：不呕不渴为里无热；十枣汤证云：干呕短气，汗出不恶寒者，此表解里未和也。即此观之，其呕为里热明矣。呕家之为病，气逆者必散之，痰饮者必下之。《千金》曰：呕家多服生姜，此是呕家圣药，是要散其逆气也。《金匮要略》曰：呕家用半夏以去其水，水去呕则止，是要下其痰饮也。呕多，虽有阳明证，不可攻者，谓其气逆而未收敛为实也。其呕而脉弱，小便复利，身有微热，见厥者已为难治。盖谓其虚寒之甚也。医者必审其邪气之虚实，疾症之逆顺，为施药圆，治则当矣。

悸第二十八

伤寒悸者，何以明之？悸者，心忪是也。筑筑惕惕然动，怔怔忪忪，不能自安者是矣。

心悸之由，不越二种：一者气虚也，二者停饮也。伤寒二三日，心中悸而烦者，小建中汤主之；少阴病四逆，其人或悸者，四逆散加桂五分，是气虚而悸者也；饮水多，必心下悸，是停饮而悸者也。其气虚者，由阳气内弱，心下空虚，正气内动而为悸也。其停饮者，由水停心下，心为火而恶水，水既内停，心不自安，则为悸也。又有汗下之后，正气内虚，邪气交击，而令悸者，与气虚而悸者，则又甚焉。太阳病，发汗过多，其人又手自冒心，心下悸；太阳病若下之，身重心下悸者，不可发汗；少阳病不可吐下，吐下则悸而惊；少阳病不可发汗，发汗则谵语，此属胃，胃和则愈，胃不和则烦而悸。是数者，皆汗后协邪者，与其气虚而悸者，有以异也。或镇固，或化散之，皆须定其气浮也。又饮水过多，水饮不为宣布，留心下，甚者则悸。《金匮要略》曰：食少饮多，水停心下，甚者则悸。饮之为悸，甚于他邪，虽有余邪，必先治悸。何者？以水停心下，若水气散，则无所不之，浸于肺则为喘为咳，传于胃则为哕为噎，溢于皮肤则为肿，渍于肠间则为利下，不可缓之也。经曰：厥而心下悸，宜先治水，与茯苓甘草汤，后治其厥；不尔，水渍于胃，必作利也。厥为邪之深者，犹先治水，况其邪气浅者乎？医者可不深究之！

渴第二十九

伤寒渴者，何以明之？渴者，里有热也。伤寒之邪，自表传至里，则必有名证，随其邪浅深而见焉。虽曰一日在皮，二日在肤，三日在肌，四日在胸，五日在腹，六日入胃，其传经者，又有证形焉。太阳主气，而先受邪，当一二日发，头项痛腰脊强者是矣。太阳传阳明，则二三日发，身热目疼，鼻干不得卧也。阳明传少阳，则三四日发，胸胁痛而耳聋。此三阳皆受病，为邪在表，而犹未作热，故不言渴，至四五日，少阳传太阴，邪气渐入里，寒气渐成热，当是时也，津液耗少，故腹满而嗌干。至五六日，太阴传少阴，是里热又渐深也，当此之时，则津液为热所搏，渐耗而干，故口燥舌干而渴。及至六七日，则少阴之邪，传于厥阴，厥阴之为病，消渴，为里热已极矣。所谓消渴者，饮水多而小便少者是矣，谓其热能消水也。所以伤寒病至六七日，而渴欲饮水，为欲愈之病，以其传经尽故也。是以厥阴病云，渴欲饮水，少少与之愈者是也。

邪气初传入里，热气散漫，未收敛成热，熏蒸焦膈，搏耗津液，遂成渴也。病人虽渴，欲得饮水，又不可多与之。若饮水过多，热少不能消，故复为停饮诸疾。经曰：凡得时气，病至五六日，而渴欲饮水，饮不能多，勿多与也。何者？以腹中热尚少，不能消之，便更与人作病也。若大渴欲饮水，犹当依证与之，与之常令不足，勿极意也，言能饮一斗与五升。又曰：渴欲饮水，少少与之，但以法救之，渴者宜五苓散。至于大渴欲饮水数升者，白虎加人参汤主之。皆欲润其燥而生津液也。

凡得病反能饮水，此为欲愈之病，其不晓病者，但闻病饮水自差，小渴者乃强与饮之，因成大祸，不可复救。然则悸动也，支结也，喘咳噎哕，干呕肿满，下利，小便不利，数者皆是饮水过伤，而诊病之工，当须识此，勿令误也。

振第三十

伤寒振者，何以明之？振者，森然若寒，耸然振动者是也。伤寒振者，皆责其虚寒也。至于欲汗之时，其人必虚，必蒸蒸而振，却发热汗出而解。振近战也，而轻者为振矣；战为正与邪争，争则为鼓栗而战；振但虚而不至争，故止耸动而振也。

下后复发汗必振寒者，谓其表里俱虚也。亡血家发汗，则寒栗而振者，谓其血气俱虚也。诸如此者，止于振耸尔。其振振欲擗地者，有身为振振摇者，二者皆发汗过多，亡阳经虚，不能自主持，故身为振摇者，又非若振栗之比。经曰：若吐若下后，心下逆满，气上冲胸，起则头眩，发汗则动经，身为振振摇者，茯苓桂枝白术甘草汤主之；太阳病，发汗不解，其人仍发热，心下悸，头眩，身瞤动，振振欲擗地者，真武汤主之。二汤者，皆温经益阳、滋血助气之剂，经虚阳弱得之，未有不获全济之功者。

战栗第三十一

伤寒战栗,何以明之?战栗者,形相类而实非一也。合而言之,战栗非二也;析而分之,有内外之别焉。战者,身为之战摇者是也。栗者,心战是也。战之与栗,内外之诊也,昧者通以为战栗也。通为战栗,而不知有逆顺之殊。经曰:胃无谷气,脾涩不通,口急不能言,战而栗者。即此观之,战之与栗,岂不异哉?战之与振,振轻而战重也;战之与栗,战外而栗内也。战栗者,皆阴阳之争也。

伤寒欲解,将汗之时,正气内实,邪不能与之争,则便汗出而不发战也。邪气欲出,其人本虚,邪与正争,微者为振,甚者则战,战已正胜解矣。经曰:病有战而汗出,因得解者,何也?其人本虚,是以发战者是也。邪气外与正气争则为战,战其愈者也;邪气内与正气争则为栗,栗为甚者也。经曰:阴中于邪,必内栗也,表气微虚,里气不守,故使邪中于阴也。方其里气不守,而为邪 中于正气,正气怯弱,故成栗也。战者正气胜,栗者邪气胜也。

伤寒六七日,欲解之时,当战而汗出。其有但心栗而鼓颔,身不战者,已而遂成寒逆,似此证多不得解,何者?以阴气内盛,正气太虚,不能胜邪,反为邪所胜也。非大热剂与其灼艾,又焉得而御之?

四逆第三十二

伤寒四逆,何以明之?四逆者,四肢逆而不温者是也。积凉成寒,积温成热,非一朝一夕之故,其所由来者渐矣。

伤寒始者,邪在皮肤。当太阳、阳明受邪之时,则一身手足尽热;当少阳、太阴受邪之时,则手足自温,是表邪渐缓而欲传里也。经曰:伤寒四五日,手足温而渴者,小柴胡汤主之。是太阳之邪,传之少阳也。伤寒脉浮,手足自温者,是为系在太阴,是少阳之邪传于太阴也。是知邪气在半表半里,则手足不热而自温也。至于邪传少阴,为里证已深,虽未至厥,而手足又加之不温,是四逆也。若至厥阴,则手足厥冷矣。

经曰:少阴病,四逆,其人或咳,或悸,或小便为利,或腹中痛,或泄利下重者,四逆散主之。方用柴胡、枳实、芍药、甘草,四者皆是寒冷之物,而专主四逆之疾,是知四逆非虚寒之证也。又有四逆诸汤,亦治四逆手足寒,方用干姜、附子热药者，厥有旨哉。若手足自热而至温，从四逆而至厥者，传经之邪也，四逆散主之。若始得之手足，便厥而不温者，是阴经受邪，阳气不足，可用四逆汤温之。大须识此，勿令误也。

四逆与厥相近而非也。经曰：诸四逆者，不可下。是四逆与厥有异也。吐利烦躁见四逆者死。是恶见其四逆也。诊视之间，熟详究之。

厥第三十三

伤寒厥者，何以明之？厥者，冷也，甚于四逆也。

经曰：厥者，阴阳气不相顺接便为厥。厥者，手足逆冷是也。谓阳气内陷，热气逆伏，而手足为之冷也。经曰：伤寒一二日至四五日，厥者必发热，前热者后必厥，厥深者热亦深，厥微者热亦微。是知内陷者，手足厥为厥矣。少阴病，但厥无汗，而强发之，必动其血，未知从何道出，或从口鼻，或从目出，是名下厥上竭，亦是言发动其热也。

先热而后厥者，热伏于内也；先厥而后热者，阴退而阳气得复也。若始得之便厥者，则是阳气不足，而阴气胜也。

大抵厥逆为阴所主，寒者多矣，而又有进退之别。经曰：病厥五日，热亦五日，设六日，当复厥，不厥者自愈；发热四日，厥反三日，复热四日，厥少热多，其病自愈；厥四日，热反三日，复厥五日，其病为进，寒多热少，阳气退，故为进也。病至厥阴，传经尽也。当是之时，阳气胜阴，厥少热多，其病则愈；若或阴气反胜，阳不得复，厥多热少，其病则逆。厥为阴气至也，热为阳气复也。

至于下利，则曰先厥后发热而利，必自止，见厥复利。厥者复为热，为阳气得复，而利必自止；热者复为厥，是阴气还胜也，故复下利矣。诸阳受气于胸中，邪气客于胸中，郁郁留结，则阳气不得敷布，而手足为之厥。经曰：手足厥冷，脉乍紧，邪结在胸中，心中满而烦，饥不能食，病在胸中，当吐之者是矣。厥为阴之盛也，若更加之恶寒而蜷者，阴气之极也，则难可制。经曰：少阴病，恶寒身蜷而利，手足厥冷者，不治。是厥冷之逆者，神丹其能生乎？

郑声第三十四

伤寒郑声，为邪音也。孔子曰：恶郑声之乱雅乐也。又曰：放郑声，远佞人，郑声淫，佞人殆。是谓郑声为不正之音也。伤寒郑声者，则其声如郑卫之音，转不正也。经曰：虚则郑声。今汗后或病久，人声转者是也。以此为虚，从可知矣。又郑声者，重语也，正为声转也，若声重而转其本音者亦是矣。昧者，殊不知此，妄以"重"为重叠之语，与谵语混而莫辨。遂止以身热脉数，烦渴便难而多言者为谵语，以身凉脉小，自利不渴而多言者为郑声，如此则有失仲景之本意。兼郑声淫，则语以正之，则郑声不为重叠，正为不正也。况仲景之书，三百九十余证，曲尽伤寒形候，未有脱落而不言者。若是郑声为多言，则于三阴门中，亦须条见。所以郑声别无证治者，是不与谵语为类也。虽曰虚矣，止为正气虚而不全，故使转身而不正也。明者鉴此，幸详究之。

谵语第三十五

伤寒谵语，何以明之？谵者，谓呢喃而语也，又作谵，谓妄有所见而言也。此皆真气昏乱，神识不清之所致。夫心藏神而主火，病则热气归焉。伤寒胃中热盛，上乘于心，心为热冒，则神昏乱而语言多出，识昏不知所以然，遂言无次而成谵妄之语。轻者睡中呢喃，重者不睡亦语言差谬。

有谵语者，有独语者，有狂语者，有语言不休者，有言乱者。此数者，见其热之轻重也。谵语与独语，虽间有妄错之语，若与人言有次，是热未至于极者也。经曰：独语如见鬼状，若剧者，发则不识人，是病独语未为剧也。狂语者，热甚者也，由神昏而无所见觉，甚则至于喊叫而言语也。言语不休者，又其甚也。至于言乱者，谓妄言骂詈，善恶不避亲疏，为神明已乱也。经曰：诸逆发汗微者难差，剧者言乱，是难可复制也。

谵语之由，又自不同，皆当明辨之。有被火劫谵语者，有汗出谵语者，有下利谵语者，有下血谵语者，有燥屎在胃谵语者，有三阳合病谵语者，有过经谵语者，有亡阳谵语者。经曰：大热入胃中，水竭躁烦，必发谵语，又腹满微喘，口干咽烂，或不大便，久则谵语，是因被火劫谵语也；汗出谵语，此为风也，须下之，过经乃可下之，下之若早，语言必乱，以表虚里实故也，是汗出谵语者也。下利谵语者，有燥屎也，小承气汤主之，是下利谵语者也。下利谵语者，此为热入血室，当刺期门，随其实而泻之，是下血谵语者也；谵语有潮热，反不能食者，胃中必有燥屎五六枚也，是谓燥屎在胃谵语者也。腹满身重，难以转侧，口不仁而面垢，谵语遗尿，是三阳合病谵语者也，过经谵语者，热也，当以汤下之，是过经谵语者也；发汗多亡阳谵语者，不可下，与柴胡桂枝汤，和其荣卫，是以通津液后自愈，是亡阳谵语也。

诸如此者，脉短则死，脉自和则愈。又身微热，脉浮大者生，逆冷，脉沉细，不过一日死；实则谵语，气收敛在内，而实者本病也。或气上逆而喘满，或气下夺而自利者，皆为逆也。经曰：直视谵语，喘满者死，下利者亦死，谓其正气脱绝也。能知虚实之诊，能识逆从之要，治病疗病，则不失矣。

短气第三十六

伤寒短气，何以明之？短气者，气短而不能相续者是矣，似喘而非喘，若有气上冲，而实非气上冲也。喘者，张口抬肩，摇身滚肚，谓之喘也。气上冲者，腹里气时时上冲也。所谓短气者，呼吸虽数，而不能相续，似喘而不摇肩，似呻吟而无痛者，短气也。经所谓短气者众，实为难辨之证，愚医莫识之，为治有误者多矣。要识其短气之真者，气急而短促，谓之气短者是也。短气有责为虚者，有责为实者，要当明辨之。经曰：趺阳脉微而紧，紧则为寒，微则为虚，微紧相搏，则为短气，此为短气之虚者也。短气，腹满而喘，有潮热，此外欲解，可攻里也，此为短气之实者也。又有属表，又有属里者，要当审视之。经曰：短气但坐，以汗出不彻故也，更发汗则愈；与其风湿相搏，汗出短气，小便不利，恶风不欲去衣，甘草附子汤主之者，是邪气在表而短气者也。干呕短气，汗出不恶寒者，此表解里未和也，十枣汤主之；与其太阳病，医反下之，短气躁烦，心中懊憹，阳气内陷，心中因硬，则为结胸，大陷胸汤主之，是邪气在里而短气者也。

虚也，实也，在表也，在里也，皆作短气，又何以辨其虚实也？大凡心腹胀满而短气者，邪在里而为实也；腹濡满而短气者，邪在表而为虚也。大抵短气为实。《金匮要略》曰：短气不足以息者，实也。又水停心下，亦令短气。《金匮要略》曰：食少饮多，水停心下，微者短气。即此观之，短气之由亦众矣。必审其形候，使的而不惑；必审其邪气，在表里之不差，随症攻之，了无不愈者矣。

摇头第三十七

伤寒摇头，何以明之？头者，诸阳之会也。诸阳之脉，皆上于头；诸阴脉皆至颈、胸中而还。阳脉不治，则头为之摇。

伤寒摇头有三，皆所主不同也。有曰摇头言者，里痛也，以里有痛者，语言则剧，欲言则头为之战摇也；有曰独摇头，卒口噤，背反张者，痉病也，以风盛于上，风主动摇故也。里痛非邪也，痛使之然；痉病非逆也，风使之然。至于阳反独留，形体如烟熏，直视摇头者，又谓之心绝。盖心藏神，而为阴之本，阳根于阴，阴根于阳，阴阳相根，则荣卫上下相随矣。绝则神去而阴竭，阳无根者，则不能自主持，故头为之摇矣。王冰曰：滋苗者，以固其根；伐下者，必枯其上。内绝其根，外作摇头，又何疑焉。心绝者，真病也；风痉、里痛者，邪气也。观其头摇，又当明其藏否焉。

瘈疭第三十八

伤寒瘈疭，何以明之？瘈者，筋脉急也，疭者，筋脉缓也。急者则引而缩，缓者则纵而伸。或缩或伸，动而不止者，名曰瘈疭，俗谓之搐者是也。《黄帝内经》曰：病筋脉相引而急，名曰瘈疭。瘈谓若契合之契也。行则缓，卧则紧，从则纵，疭疾之纵者，谓若放纵之纵也。以急为瘈，以缓为疭，理至明矣。

瘈疭者，风疾也，而癫痫则瘈疭焉。伤寒瘈疭者，邪热气极也，热盛则风搏并经络。风主动，致四肢瘈疭而不宁也。故风温被火者，曰发微黄色，剧者如惊痫，时瘈疭，言其热气之剧盛也。

伤寒病至于发瘈疭者，疾势已过矣，多难可制。《内经》曰：太阳终者，戴眼，反折，瘈疭，绝汗乃出，大如贯珠，著身不流，是见其瘈疭，为已过之疾也。又有四肢𫍢习，为四肢动而不止，似瘈疭而无力，不得伸缩者也，此为肝绝。瘈疭之证虽难已，若能以祛风涤热之剂，折其大热，则瘰疬亦有生者。若妄加灼火，或饮以发表之药，则死不旋踵。经曰：一逆尚引日，再逆促命期。

不仁第三十九

伤寒不仁，何以明之？仁，柔也；不仁，谓不柔和也。痒不知也，痛不知也，寒不知也，热不知也，任其屈伸灸刺，不知所以然者，是谓不仁也。由邪气拥盛，正气为邪气闭伏，郁而不发，荣卫血气虚少，不能通行，致斯然也。《内经》曰：荣气虚则不仁。《针经》曰：卫气不行，则为不仁。经曰：荣卫不能相将，三焦无所仰，身体痹不仁。即是言之，知荣卫血气虚少，不能通行，为不仁者，明矣。

经曰：诸乘寒者，则为厥，郁冒不仁。言此厥者，是正气为寒气所乘，为厥气也，非四肢逆冷之厥也。何者？盖以郁冒为昏冒，不仁为不知痛痒，得不为尸厥之厥耶？经曰：少阴脉不至，肾气微，少精血，奔气促迫，上入胸膈，宗气反聚，血结心下，阳气退下，热归阴股，与阴相动，令身不仁，此为尸厥。其乘寒之厥，郁冒不仁，即此尸厥可知矣。昔越人入虢，诊太子为尸厥，以郁冒不仁为可治，刺之而得痊济者，实神医之诊也。呜呼！设或脉浮而洪，身汗如油，喘而不休，水浆不下，形体不仁，此又为命绝，虽越人其能起之欤？

直视第四十

伤寒直视，何以明之？直视者，视物而目精不转动者是也；若目精转者，非直视也。

水之精为志，火之精为神。目者，心之使也，神所寓焉，肝之外候也，精神荣焉。《针经》曰：五藏六府之气，皆上注于目，而为之精，精之窠为眼，骨之精为瞳子，筋之精为黑睛，血之精为络，气之精为白睛，肌肉之精为约束，裹撷筋骨血气之精，与脉并为系，上属于脑，五藏血气调和，精气充荣，则目和而明矣。伤寒目直视者，邪气拥盛，冒其正气，使神智不慧，藏精之气，不上荣于目，则目为之直视。

伤寒至于直视，为邪气已极，证候已逆，多难治。经曰：衄家不可发汗，汗出则额上陷脉急紧，直视不能眴，不得眠，以肝受血而能视，亡血家肝气已虚，目气已弱，又发汗亡阳，则阴阳俱虚所致也。此虽错逆，其未甚也。逮乎狂言，反目直视，又为肾绝；直视摇头，又为心绝，皆藏气脱绝也。直视谵语，喘满者死，下利者亦死；又剧者发则不识人，循衣摸床，惕而不安，微喘直视，脉弦者生，涩者死，皆邪气盛而正气脱也。其或有目中不了了，睛不和，无表里证，大便难，身微热者，是非直视也，此为内实也，可用大承气汤、大柴胡汤下之。直视为不治之疾，目中不了了为可治之候，二者形证相近，其为工者，宜熟视之。

郁冒第四十一

伤寒郁冒，何以明之？郁为郁结而气不舒也，冒为昏冒而神不清也，世谓之昏迷者是也。

郁冒之来，皆虚极而乘寒，则有之矣。经曰：诸乘寒者则为厥，郁冒不仁。又曰：太阳病先下之而不愈，因复发汗，以此表里俱虚，其人因致冒，冒家汗出自愈。所以然者，汗出表和故也。是知因虚乘寒，乃生郁冒。《金匮要略》曰：新产妇人有三病，一者病痉，二者病郁冒，三者大便难。亡血复汗，寒多故令郁冒。又曰：产妇郁冒，其脉微弱，呕不能食，大便坚，所以然者，血虚而厥，厥而必冒，冒家欲解，必大汗出。即此观之，郁冒为虚寒可知矣。又或少阴病，下利止而头眩，时时自冒者，又为死证，盖谓其虚极而脱也。观其郁冒，幸无忽焉。

动气第四十二

伤寒动气，何以明之？动气者，为筑筑然动于腹中者是矣。藏气不治，随藏所主，发泄于脐之四傍，动跳筑筑然，谓之动气。《难经》曰：肝内证，脐左有动气，按之牢若痛；心内证，脐上有动气，按之牢若痛；肺内证，脐右有动气，按之牢若痛；肾内证，脐下有动气，按之牢若痛。是藏气不治，腹中气候发动也。

动气应藏，是皆真气虚，虽有表里攻发之证，即不可汗下。经曰：动气在左，不可发汗，汗则头眩，汗不止，筋惕肉𥆧，是发汗而动肝气者也；动气在左，不可下，下之则腹内拘急，食不下，动气更剧，虽有身热，卧则欲蜷，是下之而动肝气者也；动气在上，不可发汗，汗则气上冲，正在心端，是发汗而动心气者也；动气在上，不可下，下之则掌握热烦，身上浮冷，热汗自泄，欲得水自灌，是下之而动心气者也；动气在右，不可发汗，汗则衄而渴，心苦烦，饮即吐水，是发汗而动肺气者也；动气在右，不可下，下之则津液内竭，咽燥鼻干，头眩心悸，是下之而动肺气者也；动气在下，不可发汗，汗则无汗，心中大烦，骨节苦痛，目运恶寒，食则反吐，谷不得下，是发汗而动肾气者也；动气在下，不可下，下之则腹胀满，卒起头眩，食则下清谷，心下痞，是下之而动肾气者也。且脾内证，当脐有动气。经特曰脐之四傍动气，不可汗、下，独不言脾候，当脐有动气者，以脾者中州，为胃以行津液，发汗、吐、下，独先动脾，况脾家发动气者，讵可动之也？所以特不言之也。伤寒所以看外证为当者，盖不在脉之可见，必待问之可得者。发汗、吐、下，务要审谛。举此动气，类可知矣。

自利第四十三

伤寒自利，何以明之？自利者，有不经攻下，自然溏泄者，谓之自利也。伤寒自利多种，须知冷热虚实，消息投汤，无致失差。杂病自利，多责为寒；伤寒下利，多由协热，其与杂病有以异也。表邪传里，里虚协热，则利不应下，而便攻之；内虚协热，遂利。是皆协热也，又合病家，皆作自利；太阳与阳明合病，必自下利，葛根汤主之；太阳与少阳合病，必自下利，黄芩汤主之；阳明与少阳合病，必自下利，大承气汤主之。三者皆合病下利，一者发表，一者攻里，一者和解。所以不同者，盖六经以太阳阳明为表，少阳太阴为在半表半里，少阴厥阴为在里。太阳阳明合病，为在表者也，虽曰下利，必发散经中邪气而后已，故与葛根汤以汗之。太阳与少阳合病，为在半表半里也，虽曰下利，必和解表里之邪而后已，故以黄芩汤以散之。阳明少阳合病，为少阳邪气入府者也，虽曰下利，必逐去胃中之实而后已，故与承气汤以下之。是三者所以有异也。

下利家何以明其寒热耶？且自利不渴属太阴，以其藏寒故也。下利欲饮水者，以有热也，故大便溏小便自可者，此为有热。自利小便色白者，少阴病形悉具，此为有寒。恶寒脉微，自利清谷，此为有寒。发热后重，泄色黄赤，此为有热，皆可理其寒热也。凡腹中痛，转气下趋少腹者，此欲自利也。自利家身凉脉小为顺，身热脉大为逆。少阴病脉紧下利，脉暴微，手足反温，脉紧反去者，此为欲解。下利脉大者为未止；脉微弱数者，为欲自止，虽发热不死。是知下利脉大为逆，而脉小为顺也。自利宜若可温，理中、白通诸四逆辈，皆温藏止之剂。又有肠胃有积结，与下焦客邪，皆温剂不能止之也，必也或攻泄之，或分利之而后已。经曰：理中者，理中焦，此利在下焦，宜赤石脂禹余粮汤；复不止，当利其小便。是泄在下焦，渗泄而分利者也。少阴病自利清水，色纯青，心下必痛，口干燥；与下利，三部皆平，按之心下硬，或脉沉而滑，或不欲饮食而谵语，或差后至年月日复发，此数者，皆肠胃有积结，而须攻泄者也。《内经》有曰：大热内结，注泄不止，热宜寒疗，结伏须除，以寒下之，结散利止；大寒凝内，久利泄溏，愈而复发，绵历岁年，以热下之，寒去利止，谓之通因通用。下利虽有表证，又不可发汗，以下利为邪气内攻，走津液而胃虚也，故经曰：下利不可攻其表，汗出必胀满者是矣。

大抵下利脱气至急，五夺之中，此为甚者。其或邪盛正虚，邪拥正气下脱，多下利而死。何以言之？经曰：下利日十余行，脉反实者死；发热下利至甚，厥不止者死；直视谵语，下利者死；下利手足厥冷无脉者，灸之不温，脉不还死；少阴病自利，复烦躁不得卧寐者死。此数者，皆邪拥正气下脱而死者也。《金匮要略》曰：六府气绝于外者，手足寒；五藏气绝于内者，利下不禁。呜呼！疾成而后药，虽神医不可为已。气既脱矣，孰能治之？

筋惕肉瞤第四十四

伤寒筋惕肉瞤，何以明之？伤寒头痛、身疼、恶寒、发热者，必然之证也。其于筋惕肉瞤，非常常有之者，必待发汗过多，亡阳则有之矣。《内经》曰：阳气者，精则养神，柔刚养筋。发汗过多，津液枯少，阳气太虚，筋肉失所养，故惕惕然而跳，瞤瞤然而动也。

太阳病，脉微弱，汗出恶风者，不可服大青龙当汤，服之则厥逆，筋惕肉瞤，此为逆也。太阳病发汗，汗出不解，其人仍发热，头眩，身瞤动，振振欲擗地者，真武汤主之。动气在左，不可发汗，发汗则头眩，汗不止，筋惕肉瞤。即是观之，筋惕肉瞤，由发汗多亡阳，阳虚可见矣。兹虽逆也，止于发汗亡阳而表虚，治以温经益阳则可矣；或因吐、下、发汗，表里俱虚，而有此状者，又非若但发汗后所可同也。经曰：伤寒吐下后，发汗虚烦，脉甚微，八九日，心下痞硬，胁下痛，气上冲咽喉，眩冒，筋脉动惕者，久而成痿，此为逆之甚者也。太阳病发汗，复下之后，表里俱虚，复加烧针，因胸烦，面色青黄，肤瞤者，难治。兹为逆之甚者也。发汗、吐、下，庸可忽诸？

热入血室第四十五

伤寒热入血室，何以明之？室者，屋室也，谓可以停止之处。人身之血室者，荣血停止之所，经脉留会之处，即冲脉是也。冲脉者，奇经八脉之一脉也，起于肾下，出于气冲，并足阳明经，夹脐上行，至胸中而散，为十二经脉之海。王冰曰：冲为血海。言诸经之血，朝会于此，男子则运行生精，女子则上为乳汁，下为月水。《内经》曰：任脉通，冲脉盛，月事以时下者是也。王冰曰：阴静海满而去血。谓冲脉盛，为海满也。即是观之，冲是血室可知矣。

伤寒之邪，妇人则随经而入，男子由阳明而传，以冲之脉与少阴之络起于肾，女子感邪，太阳随经，便得而入冲之经，并足阳明，男子阳明内热，方得而入也。冲之得热，血必妄行，在男子则下血谵语，在妇人则月水适来。阳明病下血谵语，此为热入血室者，斯盖言男子，不止谓妇人而言也。妇人伤寒，经水适来，与经水适断者，皆以经气所虚，宫室不辟，邪得乘虚而入。《针经》有言曰：邪气不得其虚，不能独伤人者是矣。妇人热入血室，有须治而愈者，有不须治而愈者，又各不同也。妇人中风，发热恶寒，经水适来，得之七八日，热除而脉迟，身凉和，胸胁下满，如结胸状，谵语者，此为热入血室，当刺期门，随其实而泻之；与其妇人中风

七八日，续得寒热，发作有时，经水适断者，此为热入血室，其血必结，故使如疟状，发作有时，小柴胡汤主之。二者是须治而愈者也。妇人伤寒发热，经水适来，昼则明了，暮则谵语，如见鬼状者，此为热入血室，无犯胃气，及上二焦，必自愈，是不须治而愈者也。

谵语为病邪之甚者，何不须治而愈耶？且胸胁满，如结胸谵语，是邪气留结于胸胁而不去者，必刺期门，随其实而泻之；寒热如疟，发作有时者，是血结而不行者，须小柴胡汤散之。二者既有留邪，必须治之可也。若发热经水适来，昼日明了，暮则谵语，此则经水既来，以里无留邪，但不妄犯，热随血散，必自愈。经曰：血自下，下者愈。故无犯胃气，及上二焦，必自愈。所谓妄犯者，谓恐以谵语为阳明内实，攻之犯其胃气也；此无胸胁之邪，恐刺期门犯其中焦也；此无血结，恐与小柴胡汤犯其上焦也。小柴胡汤解散，则动卫气，卫出上焦，动卫气是犯上焦也。刺期门则动荣气，荣出中焦，动荣气是犯中焦也。《脉经》有曰：无犯胃气，及上二焦，岂谓药不谓针耶？此其是欤。

发黄第四十六

伤寒发黄，何以明之？经曰：湿热相交，民当病瘅。瘅者，黄也，单阳而无阴者也。伤寒至于发黄，为疾之甚也。湿也，热也，甚者则发黄。内热

已盛，复被火者，亦发黄也。邪风被火热，两阳相熏灼，其身必发黄；阳明病被火，额上微汗出，小便不利者，必发黄。是由内有热而被火，致发黄者也；

阳明病无汗，小便不利，心中懊侬者，必发黄，是由阳明热甚，致发黄者也。伤寒发汗已，身目为黄，所以然者，寒湿在里不解故也。以为不可下也，于寒湿中求之，是由寒湿致发黄者也。

湿亦令黄也，热亦令黄也，其能辨之乎？二者非止根本来有异，而色泽亦自不同。湿家之黄也，身黄如似熏黄，虽黄而色暗不明也。至于热盛之黄也，必身黄如橘子色。甚者勃勃出，染着衣，正黄如檗，是其正色黄也。由是观之，湿之与热，岂不异哉？大抵黄家属太阴，太阴者，脾之经也。脾者土，黄土色也。脾经为湿热蒸之，则色见于外，必发身黄。

经曰：伤寒脉浮缓，手足自温者，是为系在太阴，太阴当发身黄者是矣。热虽内盛，若已自汗出，小便利者，则不能发黄，必也头汗出，身无汗，剂颈而还，小便不利，渴饮水浆，此为瘀热在里，身必发黄。黄家为热盛，而治法亦自有殊。伤寒八九日，身黄如橘子色，小便不利，少腹满者，茵陈蒿汤主之，此欲泄涤其热也。伤寒身黄发热者，栀子柏皮汤主之，此欲解散其热也。伤寒瘀热在里，身必发黄，麻黄连翘小赤豆汤主之，此欲解其热也。此数者，泄涤解散，乃为之不同，亦皆析火彻热之剂也。一或身黄脉沉结，少腹硬而小便自利，其人如狂者，又为畜血在下焦使之黄也，必须抵当汤下之而愈。

黄家既是病之已极，是以有不治之者多矣，非止寸口近掌无脉，鼻气出冷，为不治之疾。又若形体如烟熏，直视摇头者，是为心绝；环口黧黑，柔汗发黄，是为脾绝。皆不治之诊，医者更详视之。

发狂第四十七

伤寒发狂，何以明之？狂者，猖狂也，谓其不宁也。《难经》曰：狂之始发也，少卧不饥，而自高贤也，自辨智也，自贵倨也，妄笑好歌乐也，妄行走不休也。

狂家所起，皆阳盛致然。《内经》曰：阴不胜其阳，脉留薄疾，并乃狂也。又曰：邪入于阳则狂，邪入于阴则暗。《难经》曰：重阳者狂，重阴者癫。《脉经》曰：阴附阳则狂，阳附阴则癫。《病源》曰：阳邪并于阳则狂，阴邪并于阴则癫。即诸经之狂为阳盛也明矣。又阳明之病，恶人与火，闻木音则惕然而惊，心欲动，独闭户牖而处，甚则欲上高而歌，弃衣而走，踰垣上屋，其所上之处，皆非素能者，是谓阳邪并于阳明也。伤寒热毒在胃，并于心藏，使神不宁，而志不定，遂发狂也。伤寒至于发狂，为邪热至极也，非大吐大下则不能已。又有热在下焦，其人如狂者。经曰：热入膀胱，其人如狂。谓之如狂，则未至于狂，但卧起不安尔。其或狂言，目反直视，又为肾之绝。汗出辄复热，狂言不能食，又为失志，死。若此则殆非药石之所及，是为真病焉。

霍乱第四十八

伤寒霍乱，何以明之？上吐而下利，挥霍而撩乱是也。邪恶在上焦者，但吐而不利；邪在下焦者，但利而不吐；若邪在中焦，胃气不治，为邪所伤，使阴阳乖隔，遂上吐而下利。若止呕吐而利，经止谓之吐利。必也上吐下利，躁扰烦乱，乃谓之霍乱，其与但称吐利者，有以异也。

伤寒利者，邪气所伤；霍乱吐利者，饮食所伤也。其有兼伤寒之邪，内外不合者，加之头痛发热而吐利也。经曰：病发热头痛，身疼恶寒吐利者，此属何病？答曰：此名霍乱。自吐下又利止，复更发热也，是霍乱兼伤寒者也。霍乱头痛发热，热多欲饮水者，五苓散主之；寒多不用水者，理中圆主之。以其中焦失治，阴阳乖隔，必有偏之者，偏阳则多热，偏阴则多寒。

许仁则曰：病有干霍乱，有湿霍乱。干霍乱死者多，湿霍乱死者少。盖吐利则所伤之物得以出泄，虽霍乱甚，则止于胃中，水谷泄尽则止矣，所以死者少。及其干霍乱而死者多，以其上不得吐，下不得利，则所伤之物不得出泄，壅闭正气，关隔阴阳，烦扰闷乱，躁无所按，喘胀，干霍乱而死。呜呼！食饮有节，起居有常者，岂得致霍乱耶？饮食自倍，肠胃乃伤，丧身之由，实自致尔。

畜血第四十九

伤寒畜血，何以明之？畜血者，血在下焦，结聚而不行，蓄积而不散者是也。血菀于上，而吐血者，谓之薄厥；留于下而瘀者，谓之畜血。此由太阳随经，瘀热在里，血为热所搏，结而不行，畜于下焦之所致。经曰：太阳病六七日，表证仍在，脉微而沉，反不结胸，其人发狂者，以热在下焦，少腹当硬满，小便自利者，下血乃愈，抵当汤主之者是也。

大抵看伤寒，必先观两目，次看口舌，然后自心下至少腹，以手摄按之，觉有满硬者，则当审而治之。如少腹觉有硬满，便当问其小便。若小便不利者，则是津液留结，可利小便；若小便自利者，则是畜血之证，可下瘀血。经曰：伤寒有热，少腹满，应小便不利，今反利者，为有血也。又曰：太阳病，身黄，脉沉结，少腹硬，小便不利者，为无血也；小便自利，其人如狂者，血证谛也，皆须抵当圆下之愈。阳明证，其人喜忘，屎虽硬，大便反易，其色必黑，亦是畜血之证。畜血于下，所以如狂者，经所谓热结膀胱，其人如狂者是也。血瘀于下，所以喜忘者，《内经》曰：血并于下，乱而喜忘者是也。二者若有其一，则为畜血证明矣。

蓄血之证，又有轻重焉。如狂也，喜忘也，皆蓄血之甚者，须抵当汤、圆以下之。如外已解，但少腹急结者，则为蓄血之轻也，须桃仁承气汤以利之。医之妙者何也？在乎识形证，明脉息，晓虚实，知传变。其于形证之明者，众人所共识，又何以见其妙？必也形证之参差，众人所未识，独先识之，乃所以为妙。且如病人无表里证，发热七八日，虽脉浮数者，可下之。假令已下，脉数不解，合热则消谷善饥，至

六七日，不大便者，此有瘀血，抵当汤主之。当不大便，六七日之际，又无喜忘、如狂之证，亦无少腹硬满之候，当是之时，与承气汤下者多矣，独能处以抵当汤下之者，是为医之妙者也。若是者，何以知其有蓄血也？且脉浮而数，浮则伤气，数则伤血，热客于气则脉浮，热客于血则脉数。因下之后，浮数俱去则已。若下之后，数去，其脉但浮者，则荣血间热去，而卫气间热在矣，为邪气独留心中则饥，邪热不杀谷，潮热发渴也。及下之后，浮脉去而数不解者，则卫气间热去，而荣血间热在矣，热气合并，血乃下行，胃虚协热，消谷善饥，血至下焦，若下不止，则血得以出，泄必便脓血也；若不大便六七日，则血不得出泄，必畜在下焦为瘀血，是须抵当汤下之。此实疾证之奇异，医法之玄微，能审诸此者，真妙医也。

劳复第五十

伤寒劳复，何以明之？劳为劳动之劳，复为再发也，是伤寒差后，因劳动再发者是也。伤寒新差后，血气未平，余热未尽，劳动其热，热气还经络，遂复发也。此有二种：一者因劳动外伤，二者因饮食内伤。其劳动外伤者，非止强力摇体，持重远行之劳。至于梳头洗面则动气，忧悲思虑则劳神，皆能复也，况其过用者乎？其饮食内伤者，为多食则遗，食肉则复者也。《内经》曰：

热病已愈，而时有遗者何也？以热甚而强食之，病已衰而热有所藏，因其谷气留薄，两阳相合，故有所遗。经曰：病已差尚微烦，设不了了者，以新虚不胜谷气，故令微烦，损谷则愈。

夫伤寒邪气之传，自表至里，有次第焉；发汗吐下，自轻至重，有等差焉。又其劳复则不然，见其邪气之复来也，必迎夺之，不待其传。经曰：大病差后劳复者，枳实栀子豉汤主之，若

有宿食加大黄，且枳实栀子豉汤则吐之，岂待虚烦懊侬之证？加大黄则下之，岂待复满谵语之候？经曰：伤寒差后更发热者，小柴胡汤主之；脉浮以汗解之，脉沉实者，以下解之，亦是便要拆其邪也。盖伤寒之邪，自外入也；劳复之邪，自内发也。发汗吐下，随宜施用焉。

呜呼！劳复也，食复也，诸劳皆可及，御内则死矣。若男女相易，则为阴阳易；其不易自病者，谓之女劳复；以其内损真气，外动邪热，真虚邪盛，则不可治矣。昔督邮顾子献，不以华佗之诊为信，临死致有出舌数寸之验。由此观之，岂不与后人为鉴诫哉？

卷四　伤寒明理药方论

桂枝汤方

经曰：桂枝本为解肌，若其人脉浮紧，发热汗不出者，不可与之。常须识此，勿令误也。盖桂枝汤，本专主太阳中风，其于须腠理致密，荣卫邪实，津液禁固，寒邪所胜者，则桂枝汤不能发散，必也皮肤疏凑，又自汗，风邪干于卫气者，乃可投之也。仲景以解肌为轻，以发汗为重。是以发汗吐下后，身疼不休者，必与桂枝汤，而不与麻黄汤者，以麻黄汤专于发汗，其发汗吐下后，津液内耗，虽有表邪，而止可解肌，故须桂枝汤小和之也。桂味辛热，用以为君，必谓桂犹圭也，宣导诸药，为之先聘，是犹辛甘发散为阳之意。盖发散风邪，必以辛为主，故桂枝所以为君也。芍药味苦酸微寒，甘草味甘平，二物用以为臣佐者。《内经》所谓风淫所胜，平以辛，佐以苦，以甘缓之，以酸收之，是以芍药为臣，甘草为佐也。生姜味辛温，大枣味甘温，二物为使者。《内经》所谓风淫于内，以甘缓之，以辛散之，是以姜枣为使者也。姜枣味辛甘，固能发散，而此又不特专于发散之用，以脾主为胃行其津液。姜枣之用，专行脾之津液，而和荣卫者也。麻黄汤所以不用姜枣者，谓专于发汗，则不待行化，而津液得通矣。用诸方者，请熟究之。

桂枝君，三两，去皮　　芍药臣、佐，三两
甘草臣、佐，二两，炙　　生姜使，三两，切
大枣使，十二枚，擘

上五味，㕮咀，以水七升，微火煮取三升，去滓，适寒温，服一升。服已，须臾，啜稀粥一升余，以助药力。温覆令一时许，遍身漐漐微似有汗者益佳，不可令如水流漓，病必不除。若一服汗出病差，停后服，不必尽剂。若不汗，更服，依前法。又不汗，后服，小促其间，半日许令三服尽。若病重者，一日一夜服，周时观之。服一剂尽，病证犹在者，更作服。若汗不出，乃服至二三剂。禁生冷、黏滑、肉面、五辛、酒酪、臭恶等物。

麻黄汤方

《本草》有曰：轻可去实，即麻黄葛根之属是也。实为寒邪在表，皮腠坚实，荣卫胜，津液内固之表实，非腹满便难之内实也。《圣济经》曰：汗不出而腠密，邪气胜而中蕴，轻剂所以扬之，即麻黄葛根之轻剂耳。麻黄味甘苦，用以为君者，以麻黄为轻剂，而专主发散，是以为君也。桂枝为臣者，以风邪在表又缓，而肤理疏者，则必以桂枝解其肌，是用桂枝为臣。寒邪在经，表实而腠密者，则非桂枝所能独散，必专麻黄以发汗，是当麻黄为主，故麻黄为君，而桂枝所以为臣也。《内经》曰：

寒淫于内，治以甘热，佐以辛苦者，是兹类欤。甘草味甘平，杏仁味甘苦温，用以为佐使者，《内经》曰：肝苦急，急食甘以缓之。肝者，荣之主也，伤寒荣胜卫固，血脉不利，是专味甘之物以缓之，故以甘草杏仁为之佐使。且桂枝汤主中风，风则伤卫，风邪并于卫，则卫实而荣弱。仲景所谓汗出恶风者，此为荣弱卫强者是矣，故桂枝汤佐以芍药，用和荣也。麻黄汤主伤寒，寒则伤荣，寒邪并于荣，则荣实而卫虚。《内经》所谓气之所并为血虚，血之所并为气虚者是矣，故麻黄佐以杏仁，用利气也。若是之论，实处方之妙理，制剂之渊微，该通君子，熟明察之，乃见功焉。

麻黄君，三两，去节　桂枝臣，二两，去皮　杏仁佐、使，七十枚，去皮尖　甘草佐、使，二两，炙

上四味，以水九升，先煮麻黄，减二升，去上沫。内诸药，煮取二升半，去滓，温服八合，缓取微似汗，不须啜粥，余如桂枝法将息。

大青龙汤方

青龙，东方甲乙木神也，应春而主肝，专发生之令，为敷荣之主。万物出甲开甲，则有两歧，肝有两叶，以应木叶，所以谓之青龙者，以发散荣卫两伤之邪，是应肝木之体耳。桂枝汤主中风，麻黄汤主伤寒，二者发散之纯者也。及乎大青龙汤则不然，虽为发汗之剂，而所主又不一。必也中风脉浮紧，为中风见寒脉，是风寒两伤也；伤寒脉浮缓，为伤寒见风脉，是风寒两伤也。风兼寒，寒兼风，乃大青龙汤专主之也。见兹脉证，虽欲与桂枝汤解肌祛风，而不能已其寒，则病不去；或欲以麻黄汤发汗以散寒，而不能去其风，则病仍在，兹仲景所以特处大青龙汤，以两解之。麻黄味甘温，桂枝味辛热，寒则伤荣，必以甘缓之；风则伤卫，必以辛散之。此风寒两伤，荣卫俱病，故以甘辛相合，而为发散之剂。表虚肤缓者，则以桂枝为主，此以表实腠理密，则以麻黄为主，是先麻黄后桂枝，兹麻黄为君，桂枝为臣也。甘草味甘平，杏仁味甘苦，苦甘为助，佐麻黄以发表。大枣味甘温，生姜味辛，温辛甘相合，佐桂枝以解肌。石膏味甘辛，微寒。风，阳邪也；寒，阴邪也。风则伤阳，寒则伤阴，荣卫阴阳，为风寒两伤，则非轻剂所能独散也，必须轻重之剂以同散之，乃得阴阳之邪俱已，荣卫之气俱和，是以石膏为使。石膏为重剂，而又专达肌表者也。大青龙汤，发汗之重剂也，非桂枝汤之所同，用之稍过，则又有亡阳之失。经曰：若脉微弱，汗出恶风者，不可服，服之则厥逆，筋惕肉瞤，此为逆也。又曰：一服汗者，停后服，若复服，汗多亡阳，遂虚恶风，烦躁不得眠也。即此观之，剂之轻重可见矣。其用汤者，宜详审之。

麻黄君，六两，去节　桂枝臣，二两，去皮　甘草佐，一两，炙　杏仁佐，四十枚，去皮尖　生姜佐，三两，切　大枣佐，十枚，擘　石膏使，如鸡子大，碎

上七味，以水九升，先煮麻黄，减二升，去上沫，内诸药，煮取三升，去

滓，温服一升，取微似汗，汗出多者，温粉粉之。一服汗者，停后服。若复服，汗多亡阳，遂虚—作逆，恶风，烦躁不得眠也。

又温粉方

白术　藁本　川芎　白芷各等分

上捣罗为细末，每末一两，入米粉三两，和令匀，粉扑周身止汗，无藁本亦得。

小青龙汤方

青龙象肝木之两歧，而主两伤之疾。中风见寒脉，伤寒见风脉，则为荣卫之两伤，故以青龙汤主之。伤寒表不解，则麻黄汤可以发；中风表不解，则桂枝汤可以散。惟其表且不解，而又加之心下有水气，则非麻黄汤所能发，桂枝汤所能散，乃须小青龙汤，始可祛除表里邪气尔。麻黄味甘辛温，为发散之主，表不解，应发散之，则以麻黄为君。桂味辛热，甘草味甘平，甘辛为阳，佐麻黄表散之，用二者所以为臣。芍药味酸微寒，五味子味酸温，二者所以为佐者，寒饮伤肺，咳逆而喘，则肺气逆。《内经》曰：肺欲收，急食酸以收之。故用芍药、五味子为佐，以收逆气。干姜味辛热，细辛味辛热，半夏味辛微温，三者所以为使者，心下有水，津液不行，则肾气燥。《内经》曰：肾苦燥，急食辛以润之。是以干姜、细辛、半夏为使，以散寒水。逆气收，寒水散，津液通行，汗出而解矣。心下有水气，散行则所传不一，故又有增损之证。若渴者，去半夏，加栝蒌根。水畜则津液不行，气燥而渴，半夏味辛

温，燥津液者也，去之则津液易复。栝蒌根味苦微寒，润枯燥者也，加之则津液通行，是为渴所宜也。若微利，去麻黄，加芫花。水气下行，渍入肠间，则为利，下利者不可攻其表，汗出必胀满，麻黄专为表散，非下利所宜，故去之。芫花味苦寒，酸苦为涌泄之剂，水去利则止，芫花下水，故加之。若噎者，去麻黄，加附子。经曰：水得寒气，冷必相搏，其人即噎。又曰：病人有寒，复发汗，胃中冷，必吐蛔。噎为胃气虚竭，麻黄发汗，非胃虚冷所宜，故去之。附子辛热，热则温其气，辛则散其寒，而噎者为当，两相佐之，是以祛散冷寒之气。若小便不利，少腹满，去麻黄，加茯苓。水畜在下焦不行，为小便不利，少腹满。凡邪客于体者，在外者可汗之，在内者可下之，在上者可涌之，在下者可泄之。水畜下焦，渗泄可也，发汗则非所当，故去麻黄，而茯苓味甘淡，专行津液。《内经》曰：湿淫于内，以淡渗之。渗溺行水，甘淡为所宜，故加茯苓。若喘者，去麻黄，加杏仁。喘为气逆，麻黄发阳，去之则气易顺。杏仁味甘苦温，加之以泄逆气。《金匮要略》曰：其形肿者，故不内麻黄，乃内杏子，以麻黄发其阳，故喘逆形肿，标本之疾，加减所同，盖其类矣。

麻黄君，三两，去节　甘草臣，三两，炙　桂枝臣，三两，去皮　芍药佐，三两　五味子佐，半升　细辛使，三两　干姜使，三两　半夏使，半升，洗

上八味，以水一斗，先煮麻黄，减

二升，去上沫，内诸药，煮取三升，去
滓，温服一升。

大承气汤方

承，顺也。伤寒邪气入胃者，谓之
入府。府之为言聚也。胃为水谷之海，
荣卫之源，水谷会聚于胃，变化而为荣
卫。邪气入于胃也，胃中气郁滞，糟粕
秘结，壅而为实，是正气不得舒顺也。
《本草》曰：通可去滞，泄可去邪。塞
而不利，闭而不通，以汤荡涤，使塞者
利而闭者通，正气得以舒顺，是以承气
名之。王冰曰：宜下必以苦，宜补必以
酸。言酸收而苦泄也。枳实味苦寒，溃
坚破结，则以苦寒为之主，是以枳实为
君。厚朴味苦温。《内经》曰：燥淫于
内，治以苦温。泄满除燥，则以苦温为
辅，是以厚朴为臣。芒硝味咸寒。《内
经》曰：热淫于内，治以咸寒。人伤于
寒，则为病热，热气聚于胃，则谓之
实，咸寒之物，以除消热实，故以芒硝
为佐。大黄味苦寒。《内经》曰：燥淫
所胜，以苦下之。热气内胜，则津液消
而肠胃燥，苦寒之物，以荡涤燥热，故
以大黄为使，是以大黄有将军之号也。
承气汤下药也，用之尤宜审焉。审知大
满大实，坚有燥屎，乃可投之也。如非
大满，则犹生寒热，而病不除。况无满
实者，而结胸痞气之属，由是而生矣。
是以《脉经》有曰：伤寒有承气之戒。
古人亦特谨之。

枳实君，炙，五枚　厚朴臣，半斤，炙，
去皮　芒硝佐，三合　大黄使，四两，酒洗

上四味，以水一斗，先煮二物，取
五升，去滓，内大黄，更煮取二升，去

滓，内芒硝，更上微火一两沸，分温再
服，得下，余勿服。

大柴胡汤方

虚者补之，实者泻之，此言所共
知。至如峻、缓、轻、重之剂，则又
临时消息焉。大满大实，坚有燥屎，非
驶剂则不能泄。大小承气汤峻，所以泄
坚满者也。如不至大坚满，邪热甚，而
须攻下者，又非承气汤之可投，必也轻
缓之剂攻之。大柴胡汤缓，用以逐邪热
也。经曰：伤寒发热七八日，虽脉浮数
者，可下之，宜大柴胡汤。又曰：太阳
病，过经十余日，反二三下之，后四五
日，柴胡证仍在者，先与小柴胡；呕不
止，心下急，郁郁微烦者，为未解也，
与大柴胡下之则愈，是知大柴胡为下剂
之缓也。柴胡味苦平微寒，伤寒至于可
下，则为热气不余，应火而归心，苦先
入心，折热之剂，必以苦为主，故以柴
胡为君。黄芩味苦寒。王冰曰：大热之
气，寒以取之。推除邪热，必以寒为
助，故以黄芩为臣。芍药味酸苦微寒，
枳实味苦寒。《内经》曰：酸苦涌泄为
阴。泄实折热，必以酸苦，故以枳实、
芍药为佐。半夏味辛温，生姜味辛温，
大枣味甘温。辛者，散也，散逆气者，
必以辛；甘者，缓也，缓正气者，必以
甘，故半夏、生姜、大枣为之使也。一
方加大黄，以大黄有将军之号，而功专
于荡涤，不加大黄，恐难攻下，必应以
大黄为使也。用汤者，审而行之，则十
全之功可得矣。

柴胡君，半斤　黄芩臣，三两　枳实
佐，四枚，炙　芍药佐，三两　生姜使，五两，

切　半夏使，半升，洗　大枣使，十二枚，擘

上七味，以水一斗二升，煮取六升，去滓再煎，温服一升，日三服。一方加大黄二两，若不加，恐不名大柴胡汤。

小柴胡汤方

伤寒邪气在表者，必渍形以为汗；邪气在里者，必荡涤以取利。其于不外不内，半表半里，既非发汗之所宜，又非吐下之所对，是当和解则可矣。小柴胡为和解表里之剂也。柴胡味苦平微寒，黄芩味苦寒。《内经》曰：热淫于内，以苦发之。邪在半表半里，则半成热矣。热气内传之不可，则迎而夺之，必先散热，是以苦寒为主，故以柴胡为君，黄芩为臣，以成彻热发表之剂。人参味甘温，甘草味甘平，邪气传里，则里气不治，甘以缓之，是以甘物为之助，故用人参、甘草为佐，以扶正气而复之也。半夏味辛微温，邪初入里，则里气逆，辛以散之，是以辛物为之助，故用半夏为佐，以顺逆气而散邪也。里气平正，则邪气不得深入，是以三味佐柴胡以和里。生姜味辛温，大枣味甘温。《内经》曰：辛甘发散为阳。表邪未已，迤逦内传，既未作实，宜当两解。其在外者，必以辛甘之物发散，故生姜大枣为使，辅柴胡以和表。七物相合，两解之剂当矣。邪气自表未敛为实，乘虚而凑，则所传不一，故有增损以御之。胸中烦而不呕，去半夏、人参，加栝蒌实。烦着热也，呕者气逆也。胸中烦而不呕，则热聚而气不逆，邪气欲渐成实也，人参味甘为补剂，去之使不助热也；半夏味辛为散剂，去之以无逆气也。栝蒌实味苦寒，除热必以寒，泄热必以苦，加栝蒌实以通胸中郁热。若渴者，去半夏加人参、栝楼根。津液不足则渴，半夏味辛性燥，渗津液物也，去之则津液易复。人参味甘而润，栝蒌根味苦而坚，坚润相合，津液生而渴自已。若腹中痛者，去黄芩，加芍药。宜通而塞为痛，邪气入里，里气不足，寒气壅之，则腹中痛，黄芩味苦寒，苦性坚而寒中，去之则中气易和。芍药味酸苦微寒，酸性泄而利中，加之则里气得通，而痛自已。若胁下痞硬，去大枣加牡蛎。《内经》曰：甘者，令人中满。大枣味甘温，去之则硬浸散；咸以软之，牡蛎味酸咸寒，加之则痞者消而硬者软。若心下悸，小便不利者，去黄芩，加茯苓。心下悸，小便不利，水畜而不行也。《内经》曰：肾欲坚，急食苦以坚之。坚肾则水益坚，黄芩味甘寒，去之则畜水浸行。《内经》曰：淡为渗泄为阳。茯苓味甘淡，加之则津液流通。若不渴，外有微热，去人参加桂。不渴则津液足，去人参，以人参为主内之物也；外有微热，则表证多，加桂以取汗，发散表邪也。若咳者，去人参、大枣、生姜，加五味子、干姜。肺气逆则咳，甘补中，则肺气愈逆，故去人参、大枣之甘。五味子酸温，肺欲收，急食酸以收之，气逆不收，故加五味子之酸。生姜、干姜一物也，生者温而干者热，寒气内淫，则散以辛热。盖诸咳皆木于寒，故去生姜加干姜，是相假之以正温热之功。识诸此者，小小变

通，触类而长焉。

柴胡_君，半斤　黄芩_臣，三两　人参_佐，三两　甘草_佐，三两，炙　半夏_佐，半升，洗　生姜_使，三两，切　大枣_使，十二枚，擘

上七味，以水一斗二升，煮取六升，去滓，再煎取三升，温服一升，日三服。

栀子豉汤方

《内经》曰：其高者，因而越之；其下者，引而竭之；中满者，泻之于内；其有邪者，渍形以为汗；其在皮者，汗而发之。治伤寒之妙，虽有变通，终不越此数法也。伤寒邪气，自表而传里，留于胸中，为邪在高分，则可吐之，是越之之法也。所吐之证，亦自不同。如不经汗下，邪气蕴郁于膈，则谓之膈实，应以瓜蒂散吐之，瓜蒂散吐胸中实邪者也；若发汗吐下后，邪气乘虚留于胸中，则谓之虚烦，应以栀子豉汤吐之。栀子豉汤，吐胸中之虚烦者也。栀子味苦寒。《内经》曰：酸苦涌泄为阴。涌者，吐之也，涌吐虚烦，必以苦为主，是以栀子为君。烦为热胜也，涌热者，必以苦；胜热者，必以寒，香豉味苦寒，助栀子以吐虚烦，是以香豉为臣。《内经》曰：气有高下，病有远近，证有中外，治有轻重，适其所以为治，依而行之，所谓良矣。

栀子_君，十四枚，擘　香豉_臣，四合，绵裹

上二味，以水四升，煮栀子，取二升半，去滓内豉，更煮取一升半，去滓，分二服，温进一服，得快吐者，止后服。

瓜蒂散方

华佗曰：四日在胸，则可吐之。此迎而夺之之法也。《千金方》曰：气浮上部，填塞心胸，胸中满者，吐之则愈。此随证治之之法也。大约伤寒四五日，邪气客于胸中之时也，加之胸中烦满，气上冲咽喉，不得息者，则为吐证具，乃可投诸吐药，而万全之功有之矣。瓜蒂味苦寒。《内经》曰：湿气在上，以苦吐之。寒湿之气，留于胸中，以苦为主，是以瓜蒂为君。赤小豆味酸温。《内经》曰：酸苦涌泄为阴。分涌膈实，必以酸为助，是以赤小豆为臣。香豉味苦寒，苦以涌泄，寒以胜热，去上膈之热，必以苦寒为辅，是以香豉为使。酸苦相合，则胸中痰热涌吐而出矣。其于亡血虚家，所以不可与者，以瓜蒂散驶剂，重亡津液之药。亡血虚家，补养则可，更亡津液，必不可全。用药君子，必详究焉。

瓜蒂_君，一分，熬黄　赤小豆_臣，一分

上二味，各别捣筛，为散已，合治之，取一钱匕，以香豉一合，用热汤七合，煮作稀糜，去滓，取汁和散，温顿服之。不吐者，少少加，得快吐乃止。诸亡血虚家，不可与瓜蒂散。

大陷胸汤方

结胸，由邪在胸中，处身之高分，邪结于是，宜若可吐。然所谓结者，若系结之结，不能分解者也。诸阳受气于胸中，邪气与阳气相结，不能分解，气不通，壅于心下，为硬为痛，是邪正因结于胸中，非虚烦、膈实之所同，是须攻下之物可理。低者举之，高者陷之，

以平为正。结胸为高邪，陷下以平之，故治结胸，曰陷胸汤。甘遂味苦寒，苦性泄，寒胜热，虽曰泄热，而甘遂又苦夫间之，遂直达之气，陷胸破结，非直达者不能透，是以甘遂为君，芒硝味咸寒。《内经》曰：咸味下泄为阴。又曰：咸以软之。气坚者，以咸软之；热胜者，以寒消，是以芒硝为臣。大黄味苦寒，将军也，荡涤邪寇，除去不平，将军之功也。陷胸涤热，是以大黄为使，利药之中，此为驱剂。伤寒错恶，结胸为甚，非此汤则不能通利之。剂大而数少，取其迅疾，分解结邪，此奇方之制也。《黄帝针经》曰：结虽久，犹可解也。在伤寒之结，又不能久，非陷胸汤，孰可解之矣。

甘遂君，一钱匕　芒硝臣，一升　大黄使，六两，去皮

上三味，以水六升，先煮大黄，取二升，去滓，内芒硝，煮一两沸，内甘遂末，温服一升。得快利，止后服。

半夏泻心汤方

凡陷胸汤攻结也，泻心汤攻痞也。气结而不散，壅而不通为结胸，陷胸汤为直达之剂；塞而不通，否而不分为痞，泻心汤为分解之剂。所以谓之泻心者，谓泻心下之邪也。痞与结胸，有高下焉。结胸者，邪结在胸中，故治结胸曰陷胸汤。痞者，邪留在心下，故治痞曰泻心汤。黄连味苦寒，黄芩味苦寒。《内经》曰：苦先入心，以苦泄之。泻心者，必以苦为主，是以黄连为君，黄芩为臣，以降阳而升阴也。半夏味辛温，干姜味辛热。《内经》曰：辛走气，

辛以散之，散痞者必以辛为助，故以半夏、干姜为佐，以分阴而行阳也。甘草味甘平，大枣味甘温，人参味甘温。阴阳不交曰痞，上下不通为满，欲通上下，交阴阳，必和其中。所谓中者，脾胃是也。脾不足者，以甘补之，故用人参、甘草、大枣为使，以补脾而和中。中气得和，上下得通，阴阳得分，水升火降，则痞消热已，而大汗解矣。

黄连君，一两　黄芩臣，三两　半夏佐，半升，洗　干姜佐，三两　人参使，三两　甘草使，三两，炙　大枣使，十二枚，擘

上七味，以水一斗，煮取六升，去滓，再煎取三升，温服一升，日三服。

茵陈蒿汤方

王冰曰：小热之气，凉以和之；大热之气，寒以取之。发黄者，热之极也，非大寒之剂，则不能彻其热。茵陈蒿味苦寒。酸苦涌泄为阴，酸以涌之，苦以泄之，泄甚热者，必以苦为主，故以茵陈蒿为君。心法南方火而主热，栀子味苦寒，苦入心而寒胜热。大热之气，必以苦寒之物胜之，故以栀子为臣。大黄味苦寒，宜补必以酸，宜下必以苦，荡涤邪热，必假将军攻之，故以大黄为使。苦寒相近，虽甚热，大毒必祛除，分泄前后，复得利而解矣。

茵陈蒿君，六两　栀子臣，十四枚，擘　大黄使，二两，去皮

上三味，以水一斗二升，先煮茵陈蒿，减六升，内二味，煮取三升，去滓，分三服。小便当利，尿如皂荚状，色正赤。一宿腹减，则黄从小便去也。

白虎汤方

白虎，西方金神也，应秋而归肺。热甚于内者，以寒下之；热甚于外者，以凉解之。其有中外俱热，内不得泄，外不得发者，非此汤则不能解之也。夏热秋凉，暑暍之气，得秋而止，秋之令曰处暑，是汤以白虎名之，谓能止热也。知母味苦寒。《内经》曰：热淫所胜，佐以苦甘。又曰：热淫于内，以苦发之。欲彻表热，必以苦为主，故以知母为君。石膏味甘微寒。热则伤气，寒以胜之，甘以缓之，热胜其气，必以甘寒为助，是以石膏为臣。甘草味甘平，粳米味甘平。脾欲缓，急食甘以缓之。热气内余，消燥津液，则脾气燥，必以甘平之物缓其中，故以甘草、粳米为之使，是太阳中暍，得此汤则顿除之，即热见白虎而尽矣。立秋后不可服，以秋则阴气半矣。白虎为大寒剂，秋王之时，若不能服之，而为哕逆不能食，成虚羸者多矣。

知母君，六两　石膏臣，一斤，碎　甘草使，二两，炙　粳米使，六合

上四味，以水一斗，煮米熟汤成，去滓，温服一升，日三服。

五苓散方

苓，令也，号令之令矣。通行津液，克伐肾邪，专为号令者，苓之功也。五苓之中，茯苓为主，故曰五苓散。茯苓味甘平，猪苓味甘平，甘虽甘也，终归甘淡。《内经》曰：淡味渗泄为阳。利大便曰攻下，利小便曰渗泄。水饮内畜，须当渗泄之，必以甘淡为主，是以茯苓为君，猪苓为臣，白术味甘温。脾恶湿，水饮内畜，则脾气不治，益脾胜湿，必以甘为助，故以白术为佐。泽泻味咸寒。《内经》曰：咸味下泄为阴。泄饮导溺，必以咸为助，故以泽泻为使。桂味辛热。肾恶燥，水畜不行，则肾气燥。《内经》曰：肾恶燥，急食辛以润之。散湿润燥，可以桂枝为使，多饮暖水，令汗出愈者，以辛散水气外泄，是以汗润而解也。

茯苓君，十八铢　猪苓臣，十八铢，去皮　白术佐，十八铢　泽泻使，一两六铢　桂枝使，半两，去皮

上五味，捣为散，以白饮和服方寸匕，日三服。多饮暖水，汗出愈，如法将息。

理中圆方

心肺在膈上为阳，肾肝在膈下为阴，此上下藏也。脾胃应土，处在中州，在五藏曰孤藏，属三焦曰中焦。自三焦独治在中，一有为调，此圆专治，故名曰理中圆。人参味甘温。《内经》曰：脾欲缓，急食甘以缓之。缓中益脾，必以甘为主，是以人参为君。白术味甘温。《内经》曰：脾恶湿，甘胜湿。温中胜湿，必以甘为助，是以白术为臣。甘草味甘平。《内经》曰：五味所入，甘先入脾。脾不足者，以甘补之，补中助脾，必先甘剂，是以甘草为佐。干姜味辛热。喜温而恶寒者，胃也，胃寒则中焦不治。《内经》曰：寒淫所胜，平以辛热。散寒温胃，必先辛剂，是以干姜为使。脾胃居中，病则邪气上下左右，无所不至，故又有诸加减焉。若脐下筑者，肾气动也，去白术加桂。气壅

而不泄，则筑然动，白术味甘补气，去白术则气易散。桂辛热，肾气动者，欲作奔豚也，必服辛味以散之，故加桂以散肾气。经曰：以辛入肾，能泄奔豚气故也。吐多者，去白术，加生姜。气上逆者，则吐多，术甘而壅，非气逆者之所宜也。《千金方》曰：呕家多服生姜，此为呕家圣药。生姜辛散，是于吐多者加之。下多者，还用术，气泄而不收，则下多，术甘壅补，使正气收而不泄也。或曰湿胜则濡泻，术专除湿，是于下多者加之。悸者加茯苓。饮聚则悸，茯苓味甘，渗泄伏水，是所宜也。渴欲得水者加术。津液不足则渴，术甘以补津液。腹中痛者加人参，虚则痛。《本草》曰：补可去弱，即人参羊肉之属是也。寒多者加干姜，辛能散也。腹满者去白术，加附子。《内经》曰：甘者，令人中满。术甘壅补，于腹满家则去之。附子味辛热，气壅郁腹为之满，以热胜寒，以辛散满，故加附子。《内经》曰：热者寒之，寒者热之。此之谓也。

人参君　白术臣　甘草佐，炙　干姜使，各三两

上四味，捣筛，蜜圆如鸡子黄许大，以沸汤数合，和一圆，研碎，温服之，日三四，夜二服。

四逆汤方

四逆者，四肢逆而不温也。四肢者，诸阳之本，阳气不足，阴寒加之，阳气不相顺接，是致手足不温，而成四逆也。此汤申发阳气，却散阴寒，温经暖肌，是以四逆名之。甘草味甘平。《内经》曰：寒淫于内，治以甘热。却阴扶阳，必以甘为主，是以甘草为君。干姜味辛热。《内经》曰：寒淫所胜，平以辛热。逐寒正气，必先辛热，是以干姜为臣。附子味辛大热。《内经》曰：辛以润之。开发腠理，致津液通气也，暖肌温经，必凭大热，是以附子为使，此奇制之大剂也。四逆属少阴，少阴者，肾也，肾肝位远，非大剂则不能达。《内经》曰：远而奇偶，制大其服。此之谓也。

甘草君，二两　干姜臣，一两半　附子使，一枚，生用，去皮，八片

上三味，以水三升，煮取一升二合，去滓，分温再服。强人可大附子一枚，干姜三两。

真武汤方

真武，北方水神也，而属肾，用以治水焉。水气在心下，外带表而属阳，必应发散，故治以真武汤。青龙汤主太阳病，真武汤主少阴病。少阴肾水也，此汤可以和之，真武之名得矣。茯苓味甘平，白术味甘温。脾恶湿，腹有水气，则脾不治，脾欲缓，急食甘以缓之，渗水缓脾，必以甘为主，故以茯苓为君，白术为臣。芍药味酸微寒，生姜味辛温。《内经》曰：湿淫所胜，佐以酸辛。除湿正气，是用芍药、生姜酸辛为佐也。附子味辛热。《内经》曰：寒淫所胜，平以辛热。温经散湿，是以附子为使也。水气内渍，至于散，则所行不一，故有加减之方焉。若咳者，加五味子、细辛、干姜。咳者，水寒射肺也，肺气逆者，以酸收之，五味子酸而收也。肺恶寒，以辛润之，细辛、干姜

辛而润也。若小便利者，去茯苓，茯苓专渗泄者也。若下利者，去芍药，加干姜。酸之性泄，去芍药以酸泄也；辛之性散，加干姜以散寒也。呕者去附子，加生姜，气上逆则呕，附子补气，生姜散气，两不相损，气则顺矣。增损之功，非大智孰能贯之。

茯苓君，三两　白术臣，二两　芍药佐，三两　生姜佐，三两，切　附子使，一枚，炮，去皮脐，作八片

上五味，以水八升，煮取三升，去滓，温服七合，日三服。

建中汤方

《内经》曰：肝生于左，肺藏于右，心位在上，肾处在下，左右上下，四藏居焉。脾者土也，应中央，处四藏之中，为中州，治中焦，生育荣卫，通行津液，一有不调，则荣卫失所育，津液失所行，必以此汤温建中藏，是以建中名焉。胶饴味甘温，甘草味甘平。脾欲缓，急食甘以缓之，建脾者，必以甘为主，故以胶饴为君，甘草为臣。桂辛热。辛，散也、润也，荣卫不足，润而散之。芍药味酸微寒。酸，收也、泄也，津液不逮，收而行之，是以桂芍药为佐。生姜味辛温，大枣味甘温。胃者，卫之源；脾者，荣之本。《黄帝针经》曰：荣出中焦，卫出上焦是矣。卫为阳，不足者益之，必以辛；荣为阴，不足者补之，必以甘。辛甘相合，脾胃健而荣卫通，是以姜枣为使。或谓桂枝汤解表，而芍药数少；建中汤温里，而芍药多，殊不知二者远近之制，皮肤之邪为近，则制小其服也，桂枝汤芍药佐桂枝以发散，非与建中同体尔；心腹之邪为远，则制大其服也，建中汤芍药佐胶饴以健脾，非与桂枝同用尔。《内经》曰：近而奇偶，制小其服；远而奇偶，制大其服。此之谓也。

胶饴君，一升　甘草臣，二两，炙　桂枝佐，三两，去皮　芍药佐，六两　大枣使，十二枚，擘　生姜使，三两，切

上六味，以水七升，煮取三升，去滓，内胶饴，更上微火消解。温服一升，日三服。呕家不用建中汤，以甜故也。

脾约圆方

约者，结约之约，又约束之约也。《内经》曰：饮入于胃，游溢精气，上输于脾，脾气散精，上归于肺，通调水道，下输膀胱，水精四布，五经并行，是脾主为胃行其津液者也。今胃强脾弱，约束津液，不得四布，但输膀胱，致小便数而大便硬，故曰其脾为约。麻仁味甘平，杏仁味甘温。《内经》曰：脾欲缓，急食甘以缓之。麻仁、杏仁，润物也。《本草》曰：润可去枯。脾胃干燥，必以甘润之物为之主，是以麻仁为君，杏仁为臣。枳实味苦寒，厚朴味苦温。润燥者，必以甘，甘以润之。破结者，必以苦，苦以泄之。枳实、厚朴为佐，以散脾之结约。芍药味酸微寒，大黄味苦寒，酸苦涌泄为阴，芍药、大黄为使，以下脾之结燥。肠润结化，津液还入胃中，则大便利，小便少而愈矣。

麻子仁君，二两　杏仁臣，一升，去皮尖，熬，别作脂　枳实佐，半斤，炙　厚朴佐，

一尺，炙，去皮　芍药使，半斤　大黄使，一斤，去皮

上六味，蜜和圆，梧桐子大，饮服十圆，日三服。渐加，以知为度。

抵当汤方

人之所有者，气与血也。气为阳，气流而不行者，则易散，以阳病易治故也；血为阴，血畜而不行者，则难散，以阴病难治故也。血畜于下，非大毒驶剂，则不能抵当其甚邪，故治畜血曰抵当汤。水蛭味咸苦微寒。《内经》曰：咸胜血。血畜于下，胜血者，必以咸为主，故以水蛭为君。虻虫味苦微寒，苦走血，血结不行，破血者，必以苦为助，是以虻虫为臣。桃仁味苦甘平。肝者，血之源，血聚则肝气燥。肝苦急，急食甘以缓之，散血缓急，是以桃仁为佐。大黄味苦寒，湿气在下，以苦泄之，血亦湿类也。荡血逐热，是以大黄为使。四物相合，而方剂成。病与药对，药与病宜，虽苛毒重疾，必获全济之功矣。

水蛭君，三十个，熬　虻虫臣，三十个，去翅足，熬　桃仁佐，三十个，去皮，熬　大黄使，三两，去皮，酒洗

上四味，剉如麻豆大，以水五升，煮取三升，去滓，温服一升，未利再服。